健康・栄養科学シリーズ

食べ物と健康

食品の加工

改訂 第2版

監修　国立研究開発法人 **医薬基盤・健康・栄養研究所**

編集　**太田英明 / 白土英樹 / 古庄　律**

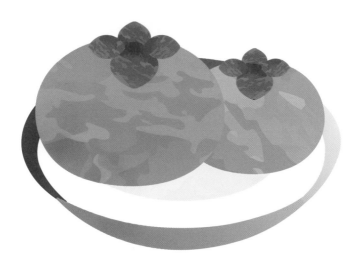

南江堂

🍎 編　集

太田　英明	おおた　ひであき	中村学園大学 栄養科学部 名誉教授(名誉フードスペシャリスト)
白土　英樹	しらつち　ひでき	熊本県立大学 環境共生学部 環境共生学科 食健康環境学専攻 教授
古庄　律	ふるしょう　ただす	東京農業大学 国際食料情報学部 国際食農科学科 教授

🍎 執　筆 (執筆順)

白土　英樹	しらつち　ひでき	熊本県立大学 環境共生学部 環境共生学科 食健康環境学専攻 教授
石見　佳子	いしみ　よしこ	東京農業大学 農生命科学研究所 教授
太田　英明	おおた　ひであき	中村学園大学 栄養科学部 名誉教授(名誉フードスペシャリスト)
沖　智之	おき　ともゆき	中村学園大学 栄養科学部 栄養科学科 教授
塩野　弘二	しおの　こうじ	東京農業大学 応用生物科学部 栄養科学科 助教
林　徹	はやし　とおる	聖徳大学 名誉教授／(一社)日本パン技術研究所 理事長
西　隆司	にし　たかし	天使大学 看護栄養学部 栄養学科 准教授
松井　利郎	まつい　としろう	九州大学大学院 農学研究院 生命機能科学部門 教授
吉本　博明	よしもと　ひろあき	南九州大学 健康栄養学部 食品開発科学科 教授
向井　友花	むかい　ゆうか	神奈川県立保健福祉大学 保健福祉学部 栄養学科 教授
井澤　弘美	いざわ　ひろみ	青森県立保健大学 健康科学部 栄養学科 准教授
岩井　邦久	いわい　くにひさ	弘前大学 農学生命科学部 食料資源学科 教授
古庄　律	ふるしょう　ただす	東京農業大学 国際食料情報学部 国際食農科学科 教授
竹之山愼一	たけのやま　しんいち	南九州大学 健康栄養学部 管理栄養学科 教授
相良　剛史	さがら　たけふみ	尚絅大学 短期大学部 食物栄養学科 准教授
松崎　弘美	まつさき　ひろみ	熊本県立大学 環境共生学部 環境共生学科 食健康環境学専攻 教授
木村　宏和	きむら　ひろかず	尚絅大学 生活科学部 栄養科学科 准教授
渡邊　浩幸	わたなべ　ひろゆき	高知県立大学 健康栄養学部 健康栄養学科 教授
米谷　俊	こめたに　たかし	元 近畿大学 農学部 食品栄養学科 教授／同志社女子大学大学院 生活科学群 非常勤講師
山本　健太	やまもと　けんた	中村学園大学 栄養科学部 フード・マネジメント学科 講師
水間　智哉	みずま　ともちか	摂南大学 農学部 食品栄養学科 教授
我如古菜月	がねこ　なつき	福山大学 生命工学部 海洋生物科学科 講師

健康・栄養科学シリーズ「監修のことば」

　戦後の栄養不足を背景に，栄養改善の指導を担う専門技術者として，栄養士は1947(昭和22)年の栄養士法の制定をもって正式に法的根拠のあるものとして誕生した．さらに，傷病者の療養や，高度の専門的知識及び技術を要する健康の保持増進のための栄養指導，病院・学校等の施設における特別の配慮を必要とする給食管理等を担う管理栄養士の制度が1962(昭和37)年に設けられた．そして，2000(平成12)年4月の栄養士法改正で管理栄養士は医療専門職の国家資格として定められた．

　栄養士が当初取り組んだのは，栄養不足による欠乏症の克服を目指した栄養指導であったが，日本の高度経済成長と共に，栄養状態は劇的に改善された．その後，労働環境における自動化や交通機関の発達に伴う身体活動量不足と相まって，栄養過剰による肥満などいわゆる欧米型の疾病の懸念へと変遷し，中高年を中心としたメタボリック・シンドローム対策としての栄養指導へとシフトした．結果として，欧米諸国と比較すると，肥満者割合は低く抑えられているが，近年ではむしろ高齢期のフレイルやサルコペニア，若年女性のやせと低出生体重児など，再び栄養不足の側面が問題となるようになった．このように，栄養障害の二重負荷として象徴される，栄養の不足によるやせ・発育阻害・微量栄養素欠乏と，過剰や偏りによる肥満・食事関連の非感染性疾患(生活習慣病)という一見相反する2つの栄養課題が，個人内，家庭内，日本国内において併存している状況であり，管理栄養士の役割も多様化が進んでいる．さらに，2020年の初頭より始まった新型コロナウイルス感染症の蔓延は，食生活にも大きな影響を与えており，個人ごとに最適化された栄養指導を実践することが求められている．栄養学，医学，保健科学の専門的知識と技術を備えた管理栄養士の活躍なくして，このように多様で複雑な社会的課題を解決することは不可能であろう．

　国家資格となった管理栄養士の資質を確保するために，2002(平成14)年8月に管理栄養士国家試験出題基準が大幅に改定され，2005(平成17)年度の第20回管理栄養士国家試験から適用された．本"健康・栄養科学シリーズ"は，このような背景に沿い，国立健康・栄養研究所の監修として，元理事長・田中平三先生のもとに立ち上げられた．そして国家試験出題基準準拠の教科書として，管理栄養士養成教育に大きな役割を果たし，好評と信頼に応え改訂を重ねてきた．

　管理栄養士国家試験出題基準は2019(平成31)年3月，学術の進歩やこの間の法・制度の改正と導入に対応し，「管理栄養士としての第一歩を踏み出し，その職務を果たすのに必要な基本的知識及び技能」を問うものとして内容を精査した改定がなされた．そこで本シリーズも国家試験出題基準準拠を継続するかたちで順次改訂しているところである．各科目の重要事項をおさえた教科書，国家試験受験対策書，さらに免許取得後の座右の書として最良の図書であると確信し，推奨する．なお，本シリーズの特長である，①出題基準の大項目，中項目，小項目のすべてを網羅する，②最適の編集者と執筆者を厳選する，③出題基準項目のうち重要事項は充実させる，④最新情報に即応する，という従来の編集方針は引き続き踏襲した．

　管理栄養士を目指す学生諸君が本シリーズを精読して管理栄養士国家資格を取得し，多岐にわたる実践現場において多様な人々の求めに応えて保健・医療専門職として活躍し，人々のQOL(生活の質，人生の質)と健康の保持増進に貢献することを祈念する．

2021年8月

国立研究開発法人 医薬基盤・健康・栄養研究所

理事　津金　昌一郎

改訂第2版の序

　少子・高齢化や女性の社会進出に伴う社会環境の変化は，加工食品の利用機会を大幅に増加させた．さらに技術の進歩によって，よりおいしく，栄養価の高い食品や，新たな保健機能食品・特別用途食品の開発も急速に進んでいる．

　生鮮食品，加工食品，外食に分けた食料消費支出の推計をみると，加工食品は2000年の45％から2020年の53％と近年大きく伸びており，外食の21％を含めると，付加価値の高い加工食品の需要は今後さらに高まると見込まれている．食品の原料は，そのほとんどが動植物，すなわち生物であり，腐敗や品質劣化が起きやすい．加工食品は，微生物による腐敗を避け，空気（酸素），夏場の高温や光による食品の品質劣化を抑制し，嗜好性を高める工夫を施した先人の知恵を礎としており，現代の食生活において不可欠である．

　管理栄養士国家試験出題基準（2019年改定）において，食品学関連分野（食べ物と健康）の出題のねらいには，「①食品の分類，成分及び物性を理解し，人体や健康への影響に関する知識を問う．」「②食品素材の成り立ちについての理解や，食品の生産から加工，流通，貯蔵，調理を経て人に摂取されるまでの過程における安全性の確保，栄養や嗜好性の変化についての理解を問う．」「③食べ物の特性を踏まえた食事設計及び調理の役割の理解を問う．」の3点があげられている．栄養士・管理栄養士をはじめフードスペシャリストなどの食の専門家にとって，食品の加工・貯蔵について科学的に正しい知識と認識，理解を深めることは必須であり，食品の表示と規格，食品素材の特性，それに対応する食品加工技術に精通することが強く求められている．

　本書「食べ物と健康　食品の加工」の増補版の刊行から約5年が経過したが，この間，2020年度から新たな食品表示制度が完全施行されたほか，日本食品標準成分表2020年版（八訂），日本人の食事摂取基準（2020年版），食品衛生法などが公表・改正された．これらの状況に鑑みて，新たに改訂第2版を刊行することとした．本書は，姉妹書である「食べ物と健康　食品の科学」と同様に，管理栄養士養成施設における教育・研究に実績のある専門家を中心に執筆者を厳選している．改訂第2版では，食品加工と保蔵の原理を独立した章とし，食品表示と規格基準，生産・加工・流通過程の栄養と品質変化，加工食品について，詳細に解説した．また，新たな管理栄養士国家試験出題基準に照らし合わせ，基礎から応用へと導く視点で目次を再構成するとともに，シリーズ全体のリニューアル方針に従って紙面デザインを一新した．

　執筆者の積極的な協力を得て刊行された本書は，管理栄養士養成課程の学生のみならず，食の専門家の養成課程全般に相応しい特長をもった教科書であると確信している．しかしながら，なお足りない点もあるのではないかと危惧する．これらについては読者諸賢のご指導を賜わり，より良い教科書に改訂していきたい．最後に本書の刊行にあたり，企画段階からご尽力頂いた南江堂の諸氏に厚く感謝申し上げる．

2022年1月

編集者を代表して

太田英明

初版の序

　平成14年に施行された管理栄養士養成課程の新たなカリキュラムの教育内容は，管理栄養士が傷病者の栄養指導を担うだけでなく治療方針の策定に参画する機会が増えることにも配慮しており，広義の栄養科学の進展のために大変喜ばしいものであった．同年にその内容に沿って国家試験出題基準（ガイドライン）がとりまとめられ，平成17年度（第20回）以降の国家試験の範囲と水準が明示された．その改定において，これまで「食品学総論」，「食品学各論」，「食品加工学」，「食品衛生学」，「調理科学」といった名称で講義が行われていた科目が，食品関連分野として「食べ物と健康」という1つの分野にまとめられ，栄養科学の基礎専門科目として位置付けられた．

　その後の管理栄養士を取り巻く状況や学術の進歩に合わせて改定された国家試験出題基準（平成22年）では，「食べ物と健康」の出題のねらいとして，①食品の分類及び成分を理解し，人体や健康への影響に関する基礎的知識を問う，②食品素材の成り立ちを理解し，食品の生産から加工，流通，貯蔵，調理を経て人に摂取されるまでの過程における安全性の確保，栄養や嗜好性の変化についての理解を問う，③食べ物の特性をふまえた食事設計及び調理の役割の理解を問う，の3点が挙げられた．

　食品の原料は，岩塩や海水から精製される食塩などを除いて，そのほとんどが動植物，すなわち生物であり，腐敗，品質劣化が起きやすい．このため，保蔵性を付与し，食べやすく嗜好性を高めた加工食品は，現代食生活において不可欠である．食品加工の科学技術の発展は日進月歩であり，その適用範囲は急速に拡大している．栄養指導・栄養管理を行う管理栄養士・栄養士は，業務として食品の表示と規格，食品素材の特性，食品加工の基礎知識に精通することが求められている．

　2007年に刊行された，本書の前身にあたる『食べ物と健康Ⅰ—食品の科学と技術』では平成22年の出題基準の改定に対応することが難しくなったため，その編集方針を受け継ぐべく，本書『食べ物と健康—食品の加工』ならびに『食べ物と健康—食品の科学』を企画・刊行した．本書は『食品の科学』同様，管理栄養士養成施設における教育・研究に実績がある専門家を中心に執筆者を厳選し，食品表示・規格，食品加工・保蔵の原理から生産・加工・流通過程の栄養と品質変化，加工食品について，詳細に解説した．限られた紙面ではあるが，管理栄養士国家試験出題基準に照らし合わせ，基礎から応用へ導く視点で構成されている．この度は，食品表示法の施行および食品表示基準の公表に伴う「2章　食品の表示と規格基準」の改訂ならびに同章に「C. 基準」の項を新設，またこれらに関連した記述を全体的に見直し，増補とした．

　執筆者の積極的な協力を得て上梓された本書は，管理栄養士養成施設に相応しい特長をもった教科書であると確信しているが，なお足りない点もあるのではないかと危惧する．これらについては読者諸賢のご指導を賜わり，より良い教科書に改訂していきたい．最後に，出版に当たって企画段階からご尽力を頂いた南江堂の山内加奈子氏，編集の労をとられた同社米田博史氏に厚く感謝申し上げる．

2016年12月

編集者を代表して
太田　英明

「食べ物と健康」科目相関図

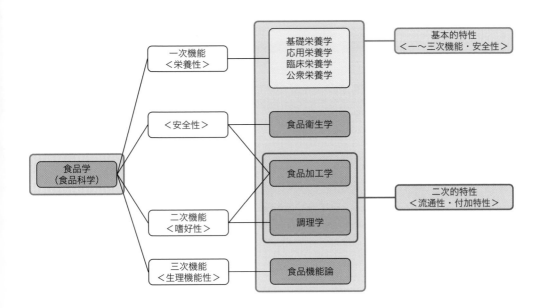

■本書における「管理栄養士養成のための栄養学教育モデル・コア・カリキュラム」（2019年）との対応一覧

管理栄養士養成のための栄養学教育モデル・コア・カリキュラム（2019年）	対応章・項目
C　栄養管理の実践のための基礎科学	
C-3.　食事・食べ物の基本	
3-2) 食品の主要な成分，特性，機能	
③食品中の水の状態（結合水・自由水）と物性や貯蔵性との関連を説明できる．	第3章　食品の保存と加工
D　食べ物をベースとした栄養管理の実践	
D-1.　食べ物と健康の関連の理解	
1-2) 食品の調理・加工と食品成分の変化	
①食品の調理・加工に伴う食品成分の物性的・化学的変化と栄養・嗜好性・安全性への影響を説明できる．	第1章　食品の加工 第4章　食品流通・保存と栄養 第6章　食品加工と栄養，加工食品とその利用
②食品の劣化原因（脂質の酸化，褐変反応など）とその防止方法について説明できる．	第4章　食品流通・保存と栄養 第6章　食品加工と栄養，加工食品とその利用
③主要な加工食品の特徴とその加工原理を説明できる．	第3章　食品の保存と加工 第7章　植物性食品の栄養と加工〜第10章 微生物利用食品，その他の食品の栄養と加工
1-3) 食品の安全性と関連する法規や制度	
③食品衛生・食品の安全性確保に関する法規（食品安全基本法，食品衛生法，食品表示法等）と行政制度を説明できる．	第2章　食品の表示と規格基準
1-7) 特別用途食品・保健機能食品・いわゆる健康食品	
①特別用途食品について表示の規格を含め説明できる．	
②保健機能食品（特定保健用食品，機能性表示食品，栄養機能食品）について，表示の規格を含め説明できる．	第2章　食品の表示と規格基準
③いわゆる健康食品について説明できる．	

目 次

☕ コラム

1 食品の加工

🍚 **学習到達目標**

❶ 食品加工の意義・目的について説明できる.

A 食品加工の意義・目的 –·–·–·–·–·–·–·–·–

🥄 **食品加工は食品素材の価値を高める.**

　ほとんどの食品は生物体そのもの, もしくは生物生産物であるが, 生物の構成成分は変質しやすく, 食品も本来変質しやすい性質を持っている. また, 生物には生育適期があり, 元来収穫できる時期は限られている. その一方でヒトは健康を維持増進するために毎日食べ物を摂取しなければならないため, 食べるときまで収穫した食品を安定に保存したいという願いは, おそらく人類の歴史始まって以来のものであろう. 古来, さまざまな工夫がなされ, その過程から生まれた経験的な技術の蓄積が食品加工の原点である. つまり, 加工はもともと食品を保存(貯蔵)する手段として発達してきたものであり, これは加工と貯蔵が車の両輪に例えられるゆえんである. 食品加工技術が発展した現代では, 食材が有効活用されるとともに, 量産もなされている. また, 流通ネットワークの整備, 保存技術の向上によって日本全国どこでも同じ食品が購入できるようになっている. 一方, 一般家庭, 飲食店, 給食事業者など規模の大小を問わず, 加工食品や**調理済み食品**の占める割合が非常に大きくなってきており, 食生活は加工食品依存型になりつつある.

　加工食品, 調理済み食品は, 家庭における調理の手間を省き, 生活にゆとりを生むだけでなく, 大量に処理することでむだを省く, 素材の有効な利用によってコストを低減する, 素材の供給の季節的変動を少なくするなど, 多くの利点がある. その一方で, 安全性に対する不安や食嗜好の画一化による文化の喪失などが懸念される. このように, 加工食品には功罪両面がつきまとうが, 少しでも欠点を除き, 長所を活かすようにしなければならない. そのため, 食品の材料, 加工・保蔵技術, 安全性についての正しい科学的知識をもち, 賢い選択やアドバイスができる能力を身につけることが重要である.

　食品を調理・加工する目的は, 農産物, 畜産物, 水産物をはじめとする食品素材の食べ物としての価値を高めることにあり, ①**可食化**, ②**安全性の確保**, ③**嗜好性の向上**, ④**栄養性・機能性の向上**, ⑤**保存性の向上**, ⑥**利便性・簡便性の付与**, ⑦**経済性の改善**などが考えられる.

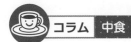

❶ 可食化

　たとえば魚の刺身は魚の中で食べられない頭や内臓，骨を取り除いたものであるが，魚の中で食べられる部分を取り出す加工操作を行っていると考えることができる．また，オリーブの果実はそのままでは苦味が強くて食べられないが，アルカリ液処理であくを抜くことで食べられるようになる．このように生の状態では異味があって食べられないものを可食化することも食品加工の大きな目的の1つである．

❷ 安全性の確保

　すべての食品にとって安全であることは必須条件であるが，食品素材にはヒトにとって有害な成分が含まれていることがある．また，食品は時間の経過とともに微生物や酵素作用などにより変質する．洗浄，加熱，塩漬け，乾燥，低温保存などの操作により，有害成分を減らしたり，微生物の増殖や酵素作用を抑制することで安全性を確保する．

❸ 嗜好性の向上

　食品の二次機能（嗜好性）は一次機能（栄養性）とともに食品の重要な機能である．特に食品選択において最も重要な要素となる．たとえば，加熱によりアミノ酸が遊離してうま味が増したり，砂糖，塩，しょうゆ，みそなどの調味料や香辛料などによって調味しておいしく食べられるようにすることは，食欲の増進のみならず，食べるヒトに満足感を与え，購買意欲の向上につながる．また，加工によって生原料と違った食味を作り出すことも多い．たとえばレーズンやヨーグルトは生のぶどうや牛乳とは全く異なる風味を持っており，新たなおいしさを持つ食品といえる．また，穀物などは精白することで外観がよくなるとともに，食べやすくなり嗜好性が向上する．さらに，全く異なる原料を用いて本物に似せて作るコピー食品も開発されており，アル

ギン酸ナトリウムで作った人造いくら, たらことサメの卵巣を練り合わせて作る人造からすみ, たらばがにを思わせるかに風味かまぼこ, イミテーションミルク, グルテンを利用した時雨はまぐり, 植物たんぱくから作られたひき肉などがあげられる.

☕ コラム　人造いくら

　一番外側の膜にアルギン酸ナトリウム, その内側の内容物にカラギーナン, ゼラチン, ペクチンなどの混合物, 目の部分にサラダ油(赤色はβ-カロテンなど)を原料として作られる. アルギン酸ナトリウムがカルシウムなどアルカリ土類金属のイオン(2価の金属イオン)で架橋し, ゲル化する性質を利用したものである.

❹ 栄養性・機能性の向上

　食品原料から消化しにくい部分を取り除いたり, 消化吸収しやすい形態に変化させる, あるいは栄養成分や機能性成分を強化することによって栄養性・機能性が向上する. たとえば生でんぷんは, でんぷん分子が規則正しく密な結晶構造(ミセル)をとっているため, アミラーゼなどの消化酵素による作用を受けにくく消化が悪い. しかし, 水を加えて加熱することで結晶構造が壊れて消化酵素が作用しやすくなる. すなわち, 加熱調理は食品の安全性や嗜好性を向上させるだけでなく, 栄養性も向上させる. 同様に加工によって栄養性や機能性を向上させる例として大豆製品があげられる. 生の大豆は組織が硬い上に, たんぱく質分解酵素であるトリプシンを阻害する成分(トリプシンインヒビター)が含まれているため消化吸収がよくない. 煮豆以外に豆腐や納豆など, 大豆に加工品が多いのは栄養価は高いものの消化吸収率が低い生の大豆の栄養性をいかに高めるか腐心した先達の知恵によるものであろう.

　また, ビタミンB_1を添加した強化米のように, 栄養価を高めるためにビタミンやミネラルを食品に添加する加工や, 身体の生理学的機能などに影響を与える保健機能成分(関与成分)を添加した特定保健用食品のように, 機能性を高めるための加工も行われている.

❺ 保存性の向上

　加熱, 塩蔵, 糖蔵, 燻煙などの技術は食品を保存(貯蔵)する手段として, 人類の長い歴史の中で経験と知識を重ねながら確立されてきたものである. ハムやソーセージは塩漬することによって水分活性を下げると同時に, 香辛料や燻煙成分の抗菌性を利用して獣肉に保存性を与えたものである. また, 缶詰, びん詰め, レトルトパウチ食品などは密封後に加熱殺菌を行って, 長

期間の保存性をもたせた食品である.

🍎 利便性・簡便性の付与

現代社会では，調理に手間がかからず，労力を節約できる製品は欠かせない．インスタント食品，調理済み食品のほか，ポーションパック食品など個食化に対応した食品も開発されている．また，歯が悪い人や咀嚼や嚥下困難な人が口にしやすいよう柔らかく加工し，消化がよくなるように設計した医療用食品なども開発されている．このように利便性，簡便性をもたせることも食品加工の目的である.

🍎 経済性の改善

工場規模で生産される加工食品は家庭での調理に比べ大量に処理するとともに，素材が有効に利用できるためコストを低減できる．安価で安全性に配慮された加工食品が安定して供給されることは国民生活の安定向上と国民経済の健全な発展に望ましいことである.

以上述べてきた食品加工の意義・目的は互いに関連している．たとえば，レトルト食品は調理済み食品を密封後殺菌することで保存性を高めるとともに，調理の手間を省いて簡便性を付与している．また，ヨーグルトは牛乳を乳酸菌で発酵させたものであるが，乳酸によって pH が低くなり貯蔵性が向上すると同時に，原料である牛乳とは異なる風味を持っている．さらに近年ではプロバイオティクス機能(p.137 参照)を強化して機能性を持たせたものや，個人で消費しやすいように小分けしてパックされ，利便性が向上したものも製造されている．また，包装，形態などの面からファッション性(p.108, 表 5-2 参照)の付与といったニーズが求められるようになっている.

2 食品の表示と規格基準

A 食品の表示の種類と規格基準 ━━━━━━━

　食品の表示は，消費者にとって食品を選択する際の重要な情報である．一般消費者に販売される食品に関する表示は，食品表示法により規定されている．**食品表示法**は食品の安全確保を目的とした**食品衛生法**，一般消費者の選択に資するため，すべての食品の品質に関する表示を定める JAS 法（農林物資の規格化及び品質表示の適正化に関する法律），栄養の改善や国民の健康の増進を図ることを目的した**健康増進法**の表示に関連する法律が一元化され，平成 27 年 4 月 1 日に施行されたものである（**図 2-1**）．それまではアレルギー表示および添加物表示は食品衛生法により，原材料名，内容量および原産地などは JAS 法により，名称，賞味期限，保存方法，遺伝子組換え，製造者名などは両方の法律により，栄養成分表示や特別用途表示に関する表示基準は健康増進法により定められていたが，今般，食品の表示は時代のニーズに応じて規定される項目が増え，消費者にとってわかりにくいものとなっていた．また，前述のように食品衛生法と JAS 法の両法律で定められた事項があり（**図 2-2**），一部整合がとれていない事項も指摘されていたことから，2009（平成 21）年に消費者庁が発足したことを受けて一元化されたものである．さらに，食品表示法に基づき，内閣府令第十号として，食品表示基準が施行され，これまでの 58 本の基準が 1 本に統合された．

　この他，食品表示に関連する法律として，虚偽・誇大な表示の禁止に関する景品表示法（不当景品類及び不当表示防止法）および内容量の表示を定める計量法がある．

● 食品表示法
● 食品衛生法

● 健康増進法

❶ 食品表示法の概要

🥕 **食品表示法は，消費者の保護と自立の支援を基本としている**

　平成 27 年 4 月，食品の表示に関する基準を定めた食品表示法が施行された（**図 2-1**）．この法律で規定される食品とは，「酒類を含むすべての飲食物（薬機法で規定される医薬品と医薬部外品を除き，食品衛生法で規定される添加

食品を摂取する際の安全性および一般消費者の自主的かつ合理的な食品選択の機会を確保するため，食品衛生法，JAS法および健康増進法の食品の表示に関する規定を総合して食品の表示に関する包括的かつ一元的な制度を創設．
（現行，任意制度となっている栄養表示についても，義務化が可能な枠組みとする）

- 整合性の取れた表示基準の制定
- 消費者，事業者双方にとってわかりやすい表示
- 消費者の日々の栄養・食生活管理による健康増進に寄与
- 効果的・効率的な法執行

●目的　消費者基本法の基本理念を踏まえて，表示義務付けの目的を統一・拡大
【新制度】
・食品を摂取する際の安全性
・一般消費者の自主的かつ合理的な食品選択の機会の確保
【現行】
・食品衛生法…衛生上の危害発生防止
・JAS法…品質に関する適正な表示
・健康増進法…国民の健康増進

○基本理念（3条）
・食品表示の適正確保のための施策は，消費者基本法に基づく消費者政策の一貫として，消費者の権利（安全確保，選択の機会確保，必要な情報の提供）の尊重と消費者の自立の支援を基本
・食品の生産の現況等を踏まえ，小規模の食品関連事業者の事業活動に及ぼす影響等に配慮

●食品表示基準（4条）
○内閣総理大臣は，食品を安全に摂取し，自主的かつ合理的に選択するため，食品表示基準を策定
　①名称，アレルゲン，保存の方法，消費期限，原材料，添加物，栄養成分の量及び熱量，原産地その他食品関連事業者等が表示すべき事項
　②前号に掲げる事項を表示する際に食品関連事業者等が遵守すべき事項
○食品表示基準の策定・変更
　〜厚生労働大臣・農林水産大臣・財務大臣の協議／消費者委員会の意見聴取

●食品表示基準の遵守（5条）
○食品関連事業者等は，食品表示基準に従い，食品の表示をする義務

●指示等（6条・7条）
○内閣総理大臣（食品全般），農林水産大臣（酒類以外の食品），財務大臣（酒類）
　〜食品表示基準に違反した食品関連事業者に対し，表示事項を表示し，遵守事項を遵守すべき旨を指示
○内閣総理大臣〜指示を受けた者が，正当な理由なく指示に従わなかったときは，命令
○内閣総理大臣〜緊急の必要があるとき，食品の回収や業務停止を命令
○指示・命令時には，その旨を公表

●立入検査等（8〜10条）
○違反調査のため必要がある場合
　〜立入検査，報告徴収，書類等の提出命令，質問，収去

●内閣総理大臣等に対する申出等（11条・12条）
○何人も，食品の表示が適正でないため一般消費者の利益が書かれていると認めるとき
　〜内閣総理大臣に申出可
　⇒内閣総理大臣等は，必要な調査を行い，申出の内容が事実であれば，適切な措置
○著しく事実に相違する表示行為・おそれへの差止請求権
（適格消費者団体〜特定商取引法，景品表示法と同様の規定）

●権限の委任（15条）
○内閣総理大臣の権限の一部を消費者庁長官に委任
○内閣総理大臣・消費者庁長官の権限の一部を都道府県知事・保健所設置市等に委任（政令）

●罰則（17〜23条）
○食品表示基準違反（安全性に関する表示，原産地・原料原産地表示の違反），命令違反等について罰則を規定

●附則
○施行期日〜公布の日から2年を越えない範囲内で政令で決める日から施行
○施行から3年後に見直す旨規定を設けるほか，所要の規定を整備

●（参考）表示基準（府令レベル）の取扱い
○表示基準の整理・統合は，府令レベルで別途実施
（法律の一元化による表示義務の範囲の変更はない．）

【今後の検討課題】
○中食・外食（アレルギー表示），インターネット販売の取扱い〜当面，実態調査等を実施
○遺伝子組換え表示，添加物表示の取扱い〜当面，国内外の表示ルールの調査等を実施
○加工食品の原料原産地表示の取扱い
　〜当面，現行制度の下での拡充を図りつつ，表示ルールの調査等を実施
→上記課題のうち，準備が整ったものから，順次，新たな検討の場で検討を開始
○食品表示の文字のポイント数の拡大の検討　等

図2-1　食品表示法の概要
（消費者庁）

物を含む）であり，酒類とは酒税法に規定される酒類」をいう．

　食品表示法は23条からなり，第一章の総則の中で「目的」，「定義」，「基本理念」が述べられている．基本理念では消費者基本法に規定する消費者政策の一環として，消費者の安全が確保されるとともに消費者の自立を支援すること，そしてこれらは食品の生産などの現状を踏まえて小規模の食品関連事業者の事業活動に及ぼす影響に配慮することとうたっている．第二章では「**食品表示基準**」として，名称，アレルゲン，保存の方法，消費期限，原材料，添加物，栄養成分の量および熱量，原産地その他，食品関連事業者などが食品の販売をする際に表示されるべき事項を定めなければならないとされている．これにより，これまでは任意表示であった栄養成分の量と熱量の表示は，義務化の枠組みが整ったことになる．第三章として，「不適正な表示に対する措置」が，第四章として「差止請求及び申出」，第五章「雑則」，第六章「罰則」が規定されており，食品表示基準に従った表示がされていない食品を販売した場合には，食品の回収その他の必要な措置，すなわち遵守事項を遵守すべき旨の指示，立入検査，差止請求，罰則などが課せられることとなる（図

食品表示に関し,消費者庁(食品表示企画課)が担当する法律には,次のようなものがある.
　　食品衛生法・・・・・・・・・・飲食に起因する衛生上の危害発生を防止すること
　　JAS法・・・・・・・・・・・・・原材料や原産地など品質に関する適正な表示により消費者の選択に資すること
　　健康増進法・・・・・・・・・・栄養の改善その他の国民の健康の増進を図ること
　　米トレーサビリティ法 ・・・米穀などの適正かつ円滑な流通を確保するとともに産地情報を伝達すること

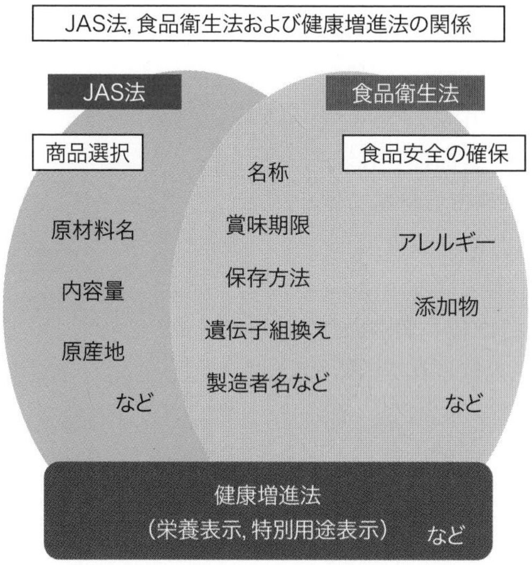

名　　称	スナック菓子
原材料名	じゃがいも(遺伝子組換えでない),植物油脂,食塩,デキストリン,乳糖,たんぱく加水分解物(小麦を含む),酵母エキスパウダー,粉末しょうゆ,魚介エキスパウダー(かに・えびを含む),香料,調味料(アミノ酸等),卵殻カルシウム
内 容 量	81g　賞味期限　この面の右部に記載
保存方法	直射日光および高温多湿の場所を避けて保存してください.
販 売 者	○○○○○○○39
○○○○○○○○○○○

*「39」は製造所固有記号

主要栄養成分 1袋(81g)当たり			(当社分析値)
エネルギー	483kcal	炭 水 化 物	37.6g
たんぱく質	3.8g	食塩相当量	0.8g
脂　　　質	35.3g		

*このほか,景品表示法(虚偽,誇大な表示の禁止),不正競争防止法(不正な競争の防止),計量法(適正な計量の実施を確保)なども食品表示に関係する.

図2-2　食品表示に関する制度
(消費者庁ホームページより引用)

2-1).

　このように新しい食品表示法では,食品表示について,消費者保護と自立の支援を基本として,小規模な事業者にも配慮しながら実行可能性を目指したものとなっている.

❷ 食品表示基準

食品表示基準は食品表示の詳細を規定している

　食品表示基準では,すべての加工食品と生鮮食品および添加物について,一般用食品と業務用食品に分類し,それぞれについて横断的義務表示,個別的義務表示,義務表示の特例,表示の方式等,表示禁止事項等が規程されている.

a 加工食品

●加工食品

　生鮮の農産物や畜産物を加工して製造される食品である.食品表示基準に基づき,一般用加工食品と業務用加工食品について,名称,保存の方法,消費期限または賞味期限,原材料名,添加物,内容量,栄養成分の量および熱量,食品関連事業者の氏名または名称および住所の表示が義務付けられている.その他,一定の加工食品にかかる事項として,アレルゲン,L-フェニ

ルアラニンを含む旨, 指定成分含有食品, 特定保健用食品, 機能性表示食品, 遺伝子組換え食品, 乳児用規格適用食品, 原料原産地名(輸入品以外), 原産国名および輸入業者の名称と住所(輸入品)の表示が義務付けられている. また, 義務表示の特例として, 酒類および現地販売・無償譲渡に係る規程がある.

　原材料は, 使用したすべての原材料を重量が多い順に, 一般的な名称をもって表示する. 国内で製造または加工されたすべての加工食品について, 原料原産地名の表示が義務付けられている. 産地が表示されるものは, すべての加工食品の一番多い原材料並びに生鮮食品に近い加工食品 22 食品群(当該生鮮食品の割合が 50% 以上)と個別 4 品目で, 2 か国以上の産地の原材料を混ぜて使用している場合は, 多い順に国名が表示される(国別重量順表示). その他, 「(国名)製造」「○○産又は国産」「輸入」等の表示もできる. なお, 原材料と原材料以外の添加物が明確になるよう記載する. その他, 個別の食品(トマト加工品, 乳製品等 45 食品)に, 個別的義務表示が規定されている.

　業務用加工食品についても一般用加工食品と同様に基準が定められている.

b 生鮮食品

●生鮮食品

　生鮮食品とは, 野菜や果物などの農産物, 肉や卵などの畜産物, 魚介などの水産物など, 加工していないものである. 食品表示基準では, 一般生鮮食品と業務用生鮮食品に分類される. それぞれについて, 横断的義務表示と個別的義務表示の基準がある.

　一般生鮮食品は, 食品表示基準に基づき, 名称および原産地(輸入品においては原産国)などを表示しなければならない. さらに, 一定の生鮮食品にかかる事項として, 放射線照射に関する事項, 特定保健用食品, 機能性表示食品, 遺伝子組換え農産物, 乳児用規格適用食品, 内容量, 食品関連事業者の氏名および住所の表示が義務付けられている. さらに, 個別の生鮮食品毎に表示の詳細が規定されている.

　業務用生鮮食品については, 名称, 原産地, 放射線照射に関する事項, 乳児用規格適用食品である旨, 別表第 24 の中欄に掲げる事項の表示が義務付けられている.

c 添加物

　一般用添加物においては, 名称, 添加物である旨, 保存の方法, 消費期限または賞味期限, 内容量, 栄養成分の量および熱量, 食品関連事業者の氏名または名称および住所, 製造所または加工所の所在地(輸入品にあっては輸入業者の営業所所在地), 製造者または加工者の氏名または名称(輸入品にあっては輸入業者の氏名または名称)を表示する.

　業務用添加物においては, 名称, 添加物である旨, 保存の方法, 消費期限または賞味期限, 食品関連事業者の氏名または名称および住所, 製造所または加工所の所在地, 製造者または加工者の氏名または名称, アレルゲン, 使用方法, 食品衛生法第十三条の規程により定められた規格に表示量に関する

規程がある添加物の値，成分（着香［香りづけ］の目的で使用されるものを除く）および重量パーセント，実効の色名（タール色素の製剤名），L-フェニルアラニン化合物（アスパルテーム）である旨またはこれを含む旨，ビタミンAとしての重量パーセントの表示が義務付けられている．

d 遺伝子組換え食品

●遺伝子組換え食品

　遺伝子組換え食品とは，DNA技術を用いて生産された遺伝子組換え農産物，またはそれを原料とした加工食品をいう．食品表示基準で農産物とこれらを原材料とした加工食品に表示が義務付けられている．現時点で対象とされている農作物は，「大豆」，「とうもろこし」，「ばれいしょ」，「菜種」，「綿実」，「アルファルファ」，「てん菜」，「パパイヤ」の8作物である．加工食品については，その主な原材料，すなわち，全原材料に占める重量の割合が上位3位までのもので，かつ原材料に占める割合が5%以上のものについて表示が義務付けられている．豆腐，納豆，みそ，コーンスターチ，ポップコーンなど，前述の8種の遺伝子組換え農産物を主な原材料とする加工食品33品目が対象である．図2-3に遺伝子組換え食品の表示方法について示した．

　令和2年，新しい「ゲノム編集技術」を応用した「ゲノム編集技術応用食品」に関する基準が策定された．（「ゲノム編集技術応用食品等の食品衛生上の取扱要領」（令和元年9月19日生食発0919第7号厚生労働省大臣官房生活衛生・食品安全審議官通知）．なお，ゲノム編集技術応用食品については，天然の変異との差別化が困難であるなどの理由から，その旨の表示義務はない．

◆従来のものと組成，栄養価などが同等のもの（除草剤の影響を受けないようにした大豆，害虫に強いとうもろこしなど）

(1) 農産物およびこれを原材料とする加工食品であって，加工後も組換えられたDNAまたはこれによって生じたんぱく質が検出できるとされているもの（8作物および33食品群）

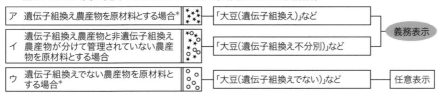

(2) 組換えられたDNAおよびこれによって生じたんぱく質が，加工後に検出できない加工食品（大豆油，しょうゆ，コーン油，異性化液糖など）

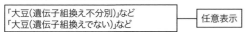

◆従来のものと組成，栄養価などが著しく異なるもの（高オレイン酸大豆など）

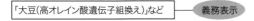

図2-3　遺伝子組み換え食品の表示

* 分別生産流通管理（IP管理）したものに限る．分別生産流通管理とは，遺伝子組換え農産物と遺伝子組換えでない農産物を，農場から食品製造業者まで生産，流通および加工の各段階で相互に混入が起こらないよう管理し，そのことが書類などにより証明されていることをいう．

（消費者庁：知っておきたい食品の表示（令和2年11月版））

コラム **ゲノム編集技術応用食品**

　ゲノム編集技術とは，「特定の機能を付与することを目的として，染色体上の特定の塩基配列を認識する酵素を用いてその塩基配列上の特定の部位を改変する技術」と定義されている．自然界では，放射線等により DNA の切断が起こる．生物には DNA の修復機能があるが，正しく修復されない場合，遺伝子の変異が起こる．このような変異はランダムに起こるが，ゲノム編集技術では，特定の塩基配列を認識する酵素を用いて特定の塩基配列を切断する．その後，細胞内では DNA の修復機構が働き，①自然界においても起こり得る塩基の欠損，挿入，置換，②１〜数塩基を狙った変異，③長い遺伝子の挿入や置換，が起こる．このような技術を用いて得られた食品(添加物)が「ゲノム編集技術応用食品(添加物)」である．毒素のないジャガイモなどが開発されている．

③ 加工食品の品質に関する表示

食品表示には義務表示と任意表示がある

　加工食品に関する表示として，名称，保存の方法，消費期限または賞味期限，原材料名，添加物，内容量，栄養成分の量および熱量，製造業者の氏名または名称および住所の表示が義務付けられている．また，一定の加工食品にかかる事項として，アレルギー表示や遺伝子組換え表示などの表示が義務付けられている．ここでは期限表示並びに成分表示(栄養成分表示，添加物表示，アレルギー表示)について解説する．

[a] 期限表示

　期限表示は食品の品質を保証するもので，食品の劣化の速度の指標となるものである．食品の期限表示には**消費期限**と**賞味期限**があり，一部を除くほぼすべての加工食品にどちらかの表示が義務付けられている．

●期限表示

●消費期限
●賞味期限

　消費期限は，食品表示基準により，「定められた方法により保存した場合において，腐敗，変敗，その他の品質の劣化に伴い安全性を欠くこととなるおそれがないと認められる期限を示す年月日をいう」と定義されている．対象となる食品は，品質が劣化しやすい食品で，豆腐，弁当，惣菜，調理パン，生めんなどがこれにあたり，期限を過ぎた食品は食べることは避けるべきである．

　賞味期限は，食品表示基準により，「定められた方法により保存した場合において，期待されるすべての品質の保持が十分に可能であると認められる期限を示す年月日をいう．ただし，当該期限を越えた場合であっても，これらの品質が保持されていることがあるもの」と定義されている．対象となる食品は，品質の劣化が比較的緩慢なもので，消費期限表示対象以外の食品と

されている．缶詰，レトルト食品，カップめん，スナック菓子，牛乳，バターなどで，期限を過ぎたからといってすぐに食べられないということはない．

それぞれの期限の設定は，食品の特性，品質変化の要因，原材料や製造・加工時の衛生状態，保存状態を考慮して「食品関連事業者」の責任において表示することとされている．

なお，期限表示の定めのない食品として，でん粉，チューインガム，アイスクリーム類，アルコール類（ビール，ワイン，ウイスキー，酒），清涼飲料水，砂糖，食塩などがある．アイスクリームは冷凍保存のため，雑菌などの繁殖が生じにくいためである．アルコール類は一定の基準を定めることが困難であり，期限を定める必要もないことから対象外とされている．

b 栄養成分表示

食品における栄養成分表示は，食品表示法に基づく内閣府令により定められている**食品表示基準**により規定されている．

食品表示基準では，栄養成分（たんぱく質，脂質，飽和脂肪酸，n-3 系脂肪酸，n-6 系脂肪酸，コレステロール，炭水化物，糖質，糖類，食物繊維，ミネラル 13 種類，ビタミン 13 種類）の量または熱量に関する表示をする場合に適用される基準を定めている（**表 2-1**）．対象食品は，一般の消費者に販売される食品など（特定保健用食品，機能性表示食品は除く）に，日本語で栄養表示しようとするもの，または輸入した食品に日本語で栄養成分表示をして販売するものである．原則として，販売に供する加工食品及び添加物（生鮮食品は任意）への栄養成分表示が義務付けられている．義務表示の項目は，熱量，たんぱく質，脂質，炭水化物および食塩相当量（ナトリウム）である．また，飽和脂肪酸と食物繊維は推奨，糖質，糖類，コレステロール，ビタミン，ミネラルは任意表示である．**対象事業者**は，すべての食品関連事業者としているが，消費税法第 9 条に規定する小規模事業者及び食品関連以外の販売者は免除される．令和 2 年 4 月，食品表示法が完全施行され，栄養成分表示が義務化された．**図 2-4**，**2-5** に栄養成分表示の例を示す．

表 2-1 栄養表示基準に基準が定められている栄養成分など

> 義務表示事項
> 　熱量（エネルギー）
> 　たんぱく質
> 　脂質
> 　炭水化物
> 　食塩相当量（ナトリウム）
> 推奨表示事項
> 　食物繊維，飽和脂肪酸
> 任意表示事項
> 　n-3 系脂肪酸，n-6 系脂肪酸
> 　無機質：亜鉛，カリウム，カルシウム，クロム，セレン，鉄，銅，マグネシウム，マンガン，ヨウ素，リン，モリブデン
> 　ビタミン：ナイアシン，パントテン酸，ビオチン，ビタミン A，ビタミン B_1，ビタミン B_2，ビタミン B_6，ビタミン B_{12}，ビタミン C，ビタミン D，ビタミン E，ビタミン K，葉酸
> 　糖類，糖質，コレステロール

栄養成分表示 （100g当たり）	
熱量	400 kcal
たんぱく質	25.0 g
脂質	20.0 g
炭水化物	30.0 g
食塩相当量	1.6 g
ビタミンC	100 mg

一定値表示の例

栄養成分表示 （100mL当たり）	
熱量	25〜35 kcal
たんぱく質	0.25〜0.35 g
脂質	0 g
炭水化物	6.0〜8.4 g
食塩相当量	0.5 g
ビタミンC	100〜200 mg

幅表示の例

図 2-4　栄養成分表示の例

栄養成分表示
食品単位［100gもしくは100mL
または1食分（1食分の量を併記），
1包装その他の1単位］

熱量	kcal
たんぱく質	g
脂質	g
炭水化物	g
食塩相当量	g

a. 義務表示事項のみ表示する場合

栄養成分表示
食品単位［100gもしくは100mLまた
は1食分（1食分の量を併記），1包装
その他の1単位］

熱量	kcal
たんぱく質	g
脂質	g
―飽和脂肪酸	g
コレステロール	mg
炭水化物	g
―糖質	g
―糖類	g
―食物繊維	g
食塩相当量	g
（ナトリウム	g, mg）
その他の栄養成分	mg, μg
（ミネラル，ビタミン）	

b. 義務表示事項に加え，任意の表示事
　項を記載する場合

[*1] 表示しない栄養分については，この様式中当該
　　成分を省略すること．
[*2] この様式の枠を記載することが困難な場合には，
　　枠を省略することができる．

図 2-5　新基準における栄養成分表示の様式

c 添加物表示

　添加物を加工食品に使用したときは，原則としてすべての物質の名称を容器包装の見やすい場所に日本語で表示することになっている．原材料は添加物とそれ以外の原材料に区別され，それぞれ使用した重量の多い順に記載される．添加物の表示方法は食品表示法に基づき，以下の3つに分類される．①**物質名**，②**用途名**：甘味料，着色料，保存料，増粘剤，安定剤，ゲル化剤，糊料，酸化防止剤，発色剤，漂白剤，防かび剤，防ばい剤は，「酸化防止剤（ビタミンC）」のように用途名も合わせて表示する，③**一括名**：同様の効果を一括表示することができる．「pH調整剤」，「調味料」，「乳化剤」など．

　なお，ビタミン，ミネラル，アミノ酸など，**栄養強化の目的**で使用されるもの（栄養強化剤）や，食品の完成前に除去される**加工助剤**＊，原材料の加工の過程で使用されるが食品の製造工程では使用されない**キャリーオーバー**＊については，添加物としての表示は免除される．食品表示基準では，一般者向けの添加物には，「内容量」，「表示責任者の氏名または名称及び住所」を，業務用添加物には「表示責任者の氏名または名称及び住所」を表示することとされた．

d　アレルギー表示

　食物アレルギーとは，食物を摂取した際に，身体がたんぱく質など（以下アレルゲン）を異物として認識し，過敏な反応を起こすことである．具体的な症状には，じんましん，かゆみ，嘔吐，咳などがあり，重篤な場合にはアナフィラキシーショックを起こして死に至ることもある．

　食品表示法では，アレルゲンを含むすべての加工食品と食品添加物について，**アレルギー表示**を義務付けている．過去の健康被害の重篤度や頻度などから，アレルギー症状を引き起こす特定の原材料について，「特定原材料等の名称による表示」制度が採用されており，**特定原材料**として，「**えび**」，「**かに**」，「**小麦**」，「**そば**」，「**卵**」，「**乳**」，「**落花生（ピーナッツ）**」の7品目が指定されている．また，特定原材料に準ずるものとして，**表2-2**に示す21品目の表示が推奨されている．なお，これらが食品の原材料中に含まれている場合には，「（原材料の一部に小麦，乳を含む）」という旨の表示が行われる．食物アレルギーは極微量でも発症することから，微量であっても表示が義務付けられるが，特定原材料の総たんぱく質量が数μg/gまたは数μg/mLに満たない場合は表示をしなくてよい．

　食品表示基準では，卵焼き，ハムエッグ，パンといった原材料に特定原材料が含まれていることが容易に判別できる食品を特定加工食品とする制度を廃止し，これらについてもアレルギー表示を義務化とした．また，消費者の商品選択の幅を広げるため，個別表示を原則とし，例外的に一括表示が可能であるが，一括表示をする場合は，すべてのアレルゲンを一括表示しなければならない．また，対面販売で量り売りされている場合は，アレルギー表示の義務はない．「入っているかもしれない」などの可能性表示は禁止されている．

●加工助剤

＊加工助剤　食品を製造・加工する際に使用される食品添加物のうち，以下のいずれかにあてはまるものを指す．①食品が完成する前に除去される，②その食品に通常含まれる成分に変化し，その量を明らかに増加させるものではない，③でき上がった食品に含まれる量が少なく，食品の品質に影響を与えない．

●キャリーオーバー

＊キャリーオーバー　食品の原材料の製造・加工の過程で使用されるが，その原材料を用いて製造・加工される食品には使用されない食品添加物で，原材料から持ち越されたものが，でき上がった食品中で効果を発揮することができる量よりも少ない量しか含まれていない，という条件を満たすものをいう．

＊栄養強化剤　栄養素を強化するもの（例：ビタミンA，乳酸カルシウム）

●食物アレルギー

●アレルゲン

●アレルギー表示

表 2-2　アレルギー表示の対象品目

アレルギーの表示	種類	対象品目
義務	特定原材料	えび，かに，小麦，そば，卵，乳，落花生（ピーナッツ）
表示を推奨	特定原材料に準ずるもの	アーモンド，あわび，いか，いくら，オレンジ，カシューナッツ，キウイフルーツ，牛肉，くるみ，ごま，さけ，さば，大豆，鶏肉，バナナ，豚肉，まつたけ，もも，やまいも，りんご，ゼラチン

B 健康や栄養に関する表示の制度 ———·———·———

❶ 栄養表示制度

🥕 食品の栄養成分表示は義務表示である

食品における栄養成分表示は，**食品表示基準**により規定されている．食品表示基準においては，**栄養成分および熱量の含有量表示，栄養強調表示，栄養成分の機能表示**に関する事項が定められている（**図2-6**）．2015（平成27）年4月，食品表示法および食品表示基準が施行され，2020（令和2）年4月，食品表示法が完全施行され，**栄養成分表示**が義務化された．食品表示基準に定められた食品の栄養成分表示は，健康・栄養施策と密接に関連している（**図2-7**）．すなわち，栄養成分表示は，厚生労働省が定める食事摂取基準など，わが国の食生活に関する施策との整合性を図りつつ，定められている．また，これらの制度は，コーデックス委員会を通じて，**WHO**の食事と運動と健康に関する世界戦略などの世界的な健康政策との整合性も図られている．

● 栄養強調表示

● 栄養成分表示

● WHO

---

①含有量表示（食品表示基準第3, 6, 7条）

〈義務表示事項〉
1. 100 g, 100 mL, 1食分, 1包装その他の1単位当たりの熱量および主要な<u>栄養成分の量</u>（一般表示事項）を表示する．

> 熱量（エネルギー），たんぱく質，脂質，炭水化物（糖質および食物繊維でも可），食塩相当量（ナトリウム）

〈推奨および任意表示事項〉
2. 以下の栄養成分については, 食品表示基準に表示の基準が定められている.
   ・飽和脂肪酸（推奨）
   ・食物繊維（推奨）
   ・<u>13のビタミン, 12のミネラル</u>
   ・糖類（単糖類, 二糖類）
   ・糖質
   ・コレステロール

> ビタミン：ビタミンA, B₁, B₂, B₆, B₁₂, C, D, E, K, ナイアシン, パントテン酸, ビオチン, 葉酸
> ミネラル：カリウム, カルシウム, マグネシウム, リン, 鉄, 亜鉛, 銅, マンガン, ヨウ素, セレン, クロム, モリブデン

3. 食品表示基準で定められていない非栄養成分も, 科学的根拠に基づく限り, 任意に表示して差し支えない.

> コラーゲン, ガラクトオリゴ糖, ポリフェノールなど

②栄養強調表示（食品表示基準第7条）

栄養強調表示をする場合は, 食品表示基準に定める事項を順守するとともに, 義務表示事項を表示しなければならない.

> ・絶対表示（高〜, 〜含有, 〜ゼロ, 〜控えめなど）
> ・相対表示（〜倍, 〜%カット等）

③栄養成分の機能表示（食品表示基準第7条）

13種類のビタミンや6種類のミネラル, n−3系脂肪酸については, 栄養成分の機能の表示をすることができる.
この場合には, 1日当たりの摂取目安量に含まれる栄養成分量が定められた上・下限値の範囲内にある必要がある.

図2-6 栄養表示制度

販売に供する食品について，栄養成分の含有量表示や，「○○ゼロ」「○○％カット」といった栄養強調表示，栄養成分の機能を表示する場合には，食品表示法に基づく食品表示基準に従い，必要な表示をしなければならない．なお，この制度が適用される対象は容器および添付文書である．

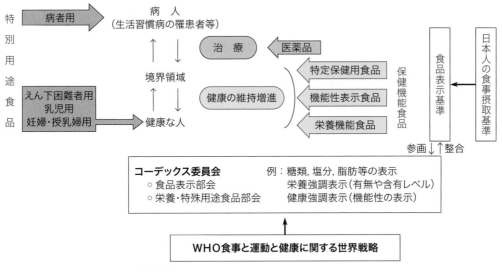

図 2-7 消費者の健康，食生活と食品の表示
・食品表示制度は，わが国の食生活に関する施策との整合性を図りつつ，定められている．
・国際的ルールにあっても，世界的な健康政策との整合性が図られているところである．

a 栄養成分の含有量表示

　食品の熱量と栄養成分の含有量の表示は，100 g（100 mL），または 1 食分，1 個分その他の一単位当たりの含有量で表す．表示値は決められた許容差の範囲内であるか，幅表示をした場合には分析値がその範囲内であることが求められる．一方，同一レシピのサンプルを分析したり，公的な食品データベースから計算により表示値を求めた場合はこの限りではないが，「推定値」「この表示値は，目安です．」などの表記と表示値を設定した合理的根拠資料の保管が求められる．

b 栄養強調表示

　欠乏が懸念される栄養成分（**表 2-3**）については，**補給ができる旨を示す**表示ができる．**含む旨を示す**「含有」「入り」「添加」「使用」や**高い旨を示す**「高」「多」「豊富」などの**絶対表示**とともに，**強化された旨の**「〜倍」などの**相対表示**がある．一方，過剰摂取が健康に影響する栄養成分（**表 2-4**）については，**適切な摂取ができる旨を示す**表示ができる．**含まない旨を示す**「無」「ゼロ」「ノン」や低い旨を示す「低」「ひかえめ」「ライト」などの**絶対表示**や，「〜％カット」や「低減」などの低減された旨を示す**相対表示**がある．これらの表示をするときは，**表 2-3**，**表 2-4** に示す強調表示の基準を満たさなければならない．また，相対表示においては，補給ができる旨または適切な摂取ができる旨の基準値以上の絶対差に加えて，比較する食品に比べて 25％以上の相対差が必要である．糖類およびナトリウムについては，無添加表示が規定されている．

表 2-3 栄養強調表示の規格基準値（補給ができる旨の表示）

栄養成分	高い旨の表示の基準値		含む旨の表示の基準値		強化された旨の基準値
	食品 100 g 当たり*	100 kcal 当たり	食品 100 g 当たり*	100 kcal 当たり	食品 100 g 当たり*
たんぱく質	16.2 g(8.1 g)	8.1 g	8.1 g(4.1 g)	4.1 g	8.1 g(4.1 g)
食物繊維	6 g(3 g)	3 g	3 g(1.5 g)	1.5 g	3 g(1.5 g)
亜鉛	2.64 mg(1.32 mg)	0.88 mg	1.32 mg(0.66 mg)	0.44 mg	0.88 mg(0.88 mg)
カリウム	840 mg(420 mg)	280 mg	420 mg(210 mg)	140 mg	280 mg(280 mg)
カルシウム	204 mg(102 mg)	68 mg	102 mg(51 mg)	34 mg	68 mg(68 mg)
鉄	2.04 mg(1.02 mg)	0.68 mg	1.02 mg(0.51 mg)	0.34 mg	0.68 mg(0.68 mg)
銅	0.27 mg(0.14 mg)	0.09 mg	0.14 mg(0.07 mg)	0.05 mg	0.09 mg(0.09 mg)
マグネシウム	96 mg(48 mg)	32 mg	48 mg(24 mg)	16 mg	32 mg(32 mg)
ナイアシン	3.9 mg(1.95 mg)	1.3 mg	1.95 mg(0.98 mg)	0.65 mg	1.3 mg(1.3 mg)
パントテン酸	1.44 mg(0.72 mg)	0.48 mg	0.72 mg(0.36 mg)	0.24 mg	0.48 mg(0.48 mg)
ビオチン	15 μg(7.5 μg)	5 μg	7.5 μg(3.8 μg)	2.5 μg	5 μg(5 μg)
ビタミン A	231 μg(116 μg)	77 μg	116 μg(58 μg)	39 μg	77 μg(77 μg)
ビタミン B1	0.36 mg(0.18 mg)	0.12 mg	0.18 mg(0.09 mg)	0.06 mg	0.12 mg(0.12 mg)
ビタミン B2	0.42 mg(0.21 mg)	0.14 mg	0.21 mg(0.11 mg)	0.07 mg	0.14 mg(0.14 mg)
ビタミン B6	0.39 mg(0.20 mg)	0.13 mg	0.20 mg(0.10 mg)	0.07 mg	0.13 mg(0.13 mg)
ビタミン B12	0.72 μg(0.36 μg)	0.24 μg	0.36 μg(0.18 μg)	0.12 μg	0.24 mg(0.24 mg)
ビタミン C	30 mg(15 mg)	10 mg	15 mg(7.5 mg)	5 mg	10 mg(10 mg)
ビタミン D	1.65 μg(0.83 μg)	0.55 μg	0.83 μg(0.41 μg)	0.28 μg	0.55 μg(0.55 μg)
ビタミン E	1.89 mg(0.95 mg)	0.63 mg	0.95 mg(0.47 mg)	0.32 mg	0.63 mg(0.63 mg)
ビタミン K	45 μg(22.5 μg)	30 μg	22.5 μg(11.3 μg)	7.5 μg	15 μg(15 μg)
葉酸	72 μg(36 μg)	24 μg	36 μg(18 μg)	12 μg	24 μg(24 μg)

*（ ）内は，一般に飲用に供する液状の食品 100 mL 当たりの場合
（消費者庁：食品表示基準）

表 2-4 栄養強調表示の規格基準値（適切な摂取ができる旨の表示）

栄養成分	［第 1 欄］ 含まない旨の表示は次の基準値に満たないこと 食品 100 g 当たり （ ）内は，一般に飲用に供する液状の食品 100 mL 当たりの場合	［第 2 欄］ 低い旨の表示は次の基準値以下であること 食品 100 g 当たり （ ）内は，一般に飲用に供する液状の食品 100 mL 当たりの場合
熱量	5 kcal(5 kcal)	40 kcal(20 kcal)
脂質	0.5 g(0.5 g)	3 g(1.5 g)
飽和脂肪酸	0.1 g(0.1 g)	1.5 g(0.75 g) かつ飽和脂肪酸由来エネルギーが全エネルギーの 10%
コレステロール	5 mg(5 mg) かつ飽和脂肪酸の含有量* 1.5 g(0.75 g) かつ飽和脂肪酸のエネルギー量が 10%*	20 mg(10 mg) かつ飽和脂肪酸の含有量* 1.5 g(0.75 g) かつ飽和脂肪酸のエネルギー量が 10%*
糖類	0.5 g(0.5 g)	5 g(2.5 g)
ナトリウム	5 mg(5 mg)	120 mg(120 mg)

*1 食分の量を 15 g 以下と表示するものであって当該食品中の脂質の量のうち飽和脂肪酸の含有割合が 15%以下で構成されているものを除く
　ドレッシングタイプ調味料（いわゆるノンオイルドレッシング）について，脂質の含まない旨の表示については「0.5 g」を，当分の間「3 g」とする.
（消費者庁：食品表示基準）

c 栄養素の機能表示

栄養素の機能表示をする食品として「栄養機能食品」がある．栄養機能表示は次項の栄養機能食品で述べる．

d 栄養表示に関する国際規格

食品表示に関する国際規格は，**FAO/WHO 合同食品規格（コーデックス委員会）** で設定される．これらの国際規格は，消費者の健康の保護，食品の公正な貿易の確保などを目的としている．食品の栄養成分や表示に関する議題は，**食品表示部会（CCFL）** および **栄養・特殊用途食品部会（CCNFSDU）** で取り扱われる．コーデックス委員会では，熱量，たんぱく質，脂質，糖質，ナトリウム，飽和脂肪酸，糖類の栄養成分表示を，原則義務表示としている．

● FAO
● コーデックス

これまで策定された関連のガイドラインには，強調表示に関するコーデックス一般ガイドライン［CAC/GL 1-1979（2009 修正）］，栄養表示に関するガイドライン［CAC/GL 2-1985（2017 改正）］，栄養及び健康強調表示の使用に関するガイドライン［CAC/GL 23-1997（2013 修正）］，ビタミン・ミネラル補助食品に関するガイドライン（CAC/GL 55-2005），包装食品の表示に関するコーデックス一般規格［CODEX STAN 1-1985（2010 修正）］などがある．「栄養及び健康強調表示の使用に関するガイドライン」における栄養強調表示と健康強調表示の定義について以下に述べる．

1) 栄養強調表示

栄養強調表示（nutrition claim）には「源」「高い」「低い」などの食品における特定の栄養素の含有量を記載した「栄養素含有量強調表示」（nutrient content claim）と，「減」「少」「増」といった，2 つ以上の食品の栄養素量（熱量）を比較した「栄養素比較強調表示」（nutrient comparative claim）がある．

2) 健康強調表示

コーデックスの **健康強調表示**（health claim）には，栄養素の生理的役割を記載した「栄養素機能強調表示」（nutrient function claim），食品またはその成分の摂取が，食生活全体の観点から身体の正常な機能または生物活性に及ぼす特定の効果に関する「その他の機能表示」（other function claim），食生活全体の観点から，食品またはその成分の摂取を，疾病または健康に関連した状態の発症リスクの低減と関連付けた「疾病リスク低減表示」（reduction of disease risk claim）がある．日本の栄養機能食品の栄養機能表示，特定保健用食品および機能性表示食品の健康強調表示は，コーデックス委員会が定めた健康強調表示に当たる．

● 健康強調表示

コラム 各国の栄養表示・健康強調表示制度

○米国

　米国では栄養表示教育法(NLEA)に基づき，栄養成分表示が義務付けられている．また，米国食品医薬品局(FDA)が科学的に立証された食品成分と疾病との関係を認めたものについて，ヘルスクレーム(疾病リスク低減表示)を行うことができる．カルシウムと骨粗鬆症，ナトリウムと高血圧症，脂肪とがん，葉酸と神経管閉鎖障害，大豆たんぱく質と心臓病，といった13の項目について疾病リスク低減表示が認められている．また，限定的ヘルスクレーム制度を導入し，科学的根拠のレベルをA～Dの4段階にランク付けしている．一方，ダイエタリーサプリメント健康教育法(DSHEA)により，ビタミン，ミネラル，ハーブ，アミノ酸，その他の食品成分について，身体の構造と機能に関する効果に関する表示(構造・機能表示)が認められている．構造・機能表示は，FDAに届出ることで表示ができるが，効果がFDAにより評価されたものではないこと，疾病の予防や治療を目的としたものではない旨の表示が義務付けられている．

○欧州連合(EU)

　EUにおいては，2007年に栄養・健康表示法が欧州議会で承認され施行された．この法律では，栄養強調表示と健康強調表示が規定されている．栄養強調表示は，不足しがちな栄養素および過剰摂取が健康に影響を及ぼす栄養素について，含有量の条件等を定め表示を行うものである．具体的な内容は欧州食品安全機関(EFSA)で検討されている．健康強調表示は，機能表示，疾病リスク低減表示，子供の発育および健康に係る表示からなる．機能表示には，ビタミン，ミネラル，脂肪酸等の一般機能表示と新規な科学的根拠に基づく新規機能表示がある．いずれもEFSAにより科学的根拠が評価されている．

❷ 保健機能食品制度

🌾 **保健機能食品には，栄養機能食品，特定保健用食品，機能性表示食品がある**

　食品には3つの機能があるとされている．すなわち，食品の主要成分である栄養素の作用としての一次機能，食べたときにおいしさを感じさせる二次機能，そして生体調節機能としての三次機能である．食品の三次機能に着目した表示の制度として，**保健機能食品制度**が創設された．1998年，食薬区分の見直しが行われ，それまで医薬品であったビタミンやミネラル，およびハーブなどが食品成分として認められることとなった．これを受けて，2001年，厚生労働省は，保健機能食品制度を創設し，ある一定の規格基準を定めて栄養成分の機能表示を許可する「**栄養機能食品**」と，表示する内容によって個別に評価する「**特定保健用食品**」とを合わせて，「**保健機能食品**」とした．さらに，2015年食品表示法および食品表示基準が施行され，食品の新たな機能性表示制度として「**機能性表示食品**」が創設され，保健機能食品のひとつとして位置付けられた(**図 2-8**)．これらの食品は，食品表示法の食品表示

●保健機能食品制度

●栄養機能食品
●特定保健用食品
●保健機能食品

●機能性表示食品

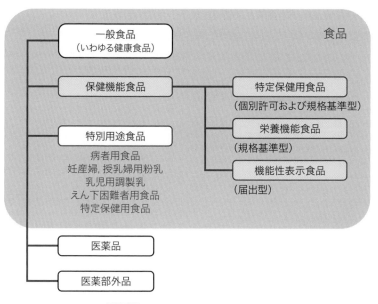

図 2-8　保健機能食品の位置づけ

基準によって規定されることとなった.

a 栄養機能食品

　栄養機能食品は，高齢化，食生活の乱れなどにより，通常の食生活を行うことが困難な場合などに**不足しがちな栄養成分を補給・補完する食品**であり，当該栄養成分の**栄養機能表示**ができる. 対象となる栄養素は，日本人の食事摂取基準において摂取基準が定められている 13 種類のビタミンすべて(ビタミン A，D，E，K，B_1，B_2，B_6，B_{12}，C，ナイアシン，ビオチン，パントテン酸，葉酸)と 13 種のミネラルのうち 6 種類(カルシウム，鉄，銅，亜鉛，マグネシウム，カリウム)および n-3 系脂肪酸である. 各栄養素について上限値と下限値が定められており，1 日当たりの用量がこの範囲に設定されていれば，栄養機能食品として製造・販売ができるもので，消費者庁への届出は必要ない. 栄養機能食品におけるビタミン，ミネラル類の含有量の基準を**表 2-5** に示す.

　栄養機能表示は，身体の健全な成長，発達，健康の維持に必要な栄養成分の栄養生理的機能を表すものである. その裏付けとなる科学的根拠はヒトにおいて実証され，過去の食経験からも確立されたものである. 基本的には「本品は，多量摂取により疾病が治癒したり，より健康が増進するものではありません. 1 日の摂取目安量を守って下さい」といった注意喚起の表示が必要とされる. また，定型文以外の注意を要するものについては，当該注意事項を表示する. 栄養機能食品に表示すべき事項を**表 2-6** に示す. 食品表示基準では，生鮮食品も栄養機能食品の適用対象とされた. この場合，生鮮食品の保存の方法を表示する必要がある.

表 2-5　栄養機能食品の規格基準と栄養機能表示，注意喚起表示

栄養成分	1日当たりの摂取目安量に含まれる栄養成分量の上限～下限値	栄養機能表示	注意喚起表示
ビタミン A*	231 ～ 600 µg	ビタミン A は，夜間の視力の維持を助ける栄養素です．ビタミン A は，皮膚や粘膜の健康維持を助ける栄養素です．	本品は，多量摂取により疾病が治癒したり，より健康が増進するものではありません．1 日の摂取目安量を守ってください．ビタミン A：妊娠 3 ヵ月以内または妊娠を希望する女性は過剰摂取にならないよう注意して下さい．ビタミン K：血液凝固阻止薬を服用している方は本品の摂取を避けて下さい．
ビタミン D	1.65 ～ 5.0 µg	ビタミン D は，腸管でのカルシウムの吸収を促進し，骨の形成を助ける栄養素です．	
ビタミン E	1.89 ～ 150 mg	ビタミン E は，抗酸化作用により，体内の脂質を酸化から守り，細胞の健康維持を助ける栄養素です．	
ビタミン K	45 ～ 150 µg	ビタミン K は，正常な血液凝固能を維持する食品です．	
ビタミン B₁	0.36 ～ 25 mg	ビタミン B₁ は，炭水化物からのエネルギー産生と皮膚や粘膜の健康維持を助ける栄養素です．	
ビタミン B₂	0.42 ～ 12 mg	ビタミン B₂ は，皮膚や粘膜の健康維持を助ける栄養素です．	
ビタミン B₆	0.39 ～ 10 mg	ビタミン B₆ は，たんぱく質からのエネルギー産生と皮膚や粘膜の健康維持を助ける栄養素です．	
ビタミン B₁₂	0.72 ～ 60 µg	ビタミン B₁₂ は，赤血球の形成を助ける栄養素です．	
ビタミン C	30 ～ 1,000 mg	ビタミン C は，皮膚や粘膜の健康維持を助けるとともに，抗酸化作用を持つ栄養素です．	
ナイアシン	3.9 ～ 60 mg	ナイアシンは，皮膚や粘膜の健康維持を助ける栄養素です．	本品は，多量摂取により疾病が治癒したり，より健康が増進するものではありません．1 日の摂取目安量を守って下さい．
ビオチン	15 ～ 500 µg	ビオチンは，皮膚や粘膜の健康維持を助ける栄養素です．	
パントテン酸	1.44 ～ 30 mg	パントテン酸は，皮膚や粘膜の健康維持を助ける栄養素です．	
葉酸	72 ～ 200 µg	葉酸は，赤血球の形成を助ける栄養素です．葉酸は，胎児の正常な発育に寄与する栄養素です．	本品は，多量摂取により疾病が治癒したり，より健康が増進するものではありません．1 日の摂取目安量を守って下さい．葉酸は，胎児の正常な発育に寄与する栄養素ですが，多量摂取により胎児の発育がよくなるものではありません．
カルシウム	204 ～ 600 mg	カルシウムは，骨や歯の形成に必要な栄養素です．	本品は，多量摂取により疾病が治癒したり，より健康が増進するものではありません．1 日の摂取目安量を守ってください．
鉄	2.04 ～ 10 mg	鉄は，赤血球をつくるのに必要な栄養素です．	
銅	0.27 ～ 6.0 mg	銅は，赤血球の形成を助ける栄養素です．銅は，多くの体内酵素の正常な働きと骨の形成を助ける栄養素です．	本品は，多量摂取により疾病が治癒したり，より健康が増進するものではありません．1 日の摂取目安量を守ってください．乳幼児・小児は本品の摂取を避けてください．
亜鉛	2.64 ～ 15 mg	亜鉛は，味覚を正常に保つのに必要な栄養素です．亜鉛は，皮膚や粘膜の健康維持を助ける栄養素です．亜鉛は，たんぱく質・核酸の代謝に関与して，健康の維持に役立つ栄養素です．	本品は，多量摂取により疾病が治癒したり，より健康が増進するものではありません．亜鉛の摂りすぎは，銅の吸収を阻害するおそれがありますので，過剰摂取にならないよう注意してください．1 日の摂取目安量を守ってください．乳幼児・小児は本品の摂取を避けてください．
マグネシウム	96 ～ 300 mg	マグネシウムは，骨や歯の形成に必要な栄養素です．マグネシウムは，多くの体内酵素の正常な働きとエネルギー産生を助けるとともに，血液循環を正常に保つのに必要な栄養素です．	本品は，多量摂取により疾病が治癒したり，より健康が増進するものではありません．多量に摂取すると軟便（下痢）になることがあります．1 日の摂取目安量を守ってください．乳幼児・小児は本品の摂取を避けてください．
カリウム	840 ～ 2,800 mg	カリウムは，正常な血圧を保つのに必要な栄養素です．	本品は，多量摂取により疾病が治癒したり，より健康が増進するものではありません．1 日の摂取目安量を守って下さい．腎機能が低下している方は本品の摂取を避けて下さい．
n-3 系脂肪酸	0.6 ～ 2.0 g	n-3 系脂肪酸は，皮膚の健康維持を助ける栄養素です．	本品は，多量摂取により疾病が治癒したり，より健康が増進するものではありません．1 日の摂取目安量を守って下さい．

（消費者庁，2021 年 8 月現在）

表 2-6　栄養機能食品と特定保健用食品に表示すべき事項

栄養機能食品	1. 栄養機能食品である旨 2. 栄養成分の名称及び機能 3. 1日当たりの摂取目安量 4. 摂取方法および摂取をするうえでの注意事項 5. 1日当たりの栄養素等表示基準値*に占める割合 6. 調理または保存の方法に関し、注意を要するものは注意事項 7. 「食生活は、主食、主菜、副菜を基本に、食事のバランスを」の表示 8. 本品は、特定保健用食品と異なり、消費者庁による個別の審査を受けたものではない旨
特定保健用食品	1. 特定保健用食品である旨及び許可証票 2. 関与成分の名称 3. 栄養成分の表示 4. 特定の保健の用途の表示 5. 1日当たりの摂取目安量 6. 摂取の方法及び摂取をする上での注意事項 7. 関与成分が栄養成分の場合、1日当たりの栄養素等表示基準値*に対する充足率 8. 調理または保存の方法に関し、注意を要するものは注意事項 9. 「食生活は、主食、主菜、副菜を基本に、食事のバランスを」の表示

* 栄養素等表示基準値　日本人の食事摂取基準（2015年版）によって基準値が示された栄養成分について、当該食事摂取基準を性及び年齢階級ごとの人口により加重平均した値．この値が栄養表示を行う際に用いる基準値になる．

b　特定保健用食品

　特定保健用食品は「食生活において特定の保健の目的で摂取する者に対し、その摂取により当該保健の目的が期待できる旨の表示をする食品」と定義されている食品で、ある特定の食品成分の保健の用途が表示できる（**図 2-8**）．特定保健用食品の許可要件として、①食生活の改善が図られ、健康の維持増進に寄与することが期待できるものであること、②保健の用途の根拠が医学的、栄養学的に明らかにされていること、③ヒトにおける有効性と安全性が確認されていること、④安全なものであること、⑤保健の用途に関与する成分が定量的に把握できること、⑥同種の食品と栄養成分が著しく異なるものではないこと、⑦日常的に食べられている食品であること、⑧食品または関与成分が専ら医薬品として使用されているものではなことなどが必要で、消費者庁長官の許可を受けるものである．なお、特定保健用食品に表示すべき事項を**表 2-6**に、特定保健用食品の保健の用途の表示と関与する成分の例を**表 2-7**に示す．

　保健の用途を**個別に評価する従来の特定保健用食品**の他に、規格基準型や疾病リスク低減表示ができる特定保健用食品および条件付き特定保健用食品がある．**図 2-9**にそれぞれの**許可証票**を示す．

●許可証票

1）　特定保健用食品（規格基準型）

　これまでに許可された特定保健用食品のうち、許可実績が多く、保健の効果について科学的根拠が蓄積されている関与成分を含む食品について、事務局で審査を行うもので、保健の用途としては、おなかの調子を整える（食物繊維やオリゴ糖）、糖の吸収を穏やかにする（食物繊維）および食後の血中中性脂肪の上昇を穏やかにする（難消化デキストリン）が対象である（**表 2-8**）．

表 2-7 特定保健用食品に表示できる保健の用途

分類	食品の種類(例)	関与成分(例)	表示できる保健の用途例
整腸作用	粉末清涼飲料・果実飲料	難消化性デキストリン	おなかの調子を整える.
	テーブルシューガー	オリゴ糖	お通じの改善に役立つ.
コレステロール	調整豆乳	大豆たんぱく質	コレステロールを低下させる.
	粉末清涼飲料	キトサン	コレステロールの吸収を抑える.
中性脂肪・体脂肪	清涼飲料水	グロビン蛋白分解物	体に脂肪がつきにくい. 脂肪を消費しやすくする.
	食用調整油	中鎖脂肪酸	体脂肪が気になる方に. 中性脂肪の上昇を抑える.
血圧	乾燥スープ・錠菓	ペプチド	血圧が高めの方に.
骨・ミネラル	清涼飲料水	カゼインホスホペプチド(CPP)	カルシウムの吸収を促進する.
		大豆イソフラボン	骨の健康が気になる方に.
歯	チューインガム	CPP-ACP(乳たんぱく分解物)・キシリトール	歯を丈夫で健康に保つ. (CPP) 虫歯の原因にならない甘味料を使用. (キシリトール)
血糖値	清涼飲料水・即席みそ汁	難消化性デキストリン	血糖値が気になる方に. 糖の吸収をおだやかにする.
肌	清涼飲料水	グルコシルセラミド	肌が乾燥しがちな方に.

・特定保健用食品

・特定保健用食品(規格基準型)

許可実績が十分あるなど科学的根拠が蓄積されており,事務局審査が可能な食品について,規格基準を定め審議会の個別審査なく許可する特定保健用食品.

・特定保健用食品(疾病リスク低減表示)

関与成分の疾病リスク低減効果が医学的・栄養学的に確立されている場合,疾病リスク低減表示を特定保健用食品に認める.

・条件付き特定保健用食品

有効性の科学的根拠が,通常の特定保健用食品に届かないものの,一定の有効性が確認されている食品を,限定的な科学的根拠である旨の表示をすることを条件として許可する.

図 2-9 特定保健用食品の類型

2) 特定保健用食品(疾病リスク低減表示)

　食品成分の中で,医学的・栄養学的に疾病リスク低減効果が確立されているものについては,その表示が認められる. **カルシウムと骨粗鬆症,葉酸と神経管閉鎖障害**との関連を表示することができる.

3) 条件付き特定保健用食品

　科学的根拠が十分でないものの一定の有効性が確認されているもので,限定的な科学的根拠である旨を表示するものである.

c 機能性表示食品

　食品の新たな機能性表示制度として,食品表示基準の保健機能食品の規程の中に機能性表示食品が創設された. 機能性表示食品は,「疾病に罹患して

表 2-8 規格基準型特定保健用食品における規格基準

区分	第1欄 関与成分	第2欄 1日摂取目安量	第3欄 表示できる保健の用途	第4欄 摂取上の注意事項
I（食物繊維）	難消化性デキストリン（食物繊維として）	3〜8g	○○（関与成分）が含まれているのでおなかの調子を整えます.	摂り過ぎあるいは体質・体調によりおなかがゆるくなることがあります. 多量摂取により疾病が治癒したり, より健康が増進するものではありません. 他の食品からの摂取量を考えて適量を摂取して下さい.
	ポリデキストロース（食物繊維として）	7〜8g		
	グアーガム分解物（食物繊維として）	5〜12g		
II（オリゴ糖）	大豆オリゴ糖	2〜6g	○○（関与成分）が含まれておりビフィズス菌を増やして腸内の環境を良好に保つので, おなかの調子を整えます.	摂り過ぎあるいは体質・体調によりおなかがゆるくなることがあります. 多量摂取により疾病が治癒したり, より健康が増進するものではありません. 他の食品からの摂取量を考えて適量を摂取して下さい.
	フラクトオリゴ糖	3〜8g		
	乳果オリゴ糖	2〜8g		
	ガラクトオリゴ糖	2〜5g		
	キシロオリゴ糖	1〜3g		
	イソマルトオリゴ糖	10g		
III（難消化性デキストリン）	難消化性デキストリン（食物繊維として）	4〜6g*	食物繊維（難消化性デキストリン）の働きにより, 糖の吸収をおだやかにするので, 食後の血糖値が気になる方に適しています.	血糖値に異常を指摘された方や, 糖尿病の治療を受けておられる方は, 事前に医師などの専門家にご相談の上, お召し上がり下さい. 摂り過ぎあるいは体質・体調によりおなかがゆるくなることがあります. 多量摂取により疾病が治癒したり, より健康が増進するものではありません.
IV（難消化性デキストリン）	難消化性デキストリン（食物繊維として）	5g*	食事から摂取した脂肪の吸収を抑えて排出を増加させる食物繊維（難消化性デキストリン）の働きにより, 食後の血中中性脂肪の上昇をおだやかにするので, 脂肪の多い食事を摂りがちな方, 食後の中性脂肪が気になる方の食生活の改善に役立ちます.	摂り過ぎあるいは体質・体調によりおなかがゆるくなることがあります. 多量摂取により疾病が治癒したり, より健康が増進するものではありません. 他の食品からの摂取量を考えて適量を摂取して下さい.

* 1日1回食事とともに摂取する目安量

いない者（未成年者, 妊産婦, 授乳婦は除く）に対し, 機能性成分によって健康の維持及び増進に資する特定の保健の目的が期待できる旨を科学的根拠に基づいて容器包装に表示をする食品」と定義されている. ただし, 特別用途食品, 栄養機能食品, アルコールを含有する飲料, ナトリウム・糖分などを過剰摂取させる食品は除く. 安全性および機能性に関する一定の科学的根拠に基づき, 食品関連事業者の責任において, 消費者庁長官に届け出を行う. したがって, 有効性および安全性について, 第三者の評価を受けたものではないことに留意する必要がある. 対象食品はサプリメント形状の加工食品, その他の加工食品および生鮮食品である. 機能性関与成分は, 食事摂取基準に記述のある栄養素を除くとされているが, 各種ペプチドや脂肪酸, カロテノイドなど, 作用の違いなどにより, 対象成分になり得る成分もある. 届出られた食品の機能性成分としては, 大きく分けて特定保健用食品の関与成分と同様の成分と, これまでいわゆる健康食品の成分として利用されていた成分に分けられる. 機能性表示食品の表示事項を**表 2-9** に示す.

表 2-9　機能性表示食品の容器包装への表示事項

6. 義務表示事項(第三条第二項，第十八条第二項)
   1) 機能性表示食品である旨
   2) 科学的根拠を有する機能性関与成分および当該成分または当該成分を含有する食品が有する機能性
   3) 栄養成分の量および熱量
   4) 1 日当たりの摂取目安量当たりの機能性関与成分の含有量
   5) 1 日当たりの摂取目安量
   6) 届出番号
   7) 食品関連事業者の連絡先
   8) 機能性および安全性について，国による評価を受けたものでない旨
   9) 摂取の方法
   10) 摂取する上での注意事項
   11) バランスのとれた食生活の普及啓発を図る文言
   12) 調理または保存の方法に関し特に注意を必要とするものにあっては当該注意事項
   13) 疾病の診断，治療，予防を目的としたものではない旨
   14) 疾病に罹患している者，未成年，妊産婦(妊娠を計画している者を含む) および授乳婦に対し訴求したものではない旨(生鮮食品を除く)
   15) 疾病に罹患している者は医師，医薬品を服用している者は医師，薬剤師に相談した上で摂取すべき旨
   16) 体調に異変を感じた際は速やかに摂取を中止し医師に相談すべき旨

❸ 特別用途食品

> 　許可基準型病者用食品に，糖尿病用組合せ食品と腎臓病用組合せ食品が追加された

　特別の用途に適する旨の表示をする食品に，**特別用途食品**がある．特別用途食品とは，乳児，妊産婦・授乳婦，病者といった医学・栄養学的な配慮が必要な対象者の発育や健康の保持・回復に適するという特別の用途の表示が許可された食品である．特別用途の表示をするためには，健康増進法第43条に基づく内閣総理大臣の許可を受けなければならない(許可の権限は，内閣総理大臣から委任された消費者庁長官に与えられている)．**図 2-10** に特別用途食品の分類を示す．特別用途食品には，**病者用食品，妊産婦，授乳婦**

●特別用途食品

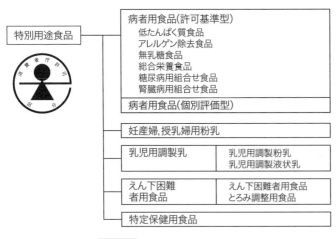

図 2-10　特別用途食品の分類

用粉乳，乳児用調製乳，えん下困難者用食品，特定保健用食品がある．病者用食品は，医師の指示のもとで利用できる食品であり，医師，管理栄養士などの相談，または指導を得て使用することが適当である旨を記載する．

ⓐ 病者用食品

病者用食品は，病者用などの特別の用途に適する旨の表示をする食品で，許可基準型と個別評価型に分類される．病者用食品の許可基準型の食品には，低たんぱく質食品，アレルゲン除去食品，無乳糖食品，総合栄養食品，糖尿病用組合わせ食品，腎臓病用組合わせ食品がある．

●病者用食品

1) 低たんぱく質食品

腎疾患など，たんぱく質の摂取制限を必要とする疾患に適する表示をする食品である．規格は①たんぱく質の含有量は通常の同種の食品の含量の30%以下であること，②熱量は同種の食品と同程度またはそれ以上であること，③ナトリウムおよびカリウム含量は，通常の同種の食品の含量より多くないこと，④食事療法として日常の食事の中で継続的に食するものであり，これまで食していたものの代替となるものであること，である．「本品はたんぱく質の摂取制限を必要とする疾患(腎疾患など)に適した食品です」などと表示した，ごはんやそばがある．

2) アレルゲン除去食品

牛乳などの特定のアレルギーの場合に適する旨を表示する食品である．規格は①特定の食品アレルギーの原因物質であるアレルゲンを不使用または除去したものであること，②除去したアレルゲン以外の栄養成分の含量は，通常の同種の食品の含量とほぼ同程度であること，③アレルギー物質を含む食品の検査方法により，特定のアレルゲンが検出限界以下であること，④同種の食品の喫食形態と著しく異なったものでないこと，である．乳たんぱく質をあらかじめ分解した乳児用の調製粉乳がある．表示の例としては「ミルクアレルゲン除去食品」などがある．

3) 無乳糖食品

乳糖不耐症またはガラクトース血症に適する旨の表示をした食品である．規格は①食品中の乳糖またはガラクトースを除去したものであること，②乳糖またはガラクトース以外の栄養成分の含量は，通常の同種の食品の含量ほぼ同程度であること，である．なお，乳たんぱく質を含む場合は，その旨を表示する．「乳糖やガラクトースを含まないように調製していますので，一般の育児用ミルクでは下痢や腹痛などの異常をきたす乳児にお使いいただけます」などの表示をした調製粉乳がある．

4) 総合栄養食品

疾患などにより，通常の食事では十分な栄養を摂ることができない者に適した食品で，食事から摂取すべき栄養素をバランスよく配合し，流動性を高めた食品である．それまで濃厚流動食といわれていた形状の食品を，総合栄養食品と位置付けた．規格は①疾患などにより経口摂取が不十分な者の食事代替品として，液状または半固形状で適度な流動性を有していること，②定

められた栄養成分の基準に適合したものであること，である．

5）　糖尿病用組合せ食品

糖尿病の食事療法として利用できるものであり，一食で完結するまたは主食を加えることで完結するもので，既に調理されている食品である．栄養成分などの基準が設定され，献立がその±10％の範囲に入るよう設計されている必要がある．

6）　腎臓病用組合せ食品

腎臓病の食事療法として利用できるものであり，一食で完結するまたは主食を加えることで完結するもので，既に調理されている食品である．栄養成分などの基準が設定され，献立がその±10％の範囲に入るよう設計されている必要がある．

7）　個別評価型の病者用食品

●個別評価型の病者用食品

特定の疾病のための食事療法の目的を達成するもので，許可の要件を満たしたものについて，専門の学識経験者によって，個別に科学的な評価を受ける必要がある．疾患に適する旨の表示をすることができる．現在までに，潰瘍性大腸炎患者用食品，アトピー性皮膚炎用食品，低リン食品，経口補水液などが許可されている．病者用食品は，医師に指示された場合に限って用いることができ，医師，管理栄養士などの相談，指示を得て使用することが適当である旨が表示されている．

b　妊産婦，授乳婦用粉乳

妊産婦，授乳婦用粉乳は，妊産婦と授乳婦の栄養補給に適した食品である．許可表示は，「本品は，妊婦・授乳期の女性のためのミルクです」などである．規格を表2-10に示す．

c　乳児用調製乳

乳児用調製乳は，母乳の代替食品としての用に適する旨が表示された食品

表 2-10　妊産婦，授乳婦用粉乳の規格

成　分	製品 1 日摂取量中の含有量
エネルギー	314 kcal 以下
たんぱく質	10.44 g 以上
糖質	23.66 g 以上
脂質	2.30 g 以上
ナイアシン*1	0.29 mg 以上
ビタミン A*2	456 μg 以上
ビタミン B1	0.86 mg 以上
ビタミン B2	0.76 mg 以上
ビタミン D	7.5 μg 以上
カルシウム	650 mg 以上

（消費者庁，2020 年 12 月現在）
*1 ニコチン酸およびニコチンアミドの合計量に 1/60 トリプトファン量を加えた量
*2 ビタミン A の効力を示すレチノール，α-カロテン，β-カロテン等の合計量

である．乳児用調製粉乳と乳児用調製液状乳がある．原料である牛乳を母乳の成分に近づけるため，栄養素を強化，低減して調製している．「乳児用調製粉乳」「乳児用調製液状乳」である旨のほか，「赤ちゃんにとって，健康なお母さんの母乳が最良です．母乳が足りない赤ちゃんに，安心してお使いいただけます」や，「母乳は赤ちゃんにとって最良の栄養です．母乳が足りない赤ちゃんに，安心してお使いいただけます」といった表示が義務付けられている．規格を**表2-11**に示す．乳児用調製液状乳（液体ミルク）は，災害時や外出時などにおける活用が想定される．なお，規格基準にセレンが追加された．

d　えん下困難者用食品

　えん下困難者用食品は，嚥下を容易にし，かつ誤嚥および窒息を防ぐことを目的とする食品である．規格基準（**表2-12**）では，硬さ・付着性・凝集性

●えん下困難者用食品

表 2-11　乳児用調製乳の規格

	標準濃度の熱量（100mL 当たり）
熱　量	60 ～ 70 kcal
成　分	100 kcal 当たりの組成
たんぱく質	1.8 ～ 3.0 g
脂質	4.4 ～ 6.0 g
炭水化物	9.0 ～ 14.0 g
ナイアシン	300 ～ 1500 μg
パントテン酸	400 ～ 2000 μg
ビオチン	1.5 ～ 10 μg
ビタミン A	60 ～ 180 μg
ビタミン B₁	60 ～ 300 μg
ビタミン B₂	80 ～ 500 μg
ビタミン B₆	35 ～ 175 μg
ビタミン B₁₂	0.1 ～ 1.5 μg
ビタミン C	10 ～ 70 mg
ビタミン D	1.0 ～ 2.5 μg
ビタミン E	0.5 ～ 5.0 mg
葉酸	10 ～ 50 μg
イノシトール	4 ～ 40 mg
亜鉛	0.5 ～ 1.5 mg
塩素	50 ～ 160 mg
カリウム	60 ～ 180 mg
カルシウム	50 ～ 140 mg
鉄	0.45 mg 以上
銅	35 ～ 120 μg
セレン*	1 ～ 5.5 μg
ナトリウム	20 ～ 60 mg
マグネシウム	5 ～ 15 mg
リン	25 ～ 100 mg
α-リノレン酸	0.05 g 以上
リノール酸	0.3 ～ 1.4 g
Ca/P 比	1 ～ 2
リノール酸 / α-リノレン酸	5 ～ 15

*セレンの適用は 2022 年 4 月 1 日から
（消費者庁，2020 年 12 月現在）

表 2-12　えん下困難者用食品の規格基準

規　格	許可基準 I	許可基準 II	許可基準 III
硬さ (N/m²)	2.5×10^3 ～ 1×10^4	1×10^3 ～ 1.5×10^4	3×10^2 ～ 2×10^4
付着性 (J/m³)	4×10^2 以下	1×10^3 以下	1.5×10^3 以下
凝集性	0.2 ～ 0.6	0.2 ～ 0.9	―

許可基準 I：均質なもの（例えば，ゼリー状の食品）
　　　　 II：均質なもの（例えば，ゼリー状またはムース状などの食品）
　　　　III：不均質なものも含む

許可基準区分	許可基準区分を表す文言
許可基準 I	そのまま飲み込める性状のもの*¹
許可基準 II	口の中で少しつぶして飲み込める性状のもの*²
許可基準 III	少しそしゃくして飲み込める性状のもの*³

*¹ 均質なゼリー状
*² 均質なゼリー・プリン・ムース状
*³ 不均質なものを含む，まとまりの良いおかゆ状
　ただし，注釈は，容器包装以外に表示しても問題ないこととする．
（消費者庁，2020 年 12 月現在）

の3つの指標について範囲を定めている．2017年3月，えん下困難者用食品に「とろみ調整用食品」の規格基準が追加された．とろみ調整用食品は，えん下を容易にし，誤嚥を防ぐことを目的として液体にとろみをつけるためのもの，と定義されている．（「特別用途食品の許可について」 平成29年3月31日，消食表第188号）．規格基準として，粘度要件および性能要件が定められている．

e 特定保健用食品

特定保健用食品は，当初，特別用途食品制度の中に位置付けられていた経緯から（図2-10参照），現在では保健機能食品制度と両方で規定されている．

❹ いわゆる健康食品の概略

> 改正された食品衛生法に，指定成分等含有食品が規定された

健康食品やサプリメントという名称の食品には法的な根拠はなく，一般に，通常の食品に比べて健康によい，あるいは健康の保持増進効果があると称して表示し，販売されている食品と認識されている．「健康食品」の中には，特定保健用食品や栄養機能食品，機能性表示食品などの法的根拠のある食品と，それ以外の**いわゆる健康食品**がある（**図2-11**）．いわゆる健康食品に分類されるものとして，サプリメント，栄養補助食品，**健康補助食品**，自然食品などと表示した食品が存在するが，これらは健康効果に関する旨の表示をすることはできない．いわゆる健康食品の中には健康食品業界が自主的に規格基準を設けて品質を保証することを示すマーク*を付しているものもある．

●健康補助食品

＊公益財団法人日本健康・栄養食品協会は，独自に設定した規格基準に適合した製品にJHFA認定マークを付している．なお，品質が一定に確保されていることを示すものとしてGMP認定がある．

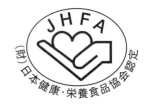

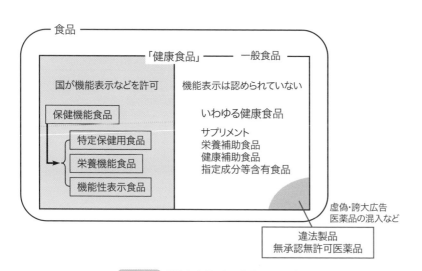

図2-11 「健康食品」*の大まかな分類
*保健機能食品といわゆる健康食品をあわせて「健康食品」と定義する．
（国立健康・栄養研究所：健康食品の安全性・有効性情報）

改正された食品衛生法第8条第1項に規定により，いわゆる健康食品の食品成分の中で，「コレウス・フォルスコリー」「ドオウレン」「プエラリア・ミリフィカ」「ブラックコホシュ」は指定成分等と規定され，これらを含有する製品は指定成分等含有食品として次の表示が義務付けられている．①指定成分等含有食品である旨，②食品関連事業者の連絡先，③指定成分等について，食品衛生上の危害の発生を防止する見地から特別の注意を必要とする成分又は物である旨，④体調に異変を感じた際は速やかに摂取を中止し医師に相談すべき旨及び食品関連事業者に連絡すべき旨．

いわゆる健康食品に利用されるその他の素材としては，医薬品に該当しないハーブ類，アガリクスなどの菌類，クロレラなどの藻類，茶や発芽玄米などの農産品，青汁などの加工食品，プロポリスなどがある．しかし，その効果については科学的根拠が十分ではないため，利用の仕方によっては健康被害を引き起こす可能性もある．また，いわゆる健康食品の安全性および有用性に関する情報を収集しておくことも重要である．いわゆる健康食品に関する表示は，次に示す法律により規制される．

a 食品表示法

食品表示法では，食品表示基準違反（食品の安全性や原産地・原料原産地に関する虚偽の表示等）の罰則規定として，罰金及び懲役が科せられる．

b 食品衛生法

食品衛生法では，食品の定義を「この法律で食品とは，すべての飲食物をいう．ただし，医薬品医療機器法（薬機法）に規定する医薬品および医薬部外品は，これを含まない」としている．したがって，食品であって，薬機法（p.30参照）に規定されている定義に当てはまる表示をするものは，無承認無許可医薬品として取締りの対象となる．指定成分等についても規定している．

c 健康増進法

健康増進法では，「健康の保持増進の効果などに関する広告，そのほかの表示について，著しく事実に相違する表示をし，または著しく人を誤認させるような表示をしてはならない」としている（**虚偽・誇大広告の禁止**）．著しく事実に反するとは，十分な科学的根拠がないにもかかわらず健康の保持増進効果を表示したり，体験談をねつ造したりする行為である．誤認とは，印象や期待と効果が異なる場合を指す．当該食品以外に，広告，パンフレット，雑誌，放送，インターネットにこのような表示をした場合もこれに含まれる．

d 景品表示法

景品表示法（不当景品類及び不当表示防止法）は，独占禁止法の規制手続きの特別法として制定されている．効果が期待できないいわゆる健康食品について，虚偽の表示や誇大広告をした場合，消費者が不利益を被るとともに，他の事業者の取引を妨害することになるという観点から，このような行為を

不公正な取引方法として禁止している.

e 医薬品医療機器等法(薬機法)(旧薬事法)

医薬品医療機器等法(医薬品, 医療機器等の品質, 有効性及び安全性の確保等に関する法律)では, 食品の名目のもとに製造され販売されるもののうち, その成分本質, 表示された効能効果, 形状, 用法用量から判断して医薬品とみなされるものを**無承認無許可医薬品**として取締りの対象としている.

● 医薬品医療機器等法

1) 成分本質

食品と医薬品の区分(**食薬区分**)は, 厚生労働省により, 「専ら医薬品として使用される成分本質(原材料)」と「医薬品的効能効果を標ぼうしない限り医薬品と判断しない成分本質(原材料)」に分類されている. 前者を含有する物は医薬品と判断される.

2) 効能効果

糖尿病やがんなどの疾病予防を目的とするもの, 疲労回復, 体力増進, 食欲増進などの身体の機能の増強・増進を目的とするものが含まれる. ただし, 栄養補給や健康増進はこの範囲に含まれない.

3) 形　状

食品であることの表示がある場合, 錠剤, カプセル型のものでも対象とされない. ただし, アンプル剤は医薬品と判断される.

4) 用法用量

食前, 食後など, 服用時期, 服用間隔, 服用量の表示がある場合は, 原則として医薬品とみなされる.

C 基　　準

❶ 食品一般の規格基準

> 食品一般の規格基準は食品衛生法に基づく食品, 添加物の規格基準で規定されている

食品衛生法では, 人の健康を損なうおそれのある食品や添加物の製造, 使用, 販売が禁止されており(第六条), 厚生労働大臣はそれらの製造, 加工, 使用, 調理もしくは保存の方法について基準を定め, または販売の用に供する食品や添加物の成分について規格を定めることができると規定されている(第十三条). また, 人の口や食品に直接接触する器具, 容器包装についても, 人の健康を損なうおそれのあるものは製造, 使用, 販売が禁止され(第十六条), 厚生労働大臣は器具若しくは容器包装もしくはこれらの原料について規格を定め, またはこれらの製造方法について基準を定めることができると規定されている(第十八条). 第十三条や第十八条に基づいて作成された**規格基準**が食品, 添加物等の規格基準(昭和34年厚生省告示第370号, 最終改正: 平成28年6月8日厚生労働省告示第245号)で, 「第1 食品」, 「第2 添加物」, 「第3 器具及び容器包装」, 「第4 おもちゃ」および「第5 洗浄剤」の5章で

● 規格基準

構成されている(**表 2-13**).

　このうち**食品一般の成分規格**では,「**抗生物質**または化学合成品の抗菌性 ●抗生物質
物質および放射性物質を含有しない」こと,「食品が組換え DNA 技術によっ
て得られた生物や微生物を用いて製造された場合は,厚生労働大臣が定める
安全性審査の手続を経た旨の公表がなされたものでなければならない」こと,
「特定の農薬が検出されるものであってはならない」ことなどが定められて
いる.

a 製造・加工・調理基準

　食品一般の製造,加工及び調理基準では,「原則として食品に放射線を照
射してはならない」こと,「生乳又は生山羊乳を使用して食品を製造する場
合は 63℃ で 30 分間加熱殺菌するか,またはこれと同等以上の殺菌効果を有
する方法で加熱殺菌しなければならない」こと,「製造基準に適合しない方
法で製造された添加物を使用してはならない」ことなどが定められている.

b 保存基準

　食品一般の保存基準では,「氷雪を直接接触させることにより食品を冷却 ●保存基準
保存する場合は,大腸菌群が陰性の氷雪を用いなければならない」こと,「原
則として抗生物質を使用してはならない」こと,「食品保存の目的で,食品
に放射線を照射してはならない」ことなどが定められている.

c 器具・容器包装の安全性の規格基準

　食器,食品に使用する器具,包装材などは,直接食品と接触して使用され
るため,重金属や化学物質などの溶出によって食品が汚染される可能性があ

表 2-13 食品,添加物等の規格基準の構成

```
第1　食品
　A 食品一般の成分規格
　B 食品一般の製造,加工及び調理基準
　C 食品一般の保存基準
　D 各条
第2　添加物
　A 通則
　B 一般試験法
　C 試薬・試液等
　D 成分規格・保存基準各条
　E 製造基準
　F 使用基準
第3　器具及び容器包装
　A 器具若しくは容器包装又はこれらの原材料一般の規格
　B 器具又は容器包装の一般の試験法
　C 試薬・試液等
　D 器具若しくは容器包装又はこれらの原材料の材質別規格
　E 器具又は容器包装の用途別規格
　F 器具及び容器包装の製造基準
第4　おもちゃ
第5　洗浄剤
```

る．そのため，食品，添加物等の規格基準では，一般食品用の器具や容器包装について，原材料一般の規格，試験法，原材料の材質別規格，用途別規格，製造基準が定められている．ガラス製，陶磁器製，ホウロウ引きの器具，容器包装には**カドミウム**および**鉛**の溶出量について規格がある（**表 2-14**, 2-15）．

●カドミウム
●鉛

　また，合成樹脂製の器具，容器包装については一般規格として樹脂に含まれるカドミウムおよび鉛の量ならびに溶出物中の重金属および過マンガン酸カリウム消費量について基準が定められているほか，フェノール樹脂製品ではフェノール，**ホルムアルデヒド**の溶出量，ポリカーボネート製品では，ビスフェノールAの溶出量などの個別規格が定められている．

●ホルムアルデヒド

　なお，乳および乳製品用の器具及び容器包装は「乳及び乳製品の成分規格等に関する省令」（**乳等省令**，昭和 26 年厚生省令第 52 号，最終改正：平成 28 年 6 月 8 日厚生労働省令第 109 号）に基づく「乳等の器具若しくは容器包装又はこれらの原材料の規格及び製造方法の基準」として規格が定められている．この規格基準のうち容器包装に関する規格は，牛乳，発酵乳，調整粉乳など，その種類によって使用できる材質が決められており，その材質によってそれぞれ試験項目と基準が定められている．内容物に直接接触する部分に使用できる合成樹脂はポリエチレン，エチレン・1-アルケン共重合樹脂（直

表 2-14　液体を満たすことのできる器具，容器包装の規格基準

器具，容器包装			カドミウム	鉛
ガラス製の器具又は容器包装	加熱調理用器具		0.05 μg/mL	0.5 μg/mL
	加熱調理用器具以外のもの	容量 600 mL 未満のもの	0.5 μg/mL	1.5 μg/mL
		容量 600 mL 以上 3 L 未満のもの	0.25 μg/mL	0.75 μg/mL
		容量 3 L 以上のもの	0.25 μg/mL	0.5 μg/mL
陶磁器製の器具又は容器包装	加熱調理用器具		0.05 μg/mL	0.5 μg/mL
	加熱調理用具以外のもの	容量 1.1 L 未満のもの	0.5 μg/mL	2 μg/mL
		容量 1.1 L 以上 3 L 未満のもの	0.25 μg/mL	1 μg/mL
		容量 3 L 以上のもの	0.25 μg/mL	0.5 μg/mL
ホウロウ引きの器具又は容器包装	加熱調理用器具であって容量 3 L 未満のもの		0.07 μg/mL	0.4 μg/mL
	加熱調理用器具以外のものであって容量が 3 L 未満のもの		0.07 μg/mL	0.8 μg/mL

（厚生労働省：食品，添加物等の規格基準）

表 2-15　液体を満たすことのできない器具容器包装の規格基準

器具，容器包装		カドミウム	鉛
ガラス製の器具又は容器包装		0.7 μg/cm^2	8 μg/cm^2
陶磁器製の器具又は容器包装		0.7 μg/cm^2	8 μg/cm^2
ホウロウ引きの器具又は容器包装	液体を満たすことのできないもの又は液体を満たしたときにその深さが 2.5 cm 未満のもの：加熱調理用器具	0.5 μg/cm^2	1 μg/cm^2
	液体を満たすことのできないもの又は液体を満たしたときにその深さが 2.5 cm 未満のもの：加熱調理用器具以外のもの	0.7 μg/cm^2	8 μg/cm^2
	液体を満たしたときにその深さが 2.5 cm 以上のものであって容量が 3 L 以上のもの	0.5 μg/cm^2	1 μg/cm^2

（厚生労働省：食品，添加物等の規格基準）

鎖低密度ポリエチレン），ポリエチレンテレフタレートの3種類だけで，発酵乳，乳酸菌飲料および乳飲料ではポリスチレン，ポリプロピレンも認められている．基準値も一般食品用の器具，容器包装の規格と比較すると厳しくなっている．

❷ JAS法に基づく食品の規格

JASは食品・農林水産分野において農林水産大臣が定める規格である

　JAS法は正式名称を「**日本農林規格等に関する法律**」という．平成27年4月の食品表示法の施行に伴って，旧JAS法の食品表示に関する規定が**食品表示法**に移管されるとともに，名称も「農林物資の規格化及び品質表示の適正化に関する法律」から「農林物資の規格化等に関する法律」に変更された．さらに，平成30年4月には，多様な規格を戦略的に制定・活用できるよう，モノの生産方法，試験方法，事業者による取扱方法など，「モノ」から「方法」，それを満たす「事業者」まで広く対象になり，「日本農林規格等に関する法律」に変更された．JAS法は，農林水産分野において適正かつ合理的な規格を制定し，適正な認証及び試験等の実施を確保するとともに，飲食料品以外の農林物資の品質表示の適正化の措置を講ずることにより，①農林物資の品質の改善，②生産，販売その他の取扱いの合理化および高度化，③農林物資に関する取引の円滑化および一般消費者の合理的な選択の機会の拡大を図ることで，農林水産業およびその関連産業の健全な発展と一般消費者の利益の保護に寄与することを目的としている．JAS法の対象となる農林物資は，酒類，医薬品等を除く①飲食料品及び油脂，②農産物，林産物，畜産物及び水産物ならびにこれらを原料又は材料として製造し，または加工した物資であって政令で定めるものとされ，これに該当するものであれば国内外のいずれで生産・製造されたかにかかわらず，**JAS**の対象となる．JAS●JASは大きく以下の4つに分けられ，該当するJASに適合していると判定することを格付という．格付を受けた製品や事業者は，JAS法に定められた手順に従った上で，該当するJASマークまたはJAS登録標章を使用することができるが，格付を行うかどうかは製造業者等の任意となっている．

(1)農林物資そのものの品質，生産方法などについての基準を定めたもの
(2)農林物資を取り扱う事業者等が遵守すべき基準を定めたもの
(3)農林物資に関する試験方法を定めたもの
(4)その他農林水産省令で定められたもの

a 農林物資そのものの品質，生産方法などについての基準

　現在，JASマークとしては品位，成分，性能その他の品質についての規格として「**一般JAS**」，生産の方法についての規格として「**有機JAS**」，「**特色JAS**」がある（図2-12）．

a. JAS マーク

b. 有機 JAS マーク

c. 特色 JAS マーク

d. 試験方法 JAS マーク

図 2-12 JAS マーク

1) 一般 JAS

　色，香りのような品位，原材料，食品添加物のような成分など，品位，成分，性能その他の品質についての JAS 規格を満たす食品や林産物などに JAS マークを付けるもので，即席めん，しょうゆ，果実飲料，集成材など，令和 2 年 10 月現在，51 規格が定められている（表 2-16）．このうち，飲食料品については，性状，原材料，添加物，内容量などに対して，39 規格が定められている．具体的な例として表 2-17 にトマトピューレーおよびトマ

表 2-16 格付の対象となる JAS

ア　品位，成分，性能その他の品質についての基準を定めたもの			
（ア）飲食料品（39 規格）			
即席めん	乾めん類	マカロニ類	植物性たん白
パン粉	しょうゆ	ウスターソース類	風味調味料
ドレッシング	醸造酒	トマト加工品	にんじんジュース及びにんじんミックスジュース
乾燥スープ	マーガリン類	ショートニング	精製ラード
食用精製加工油脂	食用植物油脂	ぶどう糖	異性化液糖及び砂糖混合異性化液糖
ジャム類	果実飲料	りんごストレートピュアジュース	炭酸飲料
豆乳類	農産物缶詰及び農産物瓶詰	畜産物缶詰及び畜産物瓶詰	水産物缶詰及び水産物瓶詰
農産物漬物	ハム類	プレスハム	ソーセージ
ベーコン類	ハンバーガーパティ	チルドハンバーグステーキ	チルドミートボール
削りぶし	煮干魚類	そしゃく配慮食品	
（イ）木材又は竹材（11 規格）			
素材	製材	集成材	枠組壁工法構造用製材及び枠組壁工法構造用たて継ぎ材
単板積層材	構造用パネル	合板	フローリング
直交集成材	接着重ね材	接着合せ材	
（ウ）その他（1 規格）			
畳表			
イ　生産工程についての基準を定めたもの（16 規格）			
有機農産物	有機加工食品	有機飼料	有機畜産物
生産情報公表牛肉	生産情報公表豚肉	生産情報公表農産物	生産情報公表養殖魚
熟成ハム類	熟成ソーセージ類	熟成ベーコン類	地鶏肉
手延べ干しめん	日持ち生産管理切り花	人工種苗生産技術による水産養殖産品	障害者が生産工程に携わった食品
ウ　流通工程についての基準を定めたもの			

2

表 2-17 トマトピューレーおよびトマトペーストの JAS 規格

性状	性状は，次による． a)香味及び色沢が良好であり，かつ，異味異臭があってはならない． b)粒子が細かく，その分布が均一であり，かつ，粘ちょう性が適度でなければならない． c)きょう雑物はほとんどないこととする．
無塩可溶性固形分	トマトピューレーにあっては 8% 以上 24% 未満，トマトペーストにあっては 24% 以上とする．
原材料	原材料は，次のもののみを使用することができる． a)トマト[使用するトマトのリコピン量は，有機溶媒で抽出した後吸光光度法によって測定したとき，7×10 mg/kg 以上とする．(濃縮トマトを使用して製造する場合にあっては，濃縮トマトのリコピン量は，無塩可溶性固形分 4.5% に換算して 7×10 mg/kg 以上とする．] b)食塩
添加物	トマトピューレーにあっては使用してはならない．トマトペーストにあっては次による． a)CODEX STAN 192 3.2 の規定に適合するものであって，かつ，その使用条件は同規格 3.3 の規定に適合していなければならない． b)使用量が正確に記録され，かつ，その記録が保管されているものでなければならない． c)a)の規定に適合している旨の情報が，一般消費者に次のいずれかの方法により伝達されるものでなければならない．ただし，業務用の製品に使用する場合にあっては，この限りでない． 1)インターネットを利用し公衆の閲覧に供する方法． 2)冊子，リーフレットその他の一般消費者の目につきやすいものに表示する方法． 3)店舗内の一般消費者の目につきやすい場所に表示する方法． 4)製品に問合せ窓口を明記の上，一般消費者からの求めに応じて当該一般消費者に伝達する方法．
内容量	内容量は，表示量に適合していなければならない．
容器の状態	容器は，次による． a)密封が完全で，かつ，外観が良好でなければならない． b)缶詰及び瓶詰のものにあっては，適度な真空度を保持していなければならない． c)缶詰のものにあっては，内面塗装缶でなければならない．

(農林水産省：日本農林規格，最終改正 令和元年 12 月 13 日)

トペーストの JAS 規格を示した．なお，「リンゴストレートピュアジュース」は同種の標準的な製品に比べ品質等に特色があることを内容とした特色規格に位置づけられており，JAS マークではなく特色 JAS マークが付けられる．この場合，特色 JAS マークに近接して，「ストレートピュアジュース」および「糖度○○°Bx 以上，酸度△△% 以上」と記載することとされている．また，生産工程についての基準のうち，「日持ち生産管理切り花」も JAS マークが付けられる．

2)　有機 JAS 規格

　有機農産物やその加工食品の表示については，平成 12 年に改正された JAS 法により制度化された．Codex 総会で平成 11 年に採択された「**有機的に生産される食品の生産，加工表示及び販売に係るガイドライン**」に準拠して定められていたもので，栽培条件が JAS 規格に適合するものだけが「有機」あるいは「オーガニック」と表示でき，有機 JAS マークを付けることができる．その後，有機畜産物などに関する規格も制定され，現在は 4 品目 4 規格が定められている(**表 2-18**)．

表 2-18 有機 JAS の制定品目

有機農産物	化学的に合成された肥料及び農薬の使用を避けることを基本として,化学的に合成された肥料及び農薬を避けることを基本として,播種または植付け前 2 年以上(多年生作物では,最初の収穫前 3 年前)の間,堆肥等による土づくりを行ったほ場において生産された農産物.
有機加工食品	有機農産物,有機畜産物,有機加工食品を主な原材料(95% 以上)とし,化学合成された食品添加物や薬剤を使用しないことを基本として生産された加工食品.
有機畜産物	飼料は主に有機飼料等を与え,抗生物質等を病気予防の目的に使用せず,動物福祉への配慮等を行った飼育により生産された畜産物.
有機飼料	有機農産物,有機飼料用農産物,有機畜産物(乳に限る),有機加工食品を主な原材料(95% 以上)とし,化学的に合成された飼料添加物や薬剤を使用しないことを基本として生産された飼料.

3) 特色 JAS

　平成 30 年 12 月,従来,有機 JAS,生産情報公表 JAS,特定 JAS,定温管理流通 JAS として定められていた,生産・流通工程に特色のある JAS のうち,生産情報公表 JAS,特定 JAS,定温管理流通 JAS を統合して「特色 JAS」が制定された.生産情報公表に関する特色 JAS は消費者の「食」に対する関心が高まっている中で,「食卓から農場まで」顔の見えるようにするため,食品の生産情報(誰が,どこで,どのように生産したか)を消費者に提供するしくみとして導入された.事業者が食品の生産者,生産地,農薬および肥料の使用などの生産情報を自主的に消費者に正確に伝えていることを認定するものであり,牛肉,豚肉,農産物および養殖魚の 4 規格が制定されている.なお,牛肉については,牛肉トレーサビリティ法(牛の個体識別のための情報の管理及び伝達に関する特別措置法)によって,その牛の個体を識別する情報が提供されているが,生産情報公表牛肉の JAS 規格では,それに加えて,給餌情報,動物用医薬品の投与情報などが提供される.

　さらに,食品の生産や製造方法,使用原材料に何らかの付加価値が認められ,かつ一定の基準を満たした食品に表示できる JAS として,特定 JAS で制定されていた熟成ハム類,熟成ソーセージ類,熟成ベーコン類,地鶏肉,手延べ干しめん,りんごストレートピュアジュースの 6 規格が特色 JAS に移行したのに加え,人工種苗生産技術による水産養殖産品,障害者が生産工程に携わった食品,持続可能性に配慮した鶏卵・鶏肉,青果市場の低温管理,人工光型植物工場における葉菜類の栽培環境管理,ノングルテン米粉の製造工程管理の 6 規格が新たに特色 JAS として制定されている(**表 2-19**)(令和 2 年 12 月現在).一方,定温管理流通加工食品の JAS(旧定温管理流通 JAS)は平成 31 年 4 月に廃止された.

b 農林物資を取り扱う事業者等が遵守すべき基準

　平成 29 年 4 月の改正により新たに制定できるようになったもので,農林物資の生産・取扱い方法や経営管理方法など,一定の方法によって生産,保管・輸送,販売等を行う事業者の基準を対象としている.これらの規格を満

表 2-19 特色 JAS の制定品目

生産情報公表牛肉	生産情報公表豚肉	生産情報公表農産物	生産情報公表養殖魚
熟成ハム類	熟成ソーセージ類	熟成ベーコン類	地鶏肉
手延べ干しめん	りんごストレートピュアジュース	人工種苗生産技術による水産養殖産品	障害者が生産工程に携わった食品
持続可能性に配慮した鶏卵・鶏肉	青果市場の低温管理	人工光型植物工場における葉菜類の栽培環境管理	ノングルテン米粉の製造工程管理

表 2-20 取扱い方法の JAS

有機料理を提供する飲食店等の管理方法
青果市場の低温管理
人工光型植物工場における葉菜類の栽培環境管理
ノングルテン米粉の製造工程管理

表 2-21 試験方法の JAS

べにふうき緑茶中のメチル化カテキンの定量 — 高速液体クロマトグラフ法
ウンシュウミカン中のβ-クリプトキサンチンの定量 — 高速液体クロマトグラフ法
ほうれんそう中のルテインの定量 — 高速液体クロマトグラフ法
生鮮トマト中のリコペンの定量 — 吸光光度法

たした事業者は，適合の表示として広告等に JAS マークを表示することができる．令和 2 年 12 月現在，4 規格が制定されている（**表 2-20**）

c 農林物資に関する試験方法

　特定の成分などの測定，分析方法を公定化するもので，平成 29 年 4 月の改正により新たに制定できるようになった．令和 2 年 12 月現在，4 規格が制定されている（**表 2-21**）．規格に定められた試験方法を実行する能力があることを認められ，農林水産大臣の登録を受けた試験業者は，登録標章（**図2-12**）を試験証明書に表示することができる．

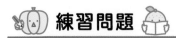 **練習問題**

以下の問題について，正しいものには○，誤っているものには×をつけなさい．

(1) 食品衛生法は，消費者の食品の選択に資することを目的としている．

(2) 健康増進法は国民の健康の保持増進を目的としている．

(3) JAS法は，食品安全の確保を目的としている．

(4) 賞味期限の対象となるのは，豆腐，弁当，生めんなどである．

(5) アルコールやアイスクリームには期限表示の定めはない．

(6) 大豆はアレルギー表示において，特定原材料に指定されている．

(7) 輸入品以外のすべての加工食品には，原則として原料原産地の表示が義務付けられている．

(8) ゲノム編集技術応用食品はその旨を表示する義務がある．

(9) キャリーオーバーの添加物は，表示の義務がある．

(10) 添加物を加工食品に使用したときは，原則としてすべての物質の名称を表示することになっている．

(11) 加工食品に栄養表示をする場合は，熱量，たんぱく質，脂質，炭水化物，食塩相当量(ナトリウム)の含有量を必ず記載する．

(12) 栄養成分表示の一般表示事項の記載の順番は特に決まっていない．

(13) 栄養強調表示では，糖類は補給ができる旨の表示の対象成分である．

(14) 適切な摂取ができる旨の強調表示ができる栄養成分に，飽和脂肪酸がある．

(15) 含まない旨の表示ができる熱量は，100g当たり10kcal未満である．

(16) 栄養機能食品の栄養機能表示は，消費者庁の許可が必要である．

(17) 栄養機能食品は保健機能食品の1つとして規定されている．

(18) 栄養機能食品には，摂取の目安となる下限値と上限値は定められていない．

(19) 特定保健用食品は特別用途食品の1つとして規定されている．

(20) 規格基準型の特定保健用食品に，脂肪の吸収を抑える食物繊維がある．

(21) 栄養素は，原則として機能性表示食品の機能性関与成分としては認められない．

(22) 機能性表示食品は消費者庁の審査を受けたのち，許可される．

(23) 特別用途食品のうち病者用食品は医師や管理栄養士の管理下で使用するものである．

(24) えん下困難者用食品のなかにはとろみ調整用食品がある．

(25) 個別評価型の病者用食品は，特定の疾病のための食事療法の目的を達成するものである．

(26) コレウス・フォルスコリーは指定成分等に規定されている．

(27) 虚偽・誇大広告は健康増進法で規制される．

(28) いわゆる健康食品の機能性表示を規制する法律はない．

(29) 機能性表示食品は，健康増進法で規定されている．

3 食品の保存と加工

🍚 学習到達目標

❶ 食品の品質劣化を防止する保存方法を列挙し説明できる.

❷ さまざまな食品の加工法について整理して説明できる.

❸ 食品加工の化学的操作,生物的操作と実施例(加工品)との関連を説明できる.

A 食品の特性・品質

🥕 食品には二次的特性として流通特性と付加特性がある

食品には,大きく分けて食品が本来備えている基本的特性と,二次的特性がある(図3-1).

基本的特性には,まず農薬,重金属や微生物などの有害物質が基準以下という安全性を必須の前提条件として,①栄養性(一次機能),②嗜好性(二次機能),③生理機能性(三次機能)がある.さらに,食品の二次的特性として,①流通特性(流通過程における品質の安全性)と,②付加特性(豊かな生活に貢献する文化性,簡便性,合理性,経済性など)がある.

食品は,収穫あるいは加工された時点から,変色,乾燥,吸湿といった上記のような特性を損なうさまざまな品質の低下が始まる.食品を品質の安定性の面から分類すると,図3-2のようになる.食品の品質安定性は,呼吸の状態,温度,水分活性,食品のpH,微生物の制御技術の適用の有無などによって大きく影響される.そこで,何らかの品質保持技術や加工,貯蔵が

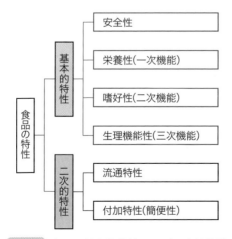

図3-1 食品の基本的特性および二次的特性

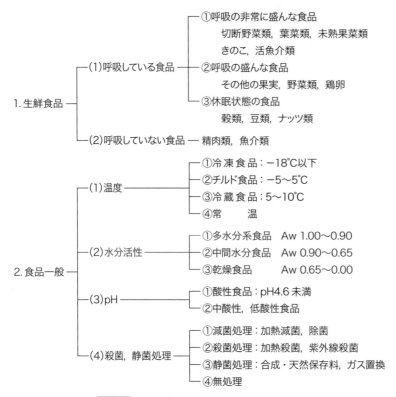

図 3-2　品質の安定性からみた食品の分類
（食品流通システム協会（編）：食品流通技術ハンドブック，p.80，恒星社厚生閣，1989）

必要となるとともに効率のよい流通システム（第 4 章参照）が不可欠となる．

B 食品保存の方法

　食品の保存性を高めるには，主に有害微生物汚染や増殖の防止，青果物，食肉や魚肉など生鮮物の鮮度低下の防止，化学的な食品の酸化防止など，品質劣化を広く防ぐ必要があり，食品保蔵の基礎である．

　食品保存の方法としては，①低温保持，②水分活性の調節，③空気組成の調節，④ pH の低下，⑤食品照射，⑥燻煙処理，⑦食品添加物の使用，⑧殺菌，などがあげられる．食品の保存性を高めるために，さまざまな技術が開発されている（**図 3-3**）．

❶ 低温による保存

> 冷凍，冷蔵など低温による保存は，最も一般的な方法である

　食品の**低温保存**は，食品成分の酸化反応，酵素反応などの化学的変化や，微生物の繁殖を低温により抑制することで腐敗や鮮度劣化を防止する方法であり，食品保存の最も一般的な方法である．

●低温保存

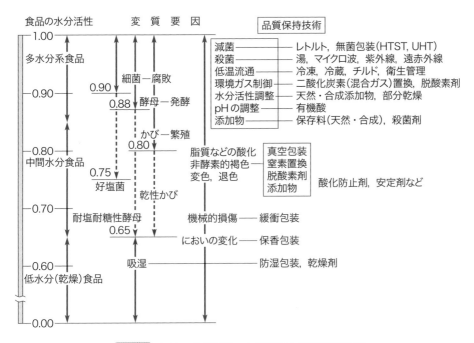

図 3-3 食品の水分活性，変質要因と品質保持技術
（食品流通システム協会（編）：食品流通技術ハンドブック，p.82，恒星社厚生閣，1989 より引用）

　しかし，食品を冷凍させない低温保存は，処理前の状態を一時的に保持しているに過ぎず，もとの状態に戻せば化学的変化や微生物の繁殖は進行する．また，低温ではすべての微生物を死滅させることはできない．低温保存は一時的な保存方法といえる．

a 凍結法

1) 冷凍

　食品を冷凍すると，ある温度で食品に含まれる水分が徐々に凍って氷結晶が生じ始める．この温度を**氷結点**と呼び，食品により温度は異なるが，多くの氷結点は −1℃ 前後である．氷結点から −5℃ まで温度が下がる間に，食品中の水の 70 〜 85％ が氷結晶に変化し，強度が増して物理的に**冷凍状態**となる．この温度帯を**最大氷結晶生成帯**と呼ぶ（**図 3-4**）．この温度帯を急速（おおむね 30 分以内）に通過させれば，微細な氷結晶が均一に分散されるため，解凍時の成分流出（ドリップ）が軽減され，よい品質が保たれる（**急速凍結**）．緩慢に通過させると，まず細胞間の自由水が凍って氷結晶となり，次に細胞内の水が外に出て，さらに大きい氷結晶へと成長する（**緩慢凍結**）．氷結晶が大きくなると，細胞組織は破壊され食感を悪くする．また解凍時には，**ドリップ**（液汁）を多量に生じ，味や香りを損なう．このため，食品の冷凍は急速に行うことが重要である．

　凍結保存する食品は多種にわたっており，それぞれの原料の特性に応じて特別な前処理を必要とするものがある．主に，魚介類や食肉などの脂質の多

●最大氷結晶生成帯

●急速凍結

●緩慢凍結
●ドリップ

3

食品の保存と加工

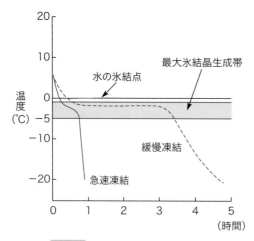

図 3-4 食品の氷結点と冷凍曲線

い食品では，**油焼け**(冷凍焼け)を起こして褐変することがある．これは，食 ●油焼け
品の表面の氷結晶が昇華することによって乾燥し，空気に接するために不飽
和脂肪酸が酸化されることが原因である．この防止策として，あらかじめ食
品の表面を薄い氷の皮膜(**氷衣**，**グレーズ**)で覆う**グレージング**が施される． ●グレージング
また青果類においては，そのまま冷凍すると酸化酵素により褐変などの著し
い品質低下を起こす．そのため，短時間の高温の蒸気や熱風を吹きつける，
あるいは熱湯に浸漬することによって，酵素を失活させる**ブランチング**(湯 ●ブランチング
通し)が施される．小単位の食品は，個別に凍結することによって凍結に要
する時間を短くし，鮮度を落とさず凍結できるようにする**個別急速冷凍**
(individual quick freezing, IQF)という方法がある．

2) 解 凍

冷凍食品の品質保持のためには適切な解凍法，すなわち，解凍時にうま味
や食感といった食品の質の低下の原因となるドリップを最小限に抑える方法
を選択することが重要である．

b 冷 蔵

食品を，0〜10℃の温度帯の非凍結状態で保存する方法である．乾燥や凍
結による保存で品質が低下する食品などには適しており，食品の品質低下を
抑制できるものの，低温性細菌や化学反応，青果物の呼吸などを完全に阻止
することはできないため，長期保存には向かない．

c 新温度帯による保存

食品の低温保存では，冷蔵では保存期間が短く，冷凍では凍結による品質
の劣化が避けられないという欠点がある．このため，一般の冷蔵よりも鮮度
保持期間を長くでき，凍結による品質劣化も避けられる，−5〜5℃の温度
帯の保存法が研究され，新温度帯と称される低温保存法として注目されてい
る(**図 3-5**)．これらの温度帯を利用した保存方法に，パーシャルフリージン

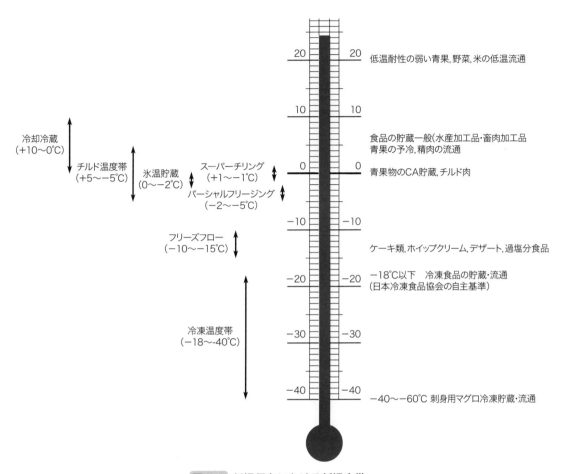

図 3-5　低温保存における新温度帯

グ，チルド温度帯，氷温貯蔵がある．

1）パーシャルフリージング

食品を氷結点より少し低い温度帯（−2〜−5℃）で，半凍結状態にして保存する方法を**パーシャルフリージング**（partial freezing, **PF**）という．半凍結状態であるため，たんぱく質の変性が少なく，味・風味がよい．氷結晶による細胞組織の破壊もなく，品質が良好に保たれる．また，付着菌のうち，耐凍性の低い細菌は死滅する．食肉，加工食品の保存に多く適用され，凍結障害に弱い青果物には適用できない．

●パーシャルフリージング法

2）チルド温度帯

食肉の流通分野においては−1〜1℃とされるなど，各食品により温度はさまざまに設定されているが，一般的には−5〜5℃の温度帯を**チルド温度帯**という．水分の多い食肉，魚，それらの加工品，乳製品，デザートなどの保存に適している．氷結点により近い低温かつ非凍結状態で保存する方法である．

3）氷温貯蔵

食品を氷結点から0℃までの温度帯で，非凍結状態で保存する方法を**氷温貯蔵**（controlled freezing-point storage, **CF**）という．氷結点ぎりぎりの温度

を維持しなければならないため，温度管理が難しい．

❷ 水分活性の調節による保存

水分活性の低下は食品の保存性を高める

ⓐ 食品の水分活性と食品の劣化

食品は，水分活性（Aw）値により一般的に**表 3-1** のように分類される．各種食品と Aw 値を**表 3-2** に示す．

食品の劣化は，**水分活性と大きく関係している**（p.93 参照）．Aw 0.7 以下では，微生物の繁殖はほとんど抑制され，酵素反応は Aw 0.65 以下で抑制される．

●水分活性

ⓑ 乾　燥

食品の乾燥の主目的は，食品の水分を取り除き，食品の保存性を高め，食品の腐敗変質を抑制することである．その過程は，多くのエネルギーを必要とするが，輸送や保存のためのエネルギー消費が少なく，コストを下げることができる．また，乾燥により，新しい食感を与え，加工しやすい形態にす

表 3-1　水分活性による食品の分類

分類	Aw 値／水分含量	特徴
多水分食品	0.9 以上／40 %以上	野菜，果実，魚介類のような生鮮食品は自由水が多く，微生物が増殖しやすい環境のため，容易に腐敗する．
中間水分食品	0.85～0.65／40%～15%	水戻ししなくても食感が良好で，冷蔵などをしなくても比較的長く保存できる食品が多い．ジャム，佃煮，ドライソーセージ，干物などがあり，近年開発された宇宙食も中間水分食品である．
低水分（乾燥）食品	0.65 以下／15%以下	ビスケット，脱脂粉乳，緑茶，乾燥野菜などは水分が 5%以下である．微生物による腐敗は少ないが，空気中の酸素による脂質の酸化などは逆に起こりやすくなる．

表 3-2　各種食品と食塩，スクロース溶液の水分活性

Aw	食品名
1.00～0.95	生鮮魚介類，食肉，野菜，果実，ソーセージ（セミドライ，ドライを除く），牛乳，バター，マーガリン，低塩ベーコン
0.95～0.90	プロセスチーズ，パン類，生ハム，ドライソーセージ，高食塩ベーコン，新巻ざけ（甘塩）*，のりのつくだ煮
0.90～0.80	加糖練乳，ジャム，砂糖漬の果皮，いかの塩辛*，スクロースの飽和溶液：Aw = 0.86
0.80～0.70	糖蜜，つくだ煮，高濃度の塩蔵魚（新巻ざけの辛口），食塩の飽和溶液：Aw = 0.75
0.70～0.60	精白米，パルメザンチーズ，コーンシロップ
0.60～0.50	チョコレート，小麦粉*，乾めん*，菓子
0.50～0.30	ココア，乾燥ポテトフレーク，ポテトチップス，クラッカー
0.2	粉乳，乾燥野菜，緑茶

（J.A.Troller, J.H.B Christian：食品と水分活性，学会出版センター，1981）　　　　　*は実測値

ることができる（p.57 参照）.

c　濃　縮

　水分含量の高い液状食品から水分を除去して容積を減少させ, 可溶性成分や固形分の濃度を上げることを濃縮という. これにより食品の貯蔵性・保存性が向上し, 食品の容積の減少などにより輸送効率も向上する（p.59 参照）.

d　浸透圧作用による保存

　塩や砂糖は昔から食品の保存のために使用されてきた. それぞれを**塩蔵**, **糖蔵**と呼ぶ. これは, 浸透圧の上昇による細菌の原形質分離, および水分活性の低下を利用し, 微生物の繁殖を抑制するものである.
　塩蔵・糖蔵ともに微生物の繁殖抑制（**静菌**）効果はあるが, 殺菌されるまでには至らない. また, 同一濃度（重量%）の食塩と砂糖では, 食塩のほうが浸透圧は高くなり, 水分活性は低くなる. これは, 浸透圧が溶質のモル濃度に比例するためで, 分子量の大きさや, イオン化の有無が関係している. 水分活性とスクロース濃度, 食塩濃度の関係を**表 3-3** に示す.

1）塩　蔵

　塩蔵による効果は, 上記の他, ①塩化物イオンによる防腐作用や酵素活性の抑制, ②高濃度食塩溶液中での酸素の溶解度低下にともなう好気性細菌の繁殖抑制がある.　　●塩蔵
　一般の腐敗菌は, 食塩濃度 0 〜 5% で生育しやすく, 5 〜 10% では繁殖を抑制される. 一般のかびでは, 0 〜 15%, 酵母では, 0 〜 25% 程度まで生育・繁殖できる. しかし, 微生物の中には, ある濃度以上の食塩の存在のもとでしか生育しない**好塩菌**や, 食塩の濃度に関係なく発育する耐塩菌などがあり, 注意が必要である. 食中毒菌である**腸炎ビブリオ菌**は, 好塩菌である.　　●腸炎ビブリオ菌
　塩蔵には, 食塩水に食品をつける立塩法と, 食塩を食品に直接撒布する**撒塩法**とがある. 塩蔵品として, 魚介類では塩辛, 野菜類では漬物, 蓄肉ではコンビーフなどがある.

2）糖　蔵

　スクロースなどの糖類を, 食品に大量に加えて保存する方法を**糖蔵**という.　　●糖蔵
糖蔵による効果は, 塩蔵と同様に, ①食品の水分活性の低下による微生物の繁殖の抑制, ②浸透圧の上昇により細菌の原形質分離が引き起こされること

表 3-3　水分活性（Aw）とスクロース・食塩の濃度

Aw	スクロース(%)	食塩(%)
0.995	8.51	0.872
0.990	15.4	1.72
0.980	26.1	3.43
0.940	48.2	9.38
0.900	58.4	14.2
0.850	67.2	19.1
0.800	—	23.1

（菅原龍幸（編著）：改訂　食品加工学, p.22, 建帛社, 2012）

による繁殖の抑制があげられる. 一般的にはスクロースが使用されているが, スクロースより分子量が小さく, 溶解度が高い転化糖(グルコースとフルクトースの混合物)を用いるほうが, 微生物増殖抑制効果が高い.

●転化糖

　一般の微生物は, 糖濃度50%以上で生育が抑制されるが, 塩蔵の場合と同様に一部のかびや酵母の中には生育を抑制できないものもある. 糖蔵品には, ジャム, 砂糖漬け, 練乳などがある. ジャムは, 一般的にはスクロースの飽和濃度である60〜70%に仕上げられる. 砂糖漬けは, 野菜類, いも類, 果実類の製品があり, 特に製品の糖度60〜73%に仕上げて保存性を高めており, クリスタル(表面にスクロースの結晶が付着しているもの)とグラッセ(表面が滑らかなもの)とがある.

❸ 空気組成の調節による保存

空気(雰囲気ガス)組成を調節することで, 青果物の保存性は高まる

　青果物は, 収穫した後の貯蔵中でも呼吸を続けており, 代謝作用の進行により栄養成分の減少といった品質の低下につながる. 保存性を高めるためには呼吸の抑制が必要で, 低温による抑制と空気(雰囲気ガス)組成の調節による抑制がある.

a CA貯蔵

　CA(controlled atmosphere)貯蔵は, 貯蔵庫内の空気組成を低酸素・高二酸化炭素状態に調節することにより呼吸を抑制しながら保存する方法であり, 一般に低温・高湿度状態で貯蔵されている. 大気中の酸素濃度は約21%, 二酸化炭素濃度0.03%であるが, CA貯蔵では酸素濃度を2〜7%に低下させ, 一方, 二酸化炭素濃度を2〜8%に増加させた条件下で低温保存する. すると通常の冷蔵に比べ, 1.5〜2倍長い期間, 品質保持できる. 青果物は, 種類や品種によって最適な温度, 湿度, ガス組成が異なる(表3-4). この貯蔵は, 特にクライマクテリック型果実(りんご, バナナ, 洋ナシ,

●CA貯蔵

表3-4 野菜, 果実の最適CA貯蔵条件と貯蔵期間

品　名	温度(℃)	湿度(%)	ガス組成		貯蔵期間	
			CO_2(%)	O_2(%)	CA貯蔵	普通冷蔵
りんご(紅玉)	0	90〜95	3	3	6〜7(月)	4(月)
りんご(スターキング)	2	90〜95	2	3〜4	7〜8	5
なし(二十世紀)	0	85〜95	3〜4	4〜5	6〜7	3〜4
かき(富有)	0	90〜95	7〜8	2〜3	5〜6	2
くり	0	80〜90	5〜7	2〜4	8〜9	5〜6
じゃがいも(男爵)	3	85〜90	2〜3	3〜5	8	6
じゃがいも(メークイン)	3	85〜90	3〜5	3〜5	7〜8	4〜5
長芋	3	90〜95	2〜4	4〜7	8	4
にんにく	0	80〜85	5〜8	2〜4	10	4〜5
トマト(緑熟果)	10〜12	90〜95	2〜3	3〜5	5〜6(週)	3〜4(週)
レタス	0	90〜95	2〜3	3〜5	3〜4(週)	2〜3(週)

(緒方邦安:コールドチェーンにおける青果物の品質保持に関する諸問題. コールドチェーン研究 1(2), 1975)

桃，メロン，トマト，マンゴーなど）の貯蔵において効果的である．**クライマクテリック型果実**とは，成熟過程の後半で呼吸の一時的な上昇現象（クライマクテリック・ライズ）が見られる果実のことであるが（p.96 参照），この上昇前に収穫，保存することにより，呼吸の一過性上昇を抑えることができるため，品質のよい果実の長期保存が可能となる．

●クライマクテリック型果実

空気組成が，酸素濃度がCA 条件より低い状態では，嫌気的な呼吸を起こしてアルコールなどが発生し，品質が低下する．一方CA 条件より高い二酸化炭素（CO_2）濃度の状態でも，異臭の発生，褐変といった CO_2 障害が起こり，品質が低下する．そのため，正確な空気組成の調節が不可欠である．この方法は，大きな設備を要するため，理論的には優れているが実用には向かず，主にりんごの長期保存に用いられている．

b MA 包装

青果物をポリエチレンなどで密封すると，貯蔵中の水分の蒸散が抑制され，さらに青果物自身の呼吸作用により，包装内の空気組成が低酸素，高二酸化炭素濃度の状態となる．また，フィルムには，ガス透過性があるため，わずかに酸素と二酸化炭素の出入りがあり，空気組成が一定の状態で維持され，CA 貯蔵と同様状態となる（**図3-6**）．このような貯蔵法を **MA 包装**（modified atmosphere packaging）と呼んでいる．CA 貯蔵と異なり，雰囲気ガス組成の調整をしているわけではないので，長期間の保存は困難であることに注意を要する．

●MA包装

c 減圧貯蔵

減圧貯蔵とは，吸引ポンプを用いて減圧した貯蔵庫内で貯蔵する方法である．空気が吸引されると，貯蔵庫内の酸素分圧が下がり，酸化反応や好気性微生物の繁殖が抑制されるとともに，CA 貯蔵と同様の効果が期待できる．青果物では，熟成や老化を促進する植物ホルモンであるエチレンガスも吸引除去ができることから，保存にとって効果的である．

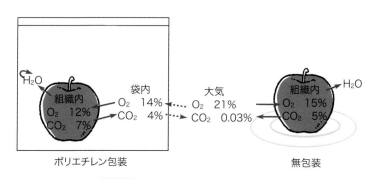

図 3-6　ポリエチレン包装の貯蔵効果

（伊藤三郎（編）：果実の科学，第 1 版，p.183，朝倉書店，1991 をもとに著者作成）

d ガス置換による保存

保存容器中の酸素を窒素や二酸化炭素などの不活性ガスに置換することによって，酸化反応や好気性微生物による品質劣化を抑制する貯蔵法である．

e 品質保持剤による保存

食品の保存期間を延ばすために，吸湿剤，**脱酸素剤**，**エチレン除去剤**などが用いられている．吸湿剤としては，主に，シリカゲル，塩化カルシウム，合成ゼオライトが用いられ，用途により使い分けられている．脱酸素剤は，容器中の酸素濃度を 0.1 % 以下にでき，その状態を長期間維持できるため，酸化反応による品質の劣化を抑制できる．原料として微細鉄粉を使用したものが多い．これは，鉄が酸化されるときに酸素を消費することを利用したものである．水分や酸素のほかにも，エチレンガスの影響を受ける食品については，エチレン除去剤も保存に有効である．これらの方法は，安価で容易であるので，広く使用されている．

❹ pH 低下による保存

酸を加えpHを低下させると保存性が高まる

a pH と食品の保存

微生物の生育には，それぞれ最適な pH の範囲がある．一般細菌では至適 pH は 7 付近であるが，pH 3.5 以下では生育できない．例外として乳酸菌や酢酸菌のような酸性でよく増殖する細菌類もある．かび・酵母の至適 pH は 4.0 〜 6.0 の酸性域にあり，pH 3.0 以下では増殖はほとんど抑制される．一般に，pH の低下は微生物増殖が抑制されるため，食品に酸を添加することで保存性を高めることができる．

食品に添加する酸としては，**無機酸**より**有機酸**のほうが，風味がよく微生物の増殖抑制（静菌作用）の点で優れている．有機酸による殺菌効果は，**非解離型分子濃度**に依存する．非解離型分子は，解離型よりも微生物の細胞膜の透過性が高く，増殖を効率よく阻害するためである．有機酸の抗菌作用は，酢酸＞**コハク酸**＞乳酸＞**リンゴ酸**＞酒石酸，**クエン酸**の順である．また，酸単独よりも，食塩や糖の添加，加熱殺菌などと併用するほうが，保存効果は増す．特に，近年の低塩化には，酸との併用が多く利用されている．

◉無機酸
◉有機酸

◉コハク酸
◉リンゴ酸
◉クエン酸

b 酢漬け

酢漬けは，pH を低下させた代表的な食品であり，食品を酢で漬けたもの，あるいは，塩漬けして**乳酸発酵**させたものの総称である．酢として酢酸，乳酸，クエン酸などに加え，レモンなどの果汁も用いられている．梅干，すし，ぬか漬け，魚介類のいずしやなれずし，らっきょう漬け，ピクルス，ザワークラウトなどがある．

◉酢漬け
◉酢
◉乳酸発酵

❺ 食品照射による保存

●食品照射

> 食品照射には放射線，紫外線，赤外線などがある

ⓐ 放射線

　放射線には，放射性同位元素から出る α 線，β 線，γ 線の他に，中性子線，陽子線，電子線，X線などがあり，この中で，食品照射に用いられているのは β 線と γ 線である．放射線を食品に照射することは，付着している腐敗細菌や病原菌の殺菌，害虫駆除，農産物の発芽や発根抑制，熟度調節による品質保持効果がある．この効果は，食品や微生物の細胞核遺伝子への直接作用や，化学反応により生じる H_2O_2 やフリーラジカルなどの間接作用によるものである．

　β 線は，γ 線に比べて透過性が弱いため表面照射に効果がある．放射線殺菌は，照射による熱の発生が少ないことから，**冷殺菌**と呼ばれており，海外では食肉，魚介類やその加工品，香辛料に利用されている．また，透過性が強いので，包装済みの食品や，大容量の食品を短時間でそのまま処理できるという利点がある．そのため，欧米などで研究開発され，さまざまな目的で実用化されている（**表 3-5**）．わが国では，1972年にじゃがいもの発芽抑制のための照射が認められているのみであり，0.05 ～ 0.15 kGy程度の照射で十分に発芽抑制ができ，常温で6ヵ月以上保存が可能になる．

ⓑ 紫外線

●紫外線

　波長 10 ～ 380 nm の光線を**紫外線**というが，この中でも 200 ～ 280 nm の波長のものは殺菌効果がある．特に 254 nm の紫外線は**殺菌線**といわれ，強い殺菌効果を持つ．この殺菌効果は，紫外線が微生物の遺伝子を変異させ（p.98参照），たんぱく質合成系を破壊することに起因する．放射線と異なり透過性がないため，食品表面の殺菌にのみ有効である．工場内の殺菌，飲料水の殺菌，食品や容器に付着した微生物の殺菌に使用されている．

ⓒ マイクロ波と赤外線

　マイクロ波殺菌は，2.45GHz の**マイクロ波照射**により食品中の水分子が熱分子運動を起こし，分子どうしの摩擦により発生する熱を利用して，加熱殺菌する方法である．**赤外線殺菌**は，照射した**赤外線**が食品表面で熱に変換されることで殺菌する方法であり，ある程度内部への透過作用も期待できるものである．

●マイクロ波照射

●赤外線

表 3-5 放射線照射による食品の品質保持効果

照射線量 （KGy）	品質の保持効果
0.02 ～ 0.15	発芽抑制（じゃがいも，たまねぎ，くり）
0.1 ～ 0.5	殺虫，殺卵（穀類，乾燥食品）
0.5 ～ 5	熟度調節（果実）
1 ～ 10	表面殺菌（青果物，魚貝類，枝肉，香辛料）
25 ～ 50	完全殺菌（加工食品）

⑥ 燻煙による保存

> 燻煙には保存性を高め，好ましい風味を与える効果がある

　燻煙は，水分が多く保存性の低い食品の保存法として，昔から用いられている．保存性を高めるほか，燻煙臭や好ましい風味も同時に与える．水産物（魚類，貝類），畜産物（ハム，ベーコン，ソーセージ，チーズ），農産物（大根）などがある（p.167，174 参照）．

●燻煙

ⓐ 燻煙成分
　燻煙材は，主に樹脂が少なくススや不快臭の出にくい広葉樹の堅木（ブナ，カシ，クルミ，サクラ，クヌギ，ミズナラ，クリなど）を使用し，不完全燃焼により生じる煙を利用する．煙中の成分は，フェノール類，有機酸類，アルコール類，アルデヒド類，ケトン類，炭化水素など 400 種以上の化合物がある．主な燻煙成分を表 3-6 に示す．

ⓑ 燻煙の方法
　燻煙の方法は，燻煙を行う温度によって，冷燻法，温燻法，熱燻法があり，また，木酢液に漬け込む液燻法などがある（表 3-7）．

表 3-6 主な燻煙成分

フェノール類	グアヤコール，クレゾール，オイゲノール，フェノール
有機酸類	ギ酸，酢酸，プロピオン酸
アルコール類	メチルアルコール，エチルアルコール，イソアミルアルコール
アルデヒド類	ホルムアルデヒド，アセトアルデヒド，フルフラール，アセトン，ジアセチル
ケトン類	
炭化水素	ベンゼン，トルエン，キシレン，ベンゾピレン

表 3-7 燻煙方法の種類と特徴

燻煙方法	特　徴
冷燻法	長期貯蔵を目的に，塩漬原料を 15 〜 30℃の常温で，1 〜 3 週間燻煙する方法．製品の水分含量は 40%以下，食塩含量は 8 〜 10%となり，燻煙成分も原料中に浸透するため保存性が高まり，貯蔵性がよくなる．ベーコン，ドライソーセージ，スモークサーモンなどがある．
温燻法	調味を目的に，原料を 50 〜 80℃で数時間燻煙する方法である．水分は 50%以下，食塩含量は 50%以上である．保存性は低いが，肉質は柔らかく，風味がよい．ボンレスハム，ロースハム，ソーセージ類などがある．
熱燻法	調味を目的に，120 〜 140℃の高温で 2 〜 4 時間の燻煙する方法である．表面はたんぱく質が熱変性し凝固するが，内部は柔らかいままである．スペアリブ，ひめますなどがある．
液燻法	木材を乾留して得られる木酢液から精製した燻液に原料を浸けて乾燥する方法．鯨のベーコンがある．

c　燻煙の効果

　食品に対する燻煙の効果は，まず，保存性の向上があげられる．有機酸，フェノール化合物やアルデヒド類の有する殺菌性により，食品表層部の微生物を殺菌できる．またこれらの成分は，燻煙の際の熱によって食品表面のたんぱく質と相互作用して凝固し，一種の被膜を形成する．この被膜が，食品の内部を微生物の汚染から保護する．さらにフェノール類は，食品の脂質の酸化を防ぐ作用を有する．

　また，魚などの臭みを**マスキング**し，また，自身もよい香りを持つフェノール化合物によるにおいを付加する効果もある．さらに，カルボニル化合物が食品中のアミノ酸とアミノカルボニル反応(メイラード反応)による着色効果もある．

🍎 7　食品添加物による保存

> 保存性を高める食品添加物に保存料，防かび剤，酸化防止剤がある

　食品添加物は，多様な食品や食材の輸送あるいは長期保存の必要性にともない，品質劣化の抑制のために食品に添加して用いられる．食品衛生法に定められている食品添加物とは，「食品の製造の過程においてまたは食品の加工もしくは保存の目的で食品に添加，混和，湿潤その他の方法によって使用するもの」と定義されている．食品添加物は，保存料，防かび剤，酸化防止剤のほか，**甘味料**，香料，**増粘剤**など多種多様な物質があり，化学合成されたものと天然物から抽出されたものがある．ここでは，保存料，防かび剤，酸化防止剤について述べる．

●食品添加物

●甘味料
●増粘剤

a　保存料と防かび剤

　微生物に対して保存性を高める食品添加物としては，**保存料**と**防かび剤**がある．保存料は，微生物の発育・繁殖を抑制する作用があり，対象食品や使用量などが規定されている．防かび剤は，かびが生えやすいあんず，おうとう，かんきつ類，バナナなどの果実，ばれいしょで使用が認められている添加物で，それぞれ最大残存量が規定されている(**表 3-8**)．

●保存料
●防かび剤

b　酸化防止剤

　食品の酸化による品質の劣化で問題となるものは，油脂類の酸化である．食品に含まれる油脂や食用油脂製品は，酸素により自動酸化され品質劣化を起こす．この油脂の酸化物，**過酸化脂質**などは，食品の劣化のみならず，胃腸障害をもたらし食中毒の原因ともなる．これを防止するために**酸化防止剤**の使用が認められている(**表 3-9**)．

●酸化防止剤

表 3-8 保存料と防かび剤

	食品添加物名	対　象　食　品
*¹ 保 存 料	安息香酸 安息香酸ナトリウム	キャビア, マーガリン, 清涼飲料水, シロップ, しょうゆ
	ソルビン酸 ソルビン酸カリウム ソルビン酸カルシウム	魚介乾製品, 魚肉ねり製品, 鯨肉製品, 食肉製品, うに, チーズ, マーガリン, フラワーペースト類, 煮豆, あん類, つくだ煮, ジャム, ケチャップ, 甘酒, 果実酒, 雑酒, みそ, 干しすもも, 発酵乳, 乳酸菌飲料, たくあん漬け, 粕漬け, こうじ漬け, しょうゆ漬け, 酢漬け, みそ漬の漬けもの
	デヒドロ酢酸ナトリウム	チーズ, バター, マーガリン
	パラオキシ安息香酸イソブチル パラオキシ安息香酸イソプロピル パラオキシ安息香酸エチル パラオキシ安息香酸ブチル パラオキシ安息香酸プロピル	しょうゆ, 果実ソース, 酢, 清涼飲料水, シロップ, 果実および果菜の表皮
	プロピオン酸 プロピオン酸ナトリウム プロピオン酸カルシウム	チーズ, パン, 洋菓子
	ナイシン	食肉製品, チーズ, ホイップクリーム類, ソース類, ドレッシング, マヨネーズ, 洋菓子, 卵加工品, 味噌, 洋生菓子
*² 防 か び 剤	オルトフェニルフェノール オルトフェニルフェノールナトリウム	かんきつ類
	ジフェニル	レモン, グレープフルーツ, オレンジ類
	チアベンダゾール(TBZ) イマザリル	かんきつ類, バナナ
	フルジオキソニル	キウィー, パイナップル, かんきつ類, ばれいしょ, アボカド, あんず, 他多数
	アゾキシストロビン	かんきつ類, じゃがいも
	ピリメタニル	あんず, おうとう, かんきつ類, すもも, もも, 西洋なし, マルメロ, りんご
	プロピコナゾール	かんきつ類, あんず, ネクタリン, もも, おうとう, すもも
	ジフェノコナゾール	ばれいしょ

(厚生省告示第 370 号　食品, 添加物等の規格基準をもとに著者作成)

*¹ 使用基準あり, *² 残存量基準

🥫 殺菌による保存

> 加熱殺菌がほとんどの食品の保存, 加工に使用される

a 殺　菌

　食品の腐敗は, 微生物に起因している. 芽胞を含めてすべての微生物を完全に殺すことを**滅菌**, 主として腐敗を引き起こす微生物や病原性微生物を殺すことを**殺菌**, 微生物の増殖を抑制することを**静菌**という. 滅菌は, 一般に高圧蒸気釜(**レトルト**)を用いて加圧加熱処理を行い(中心温度 120℃, 4 分間), ボツリヌス菌のような芽胞を形成する芽胞形成菌も殺菌でき, 最も保存性が高い. ただし, 高温・長時間を要し, 食品品質を著しく劣化させる場合もあるため注意を要する. 一般に, 食品中では, 食品成分などの条件によっ

●滅菌
●殺菌

表 3-9 酸化防止剤

食品添加物名	対 象 食 品
L-アスコルビン酸 L-アスコルビン酸ナトリウム	すべての食品
エチレンジアミン四酢酸カルシウムニナトリウム エチレンジアミン四酢酸ニナトリウム	缶詰またはびん詰食品
エリソルビン酸 エリソルビン酸ナトリウム	すべての食品
グアヤク脂 クエン酸イソプロピル 没食子酸プロピル	油脂，バター
ジブチルヒドロキシトルエン	油脂，バター，魚介冷凍品，鯨冷凍品，チューインガム，魚介乾製品，魚介塩蔵品，乾燥裏ごしいも
DL-α-トコフェロール	すべての食品
ブチルヒドロキシアニソール	パーム原料油，パーム核原料油

L-アスコルビン酸および L-アスコルビン酸ナトリウム以外使用基準あり
（厚生省告示第 370 号　食品，添加物等の規格基準をもとに著者作成）

て，特定の微生物だけが増殖することが多い．すなわち食品によって対象となる微生物が異なるため，それぞれに効果的な殺菌が行われる．これを，**商業的殺菌**と呼んでいる．食品にかかわる微生物の熱抵抗性を**表 3-10** に示す．殺菌といっても，すべての微生物を殺しているわけではないことに注意しておく必要がある．

1) 殺菌法の種類

殺菌方法には，加熱殺菌（一般食品），紫外線殺菌（水，空気などの殺菌），

表 3-10 カビ，酵母，細菌の死滅温度と加熱時間の関係（湿熱時の熱抵抗性）

菌種	温度(℃)	加熱時間(分)
カビ	60	5～10
酵母	50～60	10～15
細菌		
大腸菌 (*Escherichia coli*)	55	20
サルモネラ菌 (*Salmonella typhimurium*)	57	12
黄色ブドウ球菌 (*Staphyrococcus aureus*)	60	19
腸炎ビブリオ菌 (*Vibrio parahaemolyticus*)	60	15
*ボツリヌス菌(芽胞) (*Clostridium botulinum*)	121	4
*フラットサワー菌(芽胞) (*Bacillus stearothermophilus*)	121	4～5
酢酸菌 (*Acetobactor aceti*)	61	10
乳酸菌 (*Lactbacillus bulgaricus*)	71	30

*食中毒菌であるボツリヌス菌，缶詰腐敗菌のフラットサワー菌は特に熱に強く，高温・長時間の加熱が必要

高周波殺菌(パンなど), ガス殺菌(食品には未認可, 化粧品材料, 医療器具など), 放射線殺菌(大型包材の滅菌), 殺菌剤(工場内の殺菌, 洗浄), ミクロフィルター(精密ろ過)による**除菌**(ビール, グルコース・フルクトースなどの液糖)などがある. これらの中で, 食品の保存, 加工に使用されているのは, 加熱殺菌がほとんどである.

2)   加熱殺菌

加熱殺菌は, ほとんどが缶詰, びん詰, レトルトパウチ食品に使用され, その条件は, 食品の種類, 対象微生物, 保存期間などにより異なる. 殺菌温度により, **低温殺菌**(100℃以下の殺菌)と**高温殺菌**(100℃以上の加圧殺菌)に大別される. 低温殺菌は**パスツリゼーション**(pasteurization)と呼ばれ, 清酒, ビール, しょうゆ, ジュース類や果実類の缶詰などに使用されている. 高温殺菌はステリライゼーション(sterilization)と呼ばれ, 高圧蒸気釜(レトルト)が用いられ, 110 ～ 125℃で殺菌される. 水産物, 畜産物, 野菜類の缶詰・びん詰, レトルト食品などに使用されている. 缶詰の場合, 最も重要視されるのが食品の pH である.

pH により食品を分類し, それぞれの殺菌条件を大別している. その際, 耐熱性の芽胞を形成し, 毒素を生産する偏性嫌気性細菌の**ボツリヌス菌**の生育限界である pH 4.6 が指標となる(**図 3-7**). pH 4.6 以下の酸性食品では 100℃以下の殺菌でよいが, それ以上の中性食品では, 100℃以上の加圧条件下で殺菌し, ボツリヌス菌の芽胞まで死滅させる必要がある. また, 牛乳ではいくつかの殺菌法があり, その用途により殺菌法を変えている(**表 3-11**).

●ボツリヌス菌

b 缶詰・びん詰・レトルト・無菌包装

1)   缶詰・びん詰

原材料を前処理し, 不可食部を取り除いた後, 容器に充填し, 脱気・密封・

●缶詰
●びん詰

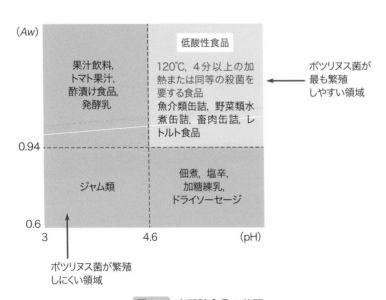

図 3-7 容器詰食品の分類

表 3-11　牛乳の殺菌法

殺菌法	略号		温度	時間
低温長時間殺菌	LTLT	Low temparature long time	63℃	30 分
高温短時間殺菌	HTST	High temperature short time	75 ～ 85℃	15 秒
超高温瞬間殺菌	UHT	Ultra high temperature	120 ～ 130℃	2 ～ 3 秒

加熱殺菌・冷却を行った保存食品である．脱気は，加熱殺菌時の内圧上昇による缶の膨張防止，好気性微生物の生育阻止，内容物の酸化防止に役立ち，保存効果を増している．殺菌は，缶内に残る微生物を殺滅するために行われる．殺菌条件は，充填する食品の pH，水分活性，内容量などにより異なるが，果実のような pH が低いものは，比較的低温でも殺菌の目的を達することができる．しかし，魚介類などのような低酸性の食品は，殺菌の指標であるボツリヌス菌が殺菌されることが条件とされている．そのため，110 ～ 120℃の高温で 60 ～ 90 分加熱する必要がある(**中心温度 120℃, 4 分間**)．冷却は，熱による変質を防止するために必要である．缶詰は，長期保存中に缶と食品が化学反応を起こし，腐食や異臭を生じることがある．一方，びん詰は，食品とびん内面との化学反応は起こらないが，光酸化による変色や退色を生じる．また，びんの物理的強度が低く，熱伝導性が低いため温度の急変にも弱い．缶詰，びん詰はいずれも乾燥品に比べ非常に重い．

2）　レトルトパウチ

加圧蒸気釜(レトルト)の高温に耐えるプラスチックフィルムとアルミホイルを積層した**ラミネートフィルム**の袋に，調理済みの食品を入れて密封，加熱，殺菌(レトルト処理)されたものである．熱伝導率がよいので，殺菌時間が短く，品質劣化を抑えることができる．軽量で取り扱いも簡易なうえ，1 ～ 2 年間の保存が可能である(第 8 章，9 章参照)．

●ラミネートフィルム

3）　無菌包装

無菌包装とは，殺菌された食品を無菌室内で密封充填することである．缶詰やレトルトパウチは，食品を充填した後殺菌するが，無菌包装は，殺菌した食品を，滅菌した包装容器に無菌室で充填・密封するなど，全工程が無菌のシステムになっている．**ロングライフ牛乳**(**LL 牛乳**)，スープ，乳飲料，米飯などがあり，完全な無菌であるため常温で保存できる．

C　食品加工の方法

食品加工の基本操作は大きく 3 つに分けられる．**物理的操作**，**化学的操作**，**生物学的操作**である．物理的操作は加熱，冷蔵・冷凍，蒸留，乾燥などの熱力学的操作，剝皮，搗精，粉砕，撹拌などの力学的操作などがある．化学的操作は酸化，還元，加水分解，合成，変性など化学反応をともなう操作，生物学的操作は酵素反応を利用した加工，微生物を利用した加工(発酵)などの操作がある．

① 物理的操作

> 物理的操作には加熱, 冷蔵/冷凍などの熱力学的操作と, 粉砕や撹拌などの力学的操作がある

a 加　熱

　加熱は古くから食品の保存性や嗜好性, 消化性の向上を目的として行われてきた. 微生物を殺菌・滅菌したり, 酵素を失活させ, 酵素反応による品質変化を防止するために加熱を行う. ポリフェノールオキシダーゼやリポキシゲナーゼなどによる褐変や酸化を防止するために**ブランチング**を行ったり, しょうゆなどの発酵食品の製造において微生物の作用を停止させるために**火入れ**を行うのはその例である.

　一方, 加熱によってアミノ酸や糖などの呈味成分が遊離する, でんぷんの糊化やたんぱく質の変性による物性が変化する, アミノカルボニル反応などの食品成分間反応によって風味が生成したり色調が変化する, などは食品の嗜好性・消化性向上に寄与する.

1)　湿式加熱と乾式加熱 (表 3-12)

　湿式加熱とは「ゆでる」,「煮る」,「蒸す」など, 熱の媒体として水を使う方法であり, 乾式加熱は伝導熱や放射熱を用いる「焼く」, 油などを熱の媒体とする「揚げる」などの方法を指す.

2)　電磁波加熱 (誘導加熱と誘電加熱)

　電磁波加熱は電波を利用して物質を加熱する方法である. そのなかで, 周波数の低い電波 (〜 500 kHz) を利用して金属や半導体などを加熱するものを**誘導加熱**, 周波数の高い電波 (1 MHz 〜) を利用して誘電体 (絶縁体) を加熱するものを**誘電加熱**と呼んでおり, マイクロ波加熱は誘電加熱の一種である.

　誘導加熱は, コイルに高周波電流を流して強い交番磁場を発生させ, この磁界内に導電性の被加熱物 (金属製の調理器具など) を置くことで, 電磁誘導により導体中に電圧が誘起されうず電流が流れる. このうず電流と金属の電気抵抗で発生するジュール熱 (被加熱物が磁性体の場合, ヒステリシス損失による発熱が加わる) によって加熱する方法である. 誘導加熱を利用した調理器具に電磁調理器 (IH 調理器) があり, 室内の空気を汚さず, 火災の可能

表 3-12　湿式加熱と乾式加熱

湿式加熱	ゆでる	原料を大量の沸騰させた水の中で加熱する方法
	煮る	原料を水や調味液と加熱する方法で, 常圧法と加圧法がある.
	蒸す	原料を水蒸気の潜熱を利用して加熱する方法で, 加熱加工のほかびん詰めや缶詰などの殺菌などにも利用される.
乾式加熱	焼く	直接加熱と間接加熱がある. 直接加熱は網焼きや串焼きなど, 間接加熱は石焼き, 包み焼き, 鉄板焼き, 天火焼きなどである. いずれも 200 〜 300℃と, 水の沸点をはるかに超える高温で加熱するため, 加熱中に原料中の水分が蒸発することによって, 原料に含まれる水分量が減少するとともに表面は脱水, 乾燥し, 硬くなる.
	揚げる	原料を多量の油の中で加熱する方法.
	炒める	原料を少量の油を使って加熱する方法

性が低い．また，調理器具の自己発熱であるために，熱効率が高い．

マイクロ波加熱は被加熱物をマイクロ波の電界の中に置くと，水などの**極性分子（双極子）**が電界の影響を受け，マイクロ波の周波数に応じて激しく回転・振動する．この振動によって熱が発生し，被加熱物自体が発熱することを利用して加熱する方法である．マイクロ波の周波数は産業科学医療用バンドが利用されており，国際規格では 2.45 GHz に統一されているが，アメリカ合衆国などでは 915 MHz 帯も使用されている．

マイクロ波加熱を利用した食品の加熱装置としては，家庭用，業務用の電子レンジが一般に用いられており，食品の形状や寸法に制約を受けることなく容器に入った食品であっても，内部から均一に急速加熱することができるなどの長所がある．食品原料の殺菌，酵素の不活性化，膨化，乾燥，パン粉焼成，冷凍食品の解凍などに用いられている．

b 冷蔵・冷凍

一般の化学反応は温度が 10℃ 上昇すると反応速度が約 2 ～ 3 倍（$Q_{10} = 2 \sim 3$）になる．食品の氷結点から 10℃ までの温度帯での保存を**冷却貯蔵（冷蔵）**といい，−18℃ 以下での保存を冷凍という．

砂糖，食塩，たんぱく質および植物性油脂など，凝固点降下作用のある物質を加えて水分活性を低下させ，冷凍温度でも凍結させずに流動性を保持した食品を製造する技術を**フリーズフロー**という．この方法では，冷凍庫から取り出した際，食品は凍結していないため，すぐに食べたり調理したりすることができる，水分活性が低いため保存性が高い，乾燥や老化することが少ない，一般の冷凍食品ほど低い温度で貯蔵する必要がなく，凍結・解凍に要するエネルギーを必要としないため，エネルギーコストが少ないなどの利点がある．ホイップクリーム，ケーキ，スープ，フルーツ，フルーツフィリングなどに利用されている．

c 乾　　燥

乾燥は，水を含んだ物質から水分を水蒸気に相変化させて取り除く方法であり，食品の乾燥は水分活性を低下させ，保存性を高めることが最大の目的である．また，乾燥によって，製品の重量や容積が減少するため，輸送や包装のコストが低減できる，インスタント食品やレーズンのように原料にはない新しい風味を持った食品が得られるなどの利点がある．

1) 自然乾燥（天日乾燥）

太陽熱や風力など自然の力を利用した乾燥方法で，魚介類，海藻類，きのこ類，野菜類などに利用されている．乾燥のエネルギーを自然界から得るため，特別な装置を必要とせず，操作が簡便で省エネルギーではあるが，時間，場所，労力を必要とし，品質が自然条件に左右されるため，品質管理が困難であるなどの欠点がある．そのため，人工乾燥に置き換えられる場合が多くなっているが，温和な条件で乾燥されることによって得られる品質は人工乾燥では得がたい場合も多い．

2)　人工乾燥

　熱風乾燥は人工乾燥で最も一般的な乾燥法で，熱風を食品に吹き付けて乾燥する方法である．箱型の**熱風乾燥機**は食品を並べた容器(トレイ)を乾燥室内の固定棚または台車棚に差し込み，熱風によって乾燥させる装置である．気流方式は水平気流(左右一方向気流・交互気流)や通気気流(上下一方向気流・交互気流)など種々の方式がある．小規模処理に適する．**トンネル式乾燥機**は，台車に食品を積載した容器，または食品を直接積載して，トンネル室の入口部から押し込み，乾燥室内を移動させながら乾燥する装置である．**コンベア式乾燥機**は乾燥室内に設置された底網式のコンベアの上に食品を投入し，コンベア上を移動させながら乾燥する装置で，通気式と輻射式がある．いずれも連続，大量処理が可能である．

　噴霧乾燥(スプレードライ)は液状，スラリー状もしくはエマルション状の食品を，細い孔径のノズルから熱風中に霧状に噴出させて瞬間的に水分を除去する方法である．噴霧方法には高速回転する円盤による遠心噴霧と圧力ノズルによる加圧噴霧とがあり，製品の特性などによって使い分けられている．ノズルから噴出された粒子は $30 \sim 500 \, \mu m$ 程度で，$5 \sim 30$ 秒と急速乾燥が行われるとともに，蒸発潜熱により製品温度の上昇が抑えられるため，過熱による品質低下が避けられ，真空，凍結，低温乾燥を必要とする食品や医薬品のようなものも常圧下で乾燥できる．また，ノズルによる微粒子化が粉砕操作を兼ねるため，工程が省略できること，操作が連続的で処理能力が大きいことなども噴霧乾燥の利点である．粉乳，インスタントコーヒー，粉末油脂，粉末調味料，粉末果汁などの製造などに広く用いられている．噴霧乾燥機の概要を**図 3-8** に示す．

　凍結乾燥(フリーズドライ)は食品を $-30 \sim -40℃$ で急速凍結させて，水を細かい氷結晶(固相)にした後，減圧下($110 \, Pa \sim 4 \, Pa$)で固相より直接気

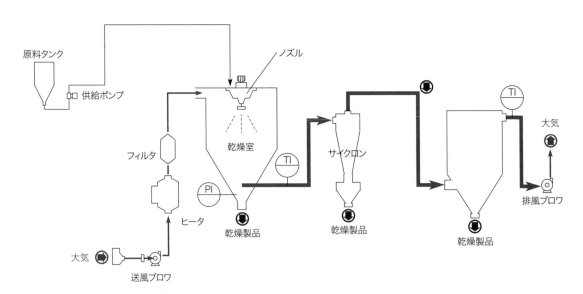

図 3-8　噴霧乾燥機の概要

相へ**昇華**させて乾燥する方法である．乾燥温度が低いため，物理的，化学的，酵素的変化が少ない．したがって，①収縮や変形が少なく，乾燥前の原型をとどめた製品が得られる，②栄養価や風味の損失が少ない，③多孔質であるため復元性・溶解性が高い，④水分含量が低く，貯蔵性および輸送性に優れるなどの利点がある．しかし，①脆くて壊れやすい，②多孔質であるため外気の影響を受けやすく，吸湿，酸化などが起こりやすい，③凍結・乾燥工程にコスト・時間がかかるなどの欠点もある．高級インスタントコーヒーやカップラーメン，インスタントみそ汁などのインスタント食品をはじめ，宇宙食や非常食，アウトドア用の食料などの製造に用いられている．

　ドラム乾燥は液状またはペースト状の食品を加熱された回転ドラムの表面に薄膜状に塗布し，蒸発面積を拡大して迅速・連続的に乾燥する方法である．粉末調味料やトッピング用乾燥野菜の製造に用いられる．

　泡沫乾燥は，粘性の高い食品(卵白，果実ペーストなど)に界面活性剤や不活性ガスを加えて気泡させた後，多孔質の乾燥板上で熱風乾燥する方法である．皮膜の形成によって表面積が大きくなり，水分の蒸発が促進されるため，低温で操作が可能となる．

　流動層造粒乾燥は，下方から熱風を送り込んで，粉末食品を激しく巻き上げ，その中に粘着液(バインダー)を噴霧しながら粉体を造粒，乾燥する方法で，即席スープや即席だしなどの製造に用いられる．

d 濃　縮

　液状食品から水分を除去し，相対的に溶質濃度を高める操作が**濃縮**である．濃縮の目的は，水分活性を低下させ保存性を高めること，容積・重量を減少させ貯蔵・輸送経費を軽減することなどである．また，凍結乾燥の前処理として用いられることもある．工程凍結乾燥や食品製造の分野で用いられる濃縮法の代表的なものとしては，加熱濃縮，膜濃縮，凍結濃縮がある．

　加熱濃縮は最も一般的な濃縮方法で，加熱によって水分を蒸発させ，気相として除去する(**図 3-9**)．濃縮を常圧下で行うと，加熱によるたんぱく質の変性，栄養成分の分解，香気成分の揮散，着色が起こり，品質低下が避けられないため，多くの場合低温で操作可能な**真空濃縮**が用いられる．真空濃縮法では 50℃ 前後の低温で操作が可能なため，着色や成分の分解，変質が少ないが，香気成分の揮散は起こる．液体を加熱して蒸発させることから，蒸発潜熱の供給が必要となり，エネルギー消費が大きいため，多重効用缶やヒートポンプ式濃縮装置が用いられる．

　膜濃縮は，孔径 2 nm 以下の逆浸透膜を用い，逆浸透法により濃縮する方法で，**逆浸透**(reverse osmosis, **RO**)**濃縮**ともいわれる．逆浸透膜を境に溶質濃度の高い溶液と水を仕切ると，浸透圧差によって水側から溶液側に水が浸透する．このとき，溶液側に浸透圧差以上の圧力をかけると，水分子だけが溶液側から水側に移行し，溶液が濃縮される(**図 3-10**)．通常容器側に 5～10 MPa の圧力を加えて操作される．常温で操作が可能なため，加熱の影響や香気成分の揮散がほとんどなく，復元性を求められる製品に適している．

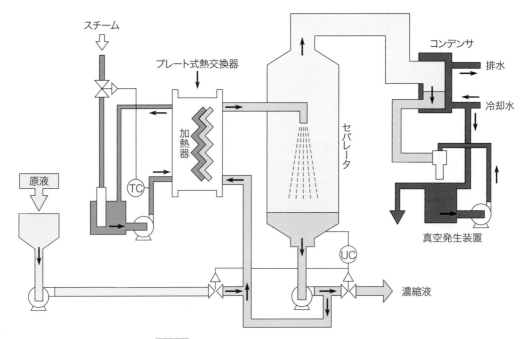

図3-9 加熱濃縮装置（フラッシュ型）

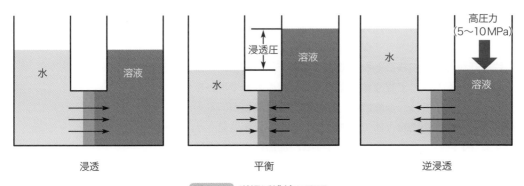

図3-10 逆浸透濃縮の原理

乳製品や果汁などの濃縮のほか，廃液からの有機物の回収や排水処理などにも利用される．加熱濃縮法に比較してエネルギー費は非常に安い（約$\frac{1}{7}$程度）が，浸透圧以上の操作圧力を必要とする膜濃縮ではおのずから濃縮に限界があり，30%程度の固形分含量までしか濃縮できない．また，逆浸透膜の孔径はウイルスも通過できないサイズであるが，膜自体の微生物汚染や食品成分による付着汚染を除去するための洗浄の問題がある．

　不純物を含んだ水を凍結すると，不純物を含まない水分がはじめに凍結して純度の高い氷が生成し，不純物が液中に濃縮されていく．**凍結濃縮**はこの現象を利用して食品原液中の水分を凍結させて氷を生成させ，その氷を除去することで濃縮する方法である．0℃以下で操作されるため，加熱の影響や

香気成分の揮散がほとんどないが，設備費，運転費ともに高く，高付加価値
の製品に適している．

e ろ過（膜技術）

　ろ過は液体に懸濁している固体を多孔質のろ過膜に通して，孔よりも大き
な固体の粒子を液体から分離する方法である．古くからろ紙やろ布，珪藻土，
セラミックなどをろ材とし，ろ過にかかわる力は液体にかかる圧力でろ過す
る**自然ろ過**，ろ材の下面を減圧してろ過する**減圧ろ過**，ろ液上面を加圧して
ろ過する**加圧ろ過**，原液に遠心力をかけて差圧を得てろ過する**遠心ろ過**など
が広く用いられてきた．近年，孔径精度の高い機能性高分子膜が開発され，
精密ろ過，限外ろ過，電気透析などの新しい膜処理技術がろ過に用いられて
いる．

　精密ろ過（microfiltration, MF）は孔径が $0.1 \sim 10\,\mu\text{m}$ の精密ろ過膜を用い
てろ過する方法で，主に液体中に含まれる懸濁質，コロイド粒子，微生物な
どを高精度で効率的に分離・精製することができる．生ビールやワインの除
菌などに利用されている．

　限外ろ過（ultrafiltration, UF）は分子量数千〜数十万程度の高分子量物質と
低分子量物質を分離し，高分子量物質を濃縮する方法である．透過する成分
の分子量域は膜の孔径によって異なるが，概ね孔径 $1 \sim 20\,\text{nm}$ の膜が用い
られる．逆浸透膜と異なり，低分子量成分は透過するため，浸透圧の影響は
ほとんどなく，$0.3 \sim 1\,\text{MPa}$ の比較的低い圧力で操作される．牛乳および脱
脂乳の濃縮・分画，清酒の混濁物（たんぱく質）の除去，ペクチンの除去によ
る果汁の清澄化などに適用されている．

　電気透析（electrodialyzer, ED）は陽イオンに対して選択透過性を持つ陽イ
オン交換膜と，陰イオンに対して選択透過性を持つ陰イオン交換膜を交互に
スペーサーを介して多数組を積層し，その両端に配置した電極に直流電圧を
かけることで選択的にイオンを除去し，原液を濃縮水と希釈水に分離させる
ことによって不純物の除去などを行う方法である（**図 3-11**）．海水からの食
塩の製造，減塩しょうゆの製造，果汁の酸度調整などに用いられている．

f 抽　　出

　抽出は溶媒に対する溶解性の差を利用して，食品中からある特定の成分の
みを取りだす操作である．液体抽出は溶媒として液体を用いる抽出法で，**水
抽出**が広く行われる．この場合，温度，pH，塩濃度を調節することで抽出
特性を変えることができる．また，油糧種子からの油脂の分離はヘキサンな
どの有機溶媒によって行われる．

　超臨界流体抽出は超臨界流体を抽出溶媒とする方法である．物質は固有の
温度・圧力（臨界点）以下では，温度と圧力の変化によって，気体，液体，固
体の状態となるが，臨界点以上では気体と液体の中間の性質をもつ，超臨界
流体の状態に変化する．超臨界流体は，密度は液体に近く，粘度が通常の気
体の $2 \sim 3$ 倍，拡散係数は液体の 100 倍程度である．①抽出後に溶剤との分

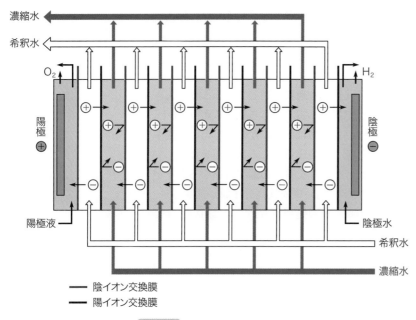

濃縮水

希釈水

O_2

陽極 ⊕

⊖

陽極液

陰極水

希釈水

濃縮水

—— 陰イオン交換膜
—— 陽イオン交換膜

図 3-11 電気透析法の原理

離が容易である，②溶解力は密度に依存するため，単一の流体で幅広く溶解度を変化させることができ，その差を利用して簡単な分画ができる，③移動拡散が速いため，短時間で抽出できる，④液体溶媒に比べて温和な処理であるため，香気成分の揮散なしに不安定な成分を分離できるなどの利点がある．一方，溶解力は液体に比べて小さい．媒体としては，二酸化炭素（臨界温度 31.1℃，臨界圧力 7.37 MPa）が比較的低温で超臨界状態にすることができ，引火性や化学反応性がなく，安価で無公害などの理由から広く利用されている．**図 3-12** に二酸化炭素の圧力・温度・密度相関図を示す．工業的にはコーヒーの脱カフェインやホップからのホップエキスの抽出が実用化されているほか，香料の抽出などにも利用されている．高圧での操作が必要であるため，設備費，運転費ともに高いことから，付加価値の高い成分の抽出に限定されている．

g エクストルージョンクッキング

エクストルーダーは押し出し成形機の一種で，顆粒状あるいは粉体状の材料に水を加えながら高温下でスクリューで圧力をかけて押し出すことによって混合・混練，粉砕，加熱，殺菌，冷却，加圧，搬送，押出，成形，乾燥などの操作を1台の装置で行う機能をもっている（**図 3-13**）．装置はフィーダー，スクリュー，バレル（スクリューが組み込まれているシリンダー），ダイ（処理された材料が外に出てくる部分に設置してある口金），カッターからなる．スクリューの数によって1軸型と2軸型がある．2軸型では2本のスクリューの溝が交互に噛みあっているため，搬送機能が優れている．フィーダーから加えられた原料（主に粉体）は加熱制御されたバレル中でスクリュー

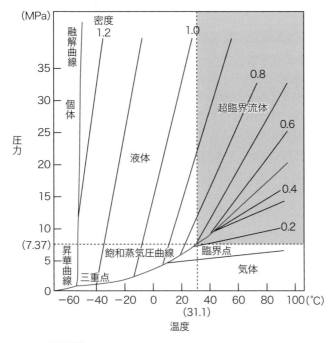

図3-12 二酸化炭素の圧力・温度・密度相関図

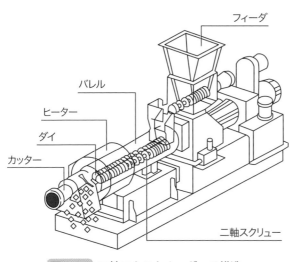

図3-13 二軸エクストルーダーの構造

によって液体原料(または水)と混合・混練されながら圧力がかけられ，ダイ
から押し出される．また，バレル内部で高温・高圧で加工された原料が，押
出後に一気に常温・常圧に晒されるために，でんぷんなどが原料の場合は内
部の水蒸気で爆発的に膨張し，膨化する．また，大豆たんぱく質の押し出し
では組織化が起こる．各種スナック菓子，組織状たんぱく質製品の製造，で
んぷんの糊化処理などに広く適用されている．

［h］ 超高圧加工

　超高圧加工は 200 〜 700 MPa の静水圧*を用いて食品加工を行う技術である（図 3-14）．加熱処理を行わずにでんぷんの糊化やゲル化，たんぱく質の変性，食品中への糖や塩分の浸透，食品成分の抽出，食品の殺菌，酵素の失活や反応制御を行うことができる．加熱をしないため，栄養素の崩壊や有害物質の生成がなく，生の食材の香り，色，味が保たれた高品質の食品が製造可能となる．また，静水圧は処理する材料の形状によらず均一に伝わるため，調理のムラがなくなる．加圧装置のサイズやコストの問題はあるが，ジャム，ジュース，肉，魚介類，野菜などの加工で実用化されている．

> ＊静水圧　静止している水の中にはたらく圧力のことである．水中の一点に作用する圧力は，方向によらず同じ大きさになるため，超高圧加工では水が圧力媒体として使用される．

❷ 化学的操作

> 化学的操作は酸化，還元，加水分解などの化学反応をともなう操作である

　硬化油製造に用いられる水素添加は**還元***反応で，油脂を構成している不飽和脂肪酸の二重結合に水素付加を行い飽和脂肪酸にし，飽和度を上げる操作である．植物油など不飽和脂肪酸が多い精製油を原料とし，常圧〜 0.8 MPa の水素気流下，160 〜 180℃でニッケルなどを触媒として水素を付加させる．硬化油はマーガリン，ファットスプレッド，ショートニングなどの原料として利用される．

　でんぷんのグリコシド結合をシュウ酸で**加水分解***すると水あめやグルコースが生成する．

　増粘剤あるいは乳化安定剤として使用されるカルボキシメチルセルロース（CMC）はアルカリの触媒下でセルロースとクロロ酢酸を反応させて製造される．この反応によりセルロースの構成糖であるグルコースの水酸基にカルボキシメチル基（$-CH_2-COOH$）が**エーテル結合***する．

> ＊還元　対象とする物質が電子を受け取り，原子の酸化数が小さくなる化学反応をいう．物質から酸素が奪われる反応，あるいは物質が水素と化合する反応などがある．

> ＊加水分解　1分子の化合物に1分子の水が反応し，2分子の化合物を生成する反応．このとき水分子はHとOHとに分割して取り込まれる．

> ＊エーテル結合　アルコール2分子が脱水縮合し，1個の酸素原子に2個の炭化水素基が結合した化合物をエーテルといい，R-O-R′の構造式で表される．このとき，酸素と炭素の間に見られる結合（-O-）をエーテル結合という．

静水圧を発生させる高圧処理装置

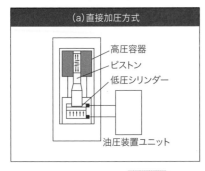
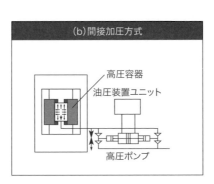

図 3-14　超高圧加工装置の原理

a．ピストンにより活力容器内の圧媒を加圧
b．圧力容器内に圧媒を送液して加圧
（H・P 未来産業創造研究会　http://www.ahp-future.com/high-press/index.php より引用）

❸ 生物学的操作

生物学的操作は，酵素や微生物を利用した加工操作である

a 酵素を利用した加工

　酵素は生体触媒であり基質特異性がある．そのため温和な条件下で特定の成分に対して特定の化学反応だけを選択的に行うことができる．たとえば動植物由来のたんぱく質を塩酸あるいはプロテアーゼで加水分解することによってたんぱく質加水分解物が製造される．市販されている酵素製剤は微生物由来のほか，植物由来あるいは動物由来のものもあり，食品加工分野で広く利用されている．加工食品への利用例を**表3-13**に示す．

b 微生物を利用した加工

　みそ，しょうゆ，納豆，チーズ，ヨーグルトなどをはじめ，種々の発酵食

表3-13　食品加工における酵素の利用

食品名	酵素（起源）	作用	効果
パン	α-アミラーゼ（かび）	でんぷんの分解	パン生地粘度の調節，発酵の促進，生地体積の増加，鮮度・柔らかさの保持
	プロテアーゼ（かび，細菌）	小麦グルテンの分解	パン生地伸展性の増強，混捏時間の減少，生地体積の増加，焼き上がり色調の改善
ビール	パパイン（パパイア）	たんぱく質の分解	ビール中の冷却凝固物（たんぱく質-タンニン複合体）の沈殿防止
	β-グルカナーゼ（かび，細菌）	β-グルカンの分解	麦芽由来β-グルカンの分解によるろ過の目詰まりの防止
清酒	アミラーゼ（かび）	でんぷんの分解	四段掛けにおける蒸米の糖化とエキスの増加
	プロテアーゼ（かび，細菌）	たんぱく質の凝集	たんぱく質性沈殿（白ボケ）の沈降促進
みそ	プロテアーゼ（かび，細菌）	たんぱく質の分解	大豆たんぱく質の分解促進
しょうゆ	プロテアーゼ（かび，細菌）	たんぱく質の分解	たんぱく質分解の促進による速醸
チーズ	レンニン（キモシン）（子牛胃，かび）	カゼインの部分分解	カードの生成
	リパーゼ（かび，膵臓）	脂肪の分解	脂肪酸の生成によるチーズフレーバーの改良
	カタラーゼ（かび）	過酸化水素の分解	牛乳の殺菌に用いた過酸化水素の除去
果汁	ペクチナーゼ（かび）	ペクチンの分解	果汁混濁の原因物質ペクチンの分解，搾汁効果の増強，果皮分解物の除去
	ナリンギナーゼ（かび）	ナリンギンの分解	柑橘類苦味成分の除去
	ヘスペリジナーゼ（かび）	ヘスペリジンの分解	みかん缶詰の白濁原因物質除去
	アントシアナーゼ（かび）	アントシアニンの分解	過剰色素を含むジャム，果汁の脱色
果糖濃縮液	グルコースイソメラーゼ（放線菌）	グルコースの異性化	果糖ブドウ糖液糖（異性化糖）の製造
フルクトースフルクトオリゴ糖	イヌリナーゼ（かび，酵母）	イヌリンの分解	フルクトース，フルクトオリゴ糖の製造
転化糖	インベルターゼ（酵母）	ショ糖（スクロース）の分解	転化糖の製造，食品の糖の晶析防止
アイスクリーム	ラクターゼ（酵母）	ラクトースの分解	乳糖の晶析防止，牛乳の乳糖除去
肉	パパイン（パパイア）	たんぱく質の分解	調理前または缶詰前の肉の軟化，自己消化の促進
	プロテアーゼ（かび，細菌）		
小麦加工品畜肉加工品魚肉加工品	トランスグルタミナーゼ（細菌）	たんぱく質間の架橋形成	たんぱく質の物性改良（ゲル形成能向上，耐熱性の改善，疎水性付与），成形肉の製造

品に微生物(かび，酵母，細菌)が用いられている．主な発酵食品と利用され
ている微生物を**表 3-14** に示す(第 8 章参照)．

表 3-14 主な発酵食品と利用されている微生物

食品名	原料	主な微生物		
		かび	酵母	細菌
みそ	大豆，麦，米，米こうじ，麦こうじ	アスペルギルス属 (*Aspergillus*)	チゴサッカロミセス属 (*Zygosaccharomyces*) カンジタ属 (*Candida*)	テトラシェノコッカス属 (*Tetragenococcus*)
しょうゆ	小麦，大豆	アスペルギルス属 (*Aspergillus*)	サッカロミセス属 (*Saccharomyces*)	テトラシェノコッカス属 (*Tetragenococcus*)
米酢	米	アスペルギルス属 (*Aspergillus*)	サッカロミセス属 (*Saccharomyces*)	アセトバクター属 (*Acetobacter*)
納豆	大豆	————	————	バチルス属 (*Bacillus*)
チーズ	牛乳	ペニシリウム属 (*Penicillium*)	————	ストレプトコッカス属 (*Streptococcus*) ラクトバチルス属 (*Lactobacilius*)
ヨーグルト	牛乳	————	————	ストレプトコッカス属 (*Streptococcus*) ラクトバチルス属 (*Lactobacilius*) ロイコノストック属 (*Leuconostoc*)
漬物	野菜	————	————	ロイコノストック属 (*Leuconostoc*) ラクトバチルス属 (*Lactobacilius*) ペディオコッカス属 (*Pediococcus*)
パン	小麦	————	サッカロミセス属 (*Saccharomyces*)	————
清酒	米，米こうじ	アスペルギルス属 (*Aspergillus*)	サッカロミセス属 (*Saccharomyces*)	————
ビール	大麦，麦芽	————	サッカロミセス属 (*Saccharomyces*)	————
ワイン	ぶどう	————	サッカロミセス属 (*Saccharomyces*)	————
ウイスキー	大麦，麦芽	————	サッカロミセス属 (*Saccharomyces*)	————
ブランデー	ぶどう	————	サッカロミセス属 (*Saccharomyces*)	————
焼酎	米，大麦，そば，さつまいも，米こうじ	アスペルギルス属 (*Aspergillus*)	サッカロミセス属 (*Saccharomyces*)	————
みりん	米，アルコール	アスペルギルス属 (*Aspergillus*)	————	————

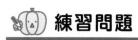 **練習問題**

(1) 冷凍食品は一般に−10℃で流通させる必要がある.

(2) 室温より10℃下がると化学反応の速度や微生物の増殖速度1/10に低下するため,食品の保存性は低温ほど良くなる.

(3) 冷蔵中の食品の変化には,乾燥,ドリップの発生,でんぷんの糊化,青果物の低温障害,低温微生物の繁殖などがある.

(4) 魚類をパーシャル・フリージングすることは,魚体が耐凍性の高い細菌で汚染されている場合,鮮度保持に有効である.

(5) グレーズは,魚の凍結保存中の変色,退色を防止するために必要な前処理法である.

(6) 氷温貯蔵は,0℃から氷結点直前の未凍結の温度帯で食品を貯蔵する方法であり,冷蔵よりも鮮度が保持される.

(7) 冷燻法の目的は貯蔵性を高めるよりも,香味付けを行うことである.

(8) 塩蔵では,食品の浸透圧と水分活性が上昇する.

(9) 乾燥食品は,食品中の水分が少ないため,食品成分と微生物で水を奪い合うことになり,微生物が増殖しにくい食品である.

(10) 塩蔵法は,食塩による浸透圧作用,水分活性低下,塩素イオンによる殺菌効果などを利用した保存法である.

(11) ブランチング処理により,酵素は活性化する.

(12) 最大氷結晶生成帯を短時間で通過させると,冷凍食品の品質低下は抑制される.

(13) CA貯蔵では,二酸化炭素濃度を大気より低濃度にする.

(14) 酸を用いた保存では,無機酸が用いられる.

(15) 同じ重量のスクロースを添加した場合と転化糖(グルコースとフルクトースの等量混合物)を食品に添加した場合とでは浸透圧は同じ値になる.

(16) ほうろう鍋は,電磁調理器で使うことができる.

(17) 電子レンジで加熱したとき,塩分を含む食品は表面が高温になりやすい.

(18) 天日乾燥は省エネルギーで,品質管理も簡便である.

(19) 噴霧乾燥は液状の食品を中に霧状に噴出させて瞬間的に水分を除去する方法で,蒸発潜熱により製品温度の上昇が抑えられる.

(20) 凍結乾燥によって製造された製品は,熱風乾燥によって製造された製品に比べて水分含量が高いために復元性に優れる.

(21) 膜濃縮は常温で操作が可能なため,栄養成分の分解や着色,香気成分の揮散などが起こりにくく,エネルギー費も安い.

(22) 超臨界流体抽出は,水を用いた環境にやさしい抽出法である.

(23) エクストルーダーは常温・高圧で加工された原料が,押出後に一気に高温・常圧にさらされるために,膨化や組織化が起こる.

(24) 超高圧加工は70MPa程度に圧力をかけることで,加熱処理を行わずにでんぷんの糊化やゲル化,たんぱく質の変性などを行うことができる.

(25) 混濁果汁の清澄化には,子牛胃由来のレンニンが使用される.

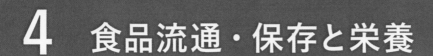

4 食品流通・保存と栄養

🍚 **学習到達目標**

❶ 生産条件の違いによる栄養成分の違いについて説明できる.

❷ 主な食品の流通について説明できる.

❸ 保存中の食品の成分変化について説明できる.

❹ 環境条件による食品成分・栄養成分の変化について説明できる.

❺ 主な生鮮食品の保存の方法と注意点について説明できる.

A 生産条件と栄養

食料は生産される場所や様式の違いにより,農産物(穀類,いも類,豆類,種実類,野菜類,果実類),林産物(きのこ類),水産物(藻類,魚介類),畜産物(肉類,卵類,乳類),その他に分類できる.

これら食料の栄養成分の値は,**日本食品標準成分表2020年版(八訂)***(以下,食品成分表)で調べられる.しかし,食品成分表に収載されている成分値と実際に食べているものの成分値との間には,多少のずれがある.これは,食品成分表に収載されている成分値が絶対的な値ではなく,日本国内で年間通じて食べられていて,誰でも入手しやすく,流通量の多い食品の平均的な値が,標準的な値として収載されているためである.

他方,日本の総合食料自給率(供給熱量ベース)は,1965(昭和40)年度では73%であったが,低下傾向で推移し,2019(令和元)年度では38%にまで低下している.この要因としては,自給率の高い米の消費が減少し,家畜飼料も含めた小麦,大麦,とうもろこし,大豆,また油脂原料などの消費量が増え,海外への依存度が高いこと,またこれら以外の食料も海外から輸入されており,生産地が日本ではないものも多くあることがあげられる.

また,農産物や水産物などには旬と呼ばれ,農産物では自然の中で普通に栽培して収穫できる季節,水産物では多く収穫できる季節があり,旬に収穫された農産物や水産物などは味が良く,栄養価も高い.

一方で,農産物の露地における栽培では,種まきから収穫に至るまでの気象条件(気温,日射量,降水量)が毎年,同一になることはなく,また南北に長い日本では生産地により気候が異なるため,農産物の成分値には変動が生じる.しかし,水耕栽培のような人工的な環境では,露地栽培に比べて小さくなるため,水耕栽培した農産物の成分値の変動は小さい.

***日本食品標準成分表2020年版(八訂)** 日本食品標準成分表には,日常的な食品の可食部100g当たりの食品成分の数値が収載されている.収載食品は規則に従って,5桁の固有の番号(食品番号)が付与されている.

❶ 生産場所と栄養

🥕 生鮮食品には成分値が生産（生育）場所により異なるものがある

2015（平成27）年に施行された食品表示法では，生鮮食品（農産物，畜産物，水産物，玄米及び精米）に加えて，加工食品においても原産地を表示することが，一部の例外を除いて義務化されている（原料原産地表示制度）．この制度では，加工食品に使用された原材料の原産地を商品に表示する必要があり，原材料が生鮮食品の場合はその産地が，加工食品の場合はその製造地が表示されている．

一方，食品成分表に収載されている一部の品目では輸入品の原産地を食品成分表の資料（食品別留意点）で調べられるが，国産品と輸入品を区別して成分値が収載されている品目は少ない．また，日本国内で生産された食料は，生産地の気候などの違いにより成分値が異なる可能性はあるが，成分値は生産地別に収載されておらず，一部の品目では主産地のものの分析値に基づいて成分値が決定されている．

ⓐ 農産物

1）穀類

こめは日本の主食であり，水田で栽培した水稲で短粒のジャポニカ種（日本型品種）のこめが，日本での生産量のほとんどを占めている．一方，世界のこめ生産量の80％は長粒のインディカ米である．これらのほか，食品成分表には，もちに加工されるもち米や畑地で栽培した陸稲の成分値が収載されている．

こめの栄養成分の中で，たんぱく質はこめの食味と関連し，たんぱく質が少ないほど，炊き上がりがふっくらしており，食味が良い．そのため，良食味米とされるコシヒカリのような品種ではたんぱく質の値がやや低い．さらに良食味米の生産地では肥料の窒素量を減らして，たんぱく質の少ないこめの生産を目指している．食品成分表では，うるち米（水稲穀粒，精白米；食品番号，01083）のたんぱく質の値は6.1 g/100 gであり，インディカ米（水稲穀粒，精白米；食品番号，01152；7.4 g/100 g）や陸稲（陸稲穀粒，精白米；食品番号，01105；9.3 g/100 g）よりも少ない．

一方で，こめの9元素（マンガン，亜鉛，鉄，銅，モリブデン，バリウム，セレン，ニッケル，ルビジウム）の組成から生産地を大まかに判別する技術が開発されており，こめの無機質の成分値は，土壌の種類，すなわち生産地により変動することを意味している．

こむぎを挽いた小麦粉は，うどん，パン，パスタ，ケーキなど多様な加工食品の原材料である．2019（令和元）年度に国内で消費されたこむぎの84％は輸入品である．こむぎの輸入内訳は，アメリカ（47％），カナダ（34％），オーストラリア（17％）であり，これら3国で98％を占めている．

普通こむぎは，たんぱく質が多い順に硬質小麦，中間質小麦，軟質小麦に

分類される．食品成分表では，国産の普通こむぎ(食品番号，01012)に加えて，輸入品ではこむぎ(玄穀)の硬質(食品番号，01013)と軟質(食品番号，01014)の成分値が収載されている．国産の普通こむぎは，たんぱく質の値が10.8 g/100 g であり，中間質小麦に分類される．

2) 豆類

　だいずは，多様な食品や調味料の原材料であり，だいずを加工した豆腐や発酵食品(みそ，しょうゆ)は，和食には欠かせない．

　2019(令和元)年度に国内で消費されただいずの 94% は輸入品である．だいずの輸入内訳は，アメリカ(73%)，ブラジル(16%)，カナダ(10%)，中国(1%)であり，これら 4 国でほぼ 100% を占めている．

　食品成分表では，国産のだいず(全粒，黄大豆，乾；食品番号，04023)に加えて，アメリカ産(食品番号，04025)，ブラジル産(食品番号，04027)，中国産(食品番号，04026)のだいずの成分値が収載されている．

　だいずの一般成分の値は，生産国が異なってもほぼ同じであるが，その他の成分の値に生産国の特徴が表れる．カルシウムの値はアメリカ産とブラジル産で高い．β-カロテンやビタミン E の値はブラジル産で高い．ビタミン K の値は国産で低い．また，無機質では，アメリカ産のセレンとブラジル産のモリブデンの値が顕著に高い．

3) 野菜類

　野菜は季節にかかわらず，年間を通じて栽培され供給されるものが増加している．野菜類の中には，日本が南北に長く伸び，地域により気候が異なることを利用し，生産地を南から北に順次移動させて収穫時期をずらすことで，周年供給できる品目もある．そのため，国内での供給量の 30% 以上を生産する主要な生産地が形成されている品目もあるが，トマト，きゅうり，なす，だいこんなどの品目では第 1 位の生産県でも供給量が 10% 以下である．一方で，野菜の 2019(令和元)年度の品目別自給率(重量ベース自給率)は 79% であり，国内消費される野菜にも輸入品が存在する．

　野菜は生産地により成分値が影響を受けることが多いが，食品成分表では生産地別の成分値は収載されていない．

4) 果実類

　果実の 2019(令和元)年度の品目別自給率は 38% であり，近年では輸入果実の品目も多様化している．食品成分表においても，アセロラ(酸味種)，アボカド，あんず，オレンジ(ネーブル)，オロブランコ，グレープフルーツ，ライム，キワノ，ココナッツ，ざくろ，スターフルーツ，チェリモヤ，ドラゴンフルーツ，ドリアン，なつめやし，パインアップル，バナナ，ホワイトサポテ，マンゴー，マンゴスチン，ライチー，りゅうがんのように，輸入品の成分値が記載されている品目がある．

　食品成分表では，国産のさくらんぼに加えて，米国産の成分値が収載されている．国産のさくらんぼ(食品番号，07070)は，米国産(食品番号，07071)と比較して，β-カロテンや β-クリプトキサンチンの値が 3 倍以上高い．

　りんごやみかんは，日本で栽培される主要な果実であり，主な産地はりん

ごでは青森県や長野県，うんしゅうみかんでは愛媛県，和歌山県，静岡県である．しかし，食品成分表では，これら品目の成分値は産地別に収載されておらず，生産量や出荷量の多い品種あるいは栽培型の成分値が収載されている．

b 水産物

日本は海に囲まれており，古くから水産物を中心とした食文化が発達してきた．水産物の中でも，魚介類は食品成分表にある 18 食品群の中で最も多い，441 品目の成分値が収載されている．魚介類の 2019（令和元）年度の品目別自給率は 52% であり，約半分の魚介類は輸入されている．

海外で収穫される魚介類の中には，日本近海のものと外観や味が似ているため混用されるが，種が異なる魚介類も存在する．

食品成分表では，日本近海で漁獲されるさば類のまさば（食品番号，10154）の成分値は，主に北大西洋，地中海，黒海などに生息するたいせいようさば（ノルウェーさば；食品番号，10158）とは異なる．まさばでは，たんぱく質やナイアシンの値が高く，たいせいようさばでは，脂質の値が高い．

ししゃも類では，国産のししゃも（食品番号，10180）と海外産のからふとししゃも（カペリン；食品番号，10182）が食品成分表に収載されており，ししゃもはたんぱく質の値が高く，からふとししゃもは脂質の値が高い．

あじ類では，まあじ（食品番号，10003）と混用される北欧海域で漁獲されるにしまあじ（食品番号，10008）の成分値が収載されており，にしまあじの脂質の値がまあじより高い．

さけ・ます類のにじますでは，海水養殖（食品番号，10146）と淡水養殖（食品番号，10148）の成分値が収載されており，海水養殖したにじますの脂質の値が，淡水養殖したものより 3.1 倍高い．

c 畜産物

畜産物は良質な動物性たんぱく質の供給源であり，日本では食生活の多様化を背景に，肉類の国民 1 人・1 年当たり供給純食料（人間の消費に直接利用可能な量）は，1965（昭和 40）年度の 9.2 kg から 2019（令和元）年度の 33.5 kg にまで増加した．

肉類の 2019（令和元）年度の品目別自給率は，牛肉で 35%，豚肉で 49%，鶏肉で 64% であるが，牛肉だけが食品成分表において輸入品の成分値が収載されている．なお，牛肉の輸入量はオーストラリア産や米国産のものが多いが，食品成分表にはオーストラリアとニュージーランドで飼育された牛の標準的な品質のものの成分値が収載されている．一方，国産の牛の肉の成分値は，和牛，乳用肥育牛肉，交雑和牛に区分して成分値が収載されている．

輸入牛肉の成分値は，国産牛肉と比べて，水分の値が高く，脂質の値が半分以下である．この要因として，日本では牛肉は赤肉部分に含まれる脂肪交雑の多寡（いわゆる霜降りの程度）により評価されることがあげられる．

❷ 生産季節と栄養

🖐 生鮮食品には成分値が生産（収穫）季節により変動するものがある

　旬に収穫された農産物や水産物などは味が良く，栄養価も高い．一方で，食料は年間通じた安定的な供給が求められている．そのため，日本では品種，作型，生産地を組み合わせることにより，農産物の収穫時期を分散させており，これらの要因により成分値が変動する．水産物も一部の品目では年中漁獲されるが，漁場，漁期，魚体の大きさ，成熟度などの要因により成分値が変動する．畜産物では特に生乳で，生乳を生産する乳用牛が気温上昇にともなう暑熱ストレスに曝されると成分値が変動する．

ⓐ　農産物

1）　野菜類

　ほうれんそうのビタミンCの値は冬季に高く，夏季に低いという傾向がある．そのため，ほうれんそうでは夏採り（食品番号，06355）と冬採り（食品番号，06356）に区分して，食品成分表に成分値が収載されている．冬採りのほうれんそうのビタミンCの値は60 mg/100 gであり，夏採りより3倍高い値である．

　レタス（土耕栽培；食品番号，06312）では，カロテン，葉酸およびビタミンCの値が，入手時期でかなり変動するが，一定の傾向がないため，生産季節により成分値は区分していない．また，西洋かぼちゃ（食品番号，06048）でも，一定の傾向はないが，季節による変動がある．

　一方で，アスパラガス，オクラ，キャベツ，ごぼう，きゅうり，だいこん，たまねぎ，なす，トマト，にんじん，ピーマン，はくさい，ブロッコリー，れんこんでは，季節による分析値の変動は小さく，一定の傾向もないことから，食品成分表では一括した成分値が収載されている．

2）　果実類

　うんしゅうみかんには，10〜11月に成熟するもの（早生；食品番号，07026）と11〜12月に成熟するもの（普通；食品番号，07027）があり，性状や成分値に差異がある．そのため，食品成分表では早生と普通に区分して成分値が収載されている．ビタミンCとβ-クリプトキサンチンの値は，早生うんしゅうみかんが高く，β-カロテンの値は，普通うんしゅうみかんが高い．

ⓑ　水産物

　魚類では，まいわしやまあじのような沿岸性回遊魚やかつおやまぐろのような外洋性回遊魚の脂質の値は，季節により変動し，旬の時期に増加するものが多い．一方，かれいやまだらのような白身の多い底棲性魚では，季節による成分値の変動は小さい．

　食品成分表では，かつおを春獲り（初がつお；食品番号，10086）と秋獲り（戻りがつお；食品番号10087）に区分して成分値が収載されており，秋採りのかつ

おは脂質, レチノール(ビタミン A の一種), ビタミン D の値が高い. 一般に魚類の脂質の値は, 餌を求める索餌期で高く, 産卵期およびその直後で低くなる.

c 畜産物

　乳用牛は恒温動物であるが, 気温が 25℃ を超えると急激な体温上昇が生じ, 飼料摂取量と乳量が減少する. 生乳の成分は季節により変動し, 無脂乳固形分(牛乳から乳脂肪と水分を除いた成分)と乳脂肪の値は, 夏季(7～8 月)で低く, 冬季(12～1 月)で高い傾向がある.

　生乳の成分値は乳牛の品種, 季節, 飼料, 個体などにより変動するものの, 食品成分表では季節と個体による変動を考慮した成分値が収載されている.

❸ 生産条件と栄養

> **生鮮食品の成分値は生産条件により異なったり, 増強されたりする**

　農産物や林産物の中には, 露地と施設(温室)での栽培, 土耕と水耕での栽培, 原木と菌床での栽培のように生産条件が異なるものがある. また, 野菜類では生育時に低温や乾燥のようなストレスに曝されることで成分値が変動する.

　畜産物では特に卵類で, 摂餌の組成により栄養成分を増強できる.

　魚介類では特に魚類で, 天然と養殖に生産条件を区分したり, 養殖と生産条件を明記したりして, 成分値が収載されている. 天然に生息する魚類は, 同一魚種であっても, 前述の要因により成分値が変動し, また個体差も大きい.

a 農産物
1) 野菜類

　レタスは, 露地で土耕栽培したものと, 温度や光などの環境条件を制御した植物工場で, 土の代わりに肥料を含む培養液を使って水耕栽培したものの成分値が食品成分表に収載されている. 水耕栽培のレタス(食品番号, 06361)は土耕栽培のもの(食品番号, 06312)より, β-カロテンの値が 3 倍高い.

　なお, 食品成分表において, きゅうり, なす, トマト, ピーマン, ほうれんそうは, 露地と施設で栽培したものの成分値の間に, 明らかな差異がないために, 成分値は露地栽培と施設栽培に区分せずに収載されている.

　一方で, 農作物のストレス応答により栄養成分が変動することを利用した銘柄品が市販されている. トマトでは, かん水量を減らしてストレスを与えることで, 高糖度果実が生産できる. ほうれんそうでは, 寒さにあてストレスを与える寒締め栽培により, 糖度とビタミン C を増加できる. 銘柄品の中には, 特別な方法で栽培したものもあり, 食品成分表と成分値が異なっている場合もある.

　かいわれだいこん(芽ばえ, 生;食品番号, 06128)は, 食品成分表でのビ

タミン B$_{12}$ の値は推定値 0 である. しかし, 栽培時にビタミン B$_{12}$ を加えて生産したかいわれだいこんは, ビタミン B$_{12}$ が一定量含まれており, 栄養機能食品として市販されている. なお, 栄養機能食品の規格基準では, 1 日当たりの摂取目安量に含まれるビタミン B$_{12}$ の範囲は 0.72 〜 60 μg, 栄養機能表示は「ビタミン B$_{12}$ は, 赤血球の形成を助ける栄養素です.」である.

2) 果実類

メロンは, 露地と温室で栽培したものの成分値が食品成分表に収載されている. 露地栽培したメロン (緑肉種;食品番号, 07135) の β-カロテンの値は, 温室栽培したメロン (食品番号, 07134) より 4.4 倍高い.

いちごは, 露地と施設で栽培したものの成分値の間に, 明らかな差異がないために, 成分値は露地栽培と施設栽培に区分せずに収載されている.

b 林産物

しいたけは, 天然では広葉樹 (ナラ, クヌギなど) の倒木や切株に発生する木材腐朽菌である. 生しいたけの栽培方法には, 原木にしいたけ菌を植え付けたほだ木から発生させる原木栽培と, おがこにふすまなどを混合した培地にしいたけ菌を植え付けて発生させる菌床栽培があり, 生しいたけのほとんどは菌床栽培したものである. 食品成分表で生しいたけは菌床栽培と原木栽培の成分値が収載されている. 原木栽培した生しいたけ (食品番号, 08042) のビタミン D と葉酸の値は, 菌床栽培した生しいたけ (食品番号, 08039) よりそれぞれ 1.3 倍, 1.5 倍高い.

なお, えのきたけ, くろあわびたけ, はたけしめじ, ぶなしめじ, たもぎたけ, なめこ, ぬめりすぎたけ, うすひらたけ, エリンギ, ひらたけ, まいたけ, やなぎまつたけは, 菌床栽培で生産したものの成分値が食品成分表に収載されている.

c 水産物

魚介類の多くは, 天然に生息するものを漁獲しているが, 一部の魚介類では人工的に飼育し, 繁殖させる養殖により生産されている. 食品成分表では, あゆ, まだい, ひらめにおいて, 天然と養殖の成分値が収載されている. 養殖のまだい (皮つき, 生;食品番号, 10193) のエネルギー, 脂質, レチノール, ビタミン D, α-トコフェロール (ビタミン E の一種) の値は, 天然のまだい (生;食品番号, 10192) より 1.2 〜 2.4 倍高い. なお, 養殖のあゆ (生;食品番号, 10025) と養殖のひらめ (皮つき, 生;食品番号, 10235) においても同じような傾向があり, これら成分値は養殖のもののほうが, 天然のものより高い.

魚類には, 成長にともなって呼称が変わるもの, いわゆる出世魚がある. 食品成分表では, 成魚のぶりと若魚のはまちの成分値が収載されている. ぶり (成魚, 生;食品番号, 10241) のビタミン D の値は, はまち (養殖, 皮つき, 生;食品番号, 10243) より高いが, カルシウム, 葉酸, α-トコフェロールの値は低い.

d 畜産物

　肉類の大部分を占める家畜および家禽(きん)肉の成分値は，筋肉の部位だけでなく，年齢，品種，飼料の成分組成により異なる．食品成分表では，にわとりとめんよう(別名，ひつじ)で年齢により区分されている．

　にわとりでは，産卵率の低下した産卵鶏(廃鶏)を成鶏肉，肉専用の交雑種を肥育したブロイラーを若鶏肉として成分値が収載されている．にわとりの成鶏肉(むね，皮つき，生；食品番号，11213)のエネルギー，脂質，レチノール，ビタミン K の値は，にわとりの若鶏肉の同一部位(食品番号，11219)より 1.7 〜 4.0 倍高い．

　めんようでは，生後 1 年以上を経過した羊の肉をマトン，生後 1 年未満のものをラムとして成分値が収載されている．めんようでは，にわとりと異なり，若齢であるラム(ロース，脂身つき，生；食品番号，11202)の脂質，レチノールの値が，マトン(食品番号，11199)より，それぞれ 1.7 倍，2.5 倍高い．

　鶏卵は，たんぱく質が豊富であり，卵黄にはビタミン A，ビタミン D，ビタミン E やミネラル(リン，鉄，亜鉛，銅)が多い．鶏卵の中でも特に卵黄の栄養成分は，親鶏の飼料の組成に影響を受ける．飼料に脂溶性の成分を混ぜると，そのまま卵黄に移行するため，ビタミンやミネラルなど特定の栄養成分を強化した卵が生産できる．「鶏卵の表示に関する公正競争規約」で定めている 24 種類の栄養成分の中で，その含有量が一定量以上であるなどの条件を満たすと，栄養強化卵と表示できる．ビタミン強化卵(ビタミン A，D，E，葉酸)，ミネラル強化卵(ヨウ素，鉄分)，脂肪酸強化卵(α-リノレン酸，IPA，DHA)などがある．

❹ その他の生産条件と栄養

> 農産物や畜産物には成分値が品種や銘柄により異なるものがある

　同一名称の食料でも栄養成分の値が変動する要因には，生産場所，生産季節，生産条件があげられるが，これら以外にも農産物や畜産物では品種や銘柄が要因となる．

　さつまいも(塊根，皮むき，生；食品番号，02006)の成分値は，塊根の肉色が濃黄色から黄白色の品種の分析値に基づいて決定しており，β-カロテンの値は 28 μg/100 g である．しかし，肉色が橙色のさつまいも品種では，β-カロテンの値は 3,000 〜 30,000 μg であり，食品成分表の成分値より 100 倍以上高い．

　とうもろこしでは，粒が黄色と白色の品種がある．とうもろこし粒の黄色はカロテノイドによるものである．そのため，黄色種(玄穀；食品番号，01131)はカロテノイドの一種であるビタミン A を含むが，白色種(玄穀；食品番号，01162)はビタミン A を微量しか含まない．そのため，食品成分表では黄色種と白色種の成分値を別々に収載しているが，白色種のビタミン A 以外の成分値は，黄色種と同じ値としている．

　ぶたは，大型種肉と中型種肉に区分して，食品成分表に成分値が収載され

ている．大型種では，三元豚のような交雑種が大部分を占めている．中型種では，その一種であるバークシャー種が黒豚として市販されており，肉質が良い．筋肉の部位にもよるが，中型種肉の脂質の値は，大型種肉よりも高い．

　なお，地域の名称などを付けた銘柄牛や銘柄豚の肉があるが，これは飼育方法などの違いによるもので，銘柄に応じた特別な品種は存在しない．また，銘柄豚の中には特別な飼料を与えているものがあり，食品成分表の成分値と異なっている場合もある．

　生乳は，乳牛から搾ったままで処理を加えていない牛乳のことであり，食品成分表では，乳牛の品種により区分して成分値が収載されている．日本では，乳牛の大部分はホルスタイン種が占めており，一部でジャージー種が飼育されている．ジャージー種の生乳（食品番号，13001）は，たんぱく質と脂質の値が，ホルスタイン種（食品番号，13002）の値より高く，その牛乳は濃厚感がある．

B　食品流通の概略 ————————————

❶ 食品流通の特徴

> 🥕　食品流通の特徴，地産地消，トレーサビリティの意味を理解する

　商品を生産者から消費者にまで届ける経路を流通という．食品は，生産された土地周辺での消費はきわめて少なく，大部分は商品として流通される．食品は，ほかの商品と比べて輸送性，保存性の面などにおいて，以下のようなさまざまな難しい特性をもっている．

　①種類・形状が多様であり，包装・輸送などの取り扱いが一様でない，②輸送・貯蔵中に品質が大きく低下し，これを防ぐ技術が必須である，③目に見えない食の安全性が問われ，重大事故を起こせば人命にかかわる，④地域性・季節性があり，気象条件や病害虫などで出荷量や価格が大きく変動する，⑤原料を含め，一般に生産するのに時間がかかる，⑥消費者の生活習慣によって消費の種類・形態・量が大きく異なる．

> ☕ **コラム**　地産地消
>
> 　近年，地元で取れた食料を地元で消費しようという地産地消に取り組む動きが盛んになってきており，農林水産省の食料・農業・農村基本計画［2010（平成22）年3月］にも盛り込まれている．地産地消によって，農産物の輸送距離が縮小して，二酸化炭素排出量の低減化をはじめ，環境負荷を少なくすることができる．また，消費者にとっては，食料の生産地，生産方法や生産者が容易にわかり，新鮮で安心な食料を得ることができるという利点がある．生産者にとっては，輸送コストやトレーサビリティ（食品の生産過程の把握，追及）のコスト削減につながる．

コラム　食品のトレーサビリティ（追跡可能性）

　食品のトレーサビリティは，国際的には，「生産，加工及び流通の特定の1つまたは複数の段階を通じて，食品の移動を把握すること」と定義される（コーデックス委員会2004）．具体的には，食品の移動ルートを把握できるよう，生産・加工・流通などの各段階で商品の入荷と出荷に関する記録などを作成・保存し，食品事故などの問題発生時，そのルートを遡って追跡して原因究明や商品回収などを円滑に行えるようにする仕組みである．わが国では，2001年に発生したBSE（牛海綿状脳症）を契機に牛トレーサビリティ法（2003年）が，2008年の事故米不正流通事件を契機に米トレーサビリティ法（2011年）が，それぞれ制定された．その他の食品についても，食料・農業・農村基本計画において，義務付けなどについて検討することとされている．

❷ 主な食品の流通

代表的な食材である米，青果物，食肉，牛肉の流通経路を知る

　このように特殊な食品流通を支えるために，各食品の特徴に応じた経路が整備され，ことに生鮮食料品の流通においては，重要な役割を果たす**卸売市場**という仕組みが発達している．卸売市場には，①価格形成機能，②決済機能，③集荷機能，④分荷機能，⑤情報機能があり，効率のよい生鮮食料品の流通にかかせない．食品流通の仕組みは複雑多岐にわたるため，**図4-1**に典型的な食品の例をあげ，その概略を示す．

a　米

　米は，日本人にとっての主食であり，かつては政府の規制下にあったが，2004年の改正食糧法により，流通規制は最小限になった．したがって現在われわれが購入している米はすべて民間流通米である．食糧法のもと不作時に備えて政府による備蓄米の買い入れが行われている．

b　青 果 物

　典型的な生鮮食料品である青果物は，収穫されたそのままのかたちで消費者が購入する場合が大半であり，保存（貯蔵）が効かず，季節によって種類に違いがある．産地が多い，消費者は毎日のように購入するものの1回の購入量は少ないことなども特徴である．卸売市場では，卸売業者は仲卸業者などに対し，せりによって価格を決めて売り渡す．

c　食　　肉

　食肉も青果物同様，生鮮食品であり，食肉卸売市場がある．青果物より貯

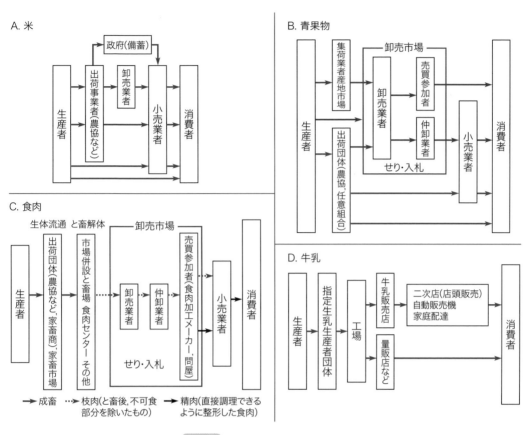

図 4-1 食品ごとの流通経路概略

蔵性が高く，熟成の期間も必要となる．また，生産者は生きた家畜を出荷し，と畜場などでと畜・解体，検査を経て，枝肉（と畜後，不可食部分を除いたもの）からさらに精肉（直接調理できるように整形されたもの）となり，消費者に届けられる．

d 牛　乳

飲料牛乳は，酪農家の生乳が生産者団体（農協）単位で集荷され，乳業工場で必ず殺菌の過程を経なければならない（p.177 参照）．冷却後，容器に充填され，量販店に出荷されるか，牛乳販売店による宅配によって，消費者に届けられる．

C 保存による栄養成分の変化とその制御

食品はその多くが農産物や水産・畜産物といった食品素材に調理・加工操作を行った後に食される．食品および食品素材は必要に応じて利用されるため，保存・貯蔵といった工程が必要となる．植物由来の農産物は，収穫後であっても呼吸や蒸散といった生理作用は続き，基質の減少が起きる．水産・

＊枝肉　と畜後，血液，皮，頭部，内臓を除去し，中心線に沿って背骨のところから2分割に半丸状態としたもの．
　部分肉（正肉）　牛・豚の場合，枝肉を大分割あるいは小分割して骨と余分な脂肪などを除去した状態．鶏肉の場合はムネ肉とモモ肉の骨を除去した状態．
　精肉　部分肉をスライス肉，厚切り肉，肉塊などの状態にし，消費者が購入しそのまま調理して食べられるように小売用に調整したもの．

4
食品流通・保存と栄養

畜産物においては生命活動が停止したのちも，内在する酵素によって成分の変化が生じる（**表4-1**）．こうした変化は甘味や水分の減少といった食品および食品素材の品質劣化に関与することが多いが，水産・畜産物においては身質の軟質化および旨味成分の増加，果実においては身質の軟質化といった食味の向上につながることもある．

　食品および食品素材の保存・貯蔵中は上記にあげたような呼吸や蒸散，内在する酵素作用のような内的要因の他，空気中の酸素による酸化，乾燥による水分の減少，微生物の作用といった外的要因によっても成分の変化が起きる．また，**アミノカルボニル反応**（メイラード反応）に代表される食品成分間反応によっても食品および食品素材は変質が進行する．　●アミノカルボニル反応

❶ 呼吸・蒸散による農産物の成分変化

> 農産物の呼吸と蒸散を制御することが品質劣化を抑制する1つの方法である

　農産物は収穫後も呼吸・蒸散といった生命活動は停止することなく続いている．この内，呼吸反応は以下の式によってグルコースなどの**糖質**が基質として使用されていくため，農産物は保存・貯蔵中に甘味が減少する．　●糖質

$$C_6H_{12}O_6 + O_2 \rightarrow 6CO_2 + 6H_2O$$

　呼吸反応は発熱反応であるため，呼吸を行うことで農産物の温度や湿度は上昇し，微生物の増殖や酵素反応が活発となることで成分の変化が進行する．従って，呼吸を抑制することで品質の劣化を遅らせることができる．現在では，低温下での貯蔵や保存ガス環境を呼吸や有用成分の分解が抑制される条件に調節した貯蔵（CA貯蔵）や食品および食品素材自身の呼吸作用によって保存ガス環境を制御する包装技術（MA包装）によって成分変化を抑制している．

　農産物は一般的に水分含量が高く，環境湿度が低い場合は水分蒸散が起こる．この水分蒸散によって質量の減少の他，光沢・張りの低下，しわが生じるといった品質の低下を引き起こす．そのため，農産物を保存・貯蔵する際には環境湿度の制御も重要となる．

表4-1　食品の成分変化にかかわる主な酵素

対象成分	酵素名
炭水化物	アミラーゼ
たんぱく質	プロテアーゼ ペプチダーゼ
脂質	リパーゼ リポキシゲナーゼ
嗜好成分	ポリフェノールオキシダーゼ ペルオキシダーゼ
ビタミン	アスコルビン酸オキシダーゼ

❷ 保存による脂質の変化

脂質の保存における変化で主に問題となるのは酸化である

ⓐ 自動酸化

　植物油やナッツ類といった脂質を多く含む食品は空気中に放置しておくことで不快な異臭を発するようになる．これは油脂に含まれる**不飽和脂肪酸**と空気中の三重項酸素($^3O_2$)とが結合する**自動酸化**と呼ばれる反応が進行するからである．自動酸化は**図4-2**に示すように4つの過程(開始，成長，分解，停止)に分けることができる．まず開始反応として，不飽和脂肪酸(LH)から水素ラジカルが引き抜かれ脂質ラジカル(L・)が生じる．その後は成長反応として生じたL・に$^3O_2$が結合し脂質ペルオキシラジカル(LOO・)となり，LOO・はさらに他の不飽和脂肪酸から水素ラジカルを奪い，脂質ヒドロペルオキシド(LOOH)となる．水素ラジカルを引き抜かれた不飽和脂肪酸は別のL・となり連鎖的に反応が進行する．蓄積したLOOHは分解反応によって新たなLOO・，アルコキシラジカル(LO・)やヒドロキシラジカル(・OH)を生じ，自動酸化が加速される．この開始から分解反応が繰り返され，LHが減少してくるとL・やLOO・同士が結合し，安定な非ラジカル化合物となるため，自動酸化は停止する(停止反応)．

　不飽和脂肪酸から水素ラジカルの引き抜かれやすさはC-H結合の強さに依存する．このため二重結合に挟まれたメチレン基(**活性メチレン基**)を有するリノール酸やリノレン酸，魚油に多く含まれるイコサペンタエン酸(IPA)やドコサヘキサエン酸(DHA)といった**多価不飽和脂肪酸**は特に自動酸化を

●不飽和脂肪酸

●自動酸化

●多価不飽和脂肪酸

①開始反応　　LH　　　　　　　　　　　　　⟶　　　L・　　＋　　・H
　　　　　　　不飽和脂肪酸　　　　　　　　　　　　　脂質ラジカル　水素ラジカル

②成長反応　　L・　＋　O₂　　　　　　　　　⟶　　　LOO・
　　　　　　　　　　　　　　　　　　　　　　　　　脂質ペルオキシラジカル

連鎖反応　　　LOO・　＋　LH　　　　　　　　⟶　　　LOOH　＋　L・
　　　　　　　　　　　　　　　　　　　　　　　　　脂質ヒドロペルオキシド

③分解反応　　LOOH　　　　　　　　　　　　⟶　　　LO・　　　＋　　・OH
　　　　　　　　　　　　　　　　　　　　　　　　　アルコキシラジカル　ヒドロキシラジカル

　　　　　　　2LOOH　　　　　　　　　　　⟶　　　LOO・　＋　LO・＋　H₂O

④停止反応　　L・　＋　L・　　　　　　　　　⟶　　　L-L

　　　　　　　L・　＋　LOO・　　　　　　　　⟶　　　LOOL

　　　　　　　LOO・　＋　LOO・　　　　　　⟶　　　LOOL　＋　　O₂

図4-2 脂肪酸自動酸化の反応機構

起こしやすい. 1価不飽和脂肪酸であるオレイン酸の自動酸化速度を1としたとき, IPAやDHAは300倍程度の速度で酸化するといわれ, 魚油は非常に酸化されやすい油脂であるといえる(表4-2).

[b] 酵素による酸化

リポキシゲナーゼは植物に広く存在する脂質酸化酵素である. リポキシゲナーゼは**リノール酸**やリノレン酸といった(Z,Z)-1,4-ペンタジエン構造を持つ脂肪酸に$^3O_2$を付加してヒドロペルオキシドを生成する. 大豆が保存中に青臭いにおいを発する要因は, 大豆に含まれるリポキシゲナーゼがリノール酸に作用し, 生じたヒドロペルオキシドがヒドロペルオキシドリアーゼによって分解して**ヘキサナール**が生じるからである(図4-3).

●リポキシゲナーゼ
●リノール酸

●ヘキサナール

❸ 保存による炭水化物, 糖, たんぱく質およびアミノ酸の変化

> 炭水化物は分解作用により, 糖, たんぱく質およびアミノ酸は酸化作用により性状が変化する

[a] 炭水化物の分解

穀類やいも類などは, 保存中に内在するでんぷん分解酵素である**アミラーゼ**の作用を受け, **デキストリン**や**マルトース**を生成し, 還元糖が増加する. 生成した還元糖は, アミノ酸と共存することでアミノカルボニル反応が起こり, 褐変する.

●アミラーゼ
●デキストリン
●マルトース

[b] 還元糖の酸化

グルコースや**フルクトース**, マルトースといった糖は構造内にアルデヒド基やケトン基を持つ. アルデヒド基は還元性を示すがケトン基は通常還元性を示さない. しかし, ケトースと呼ばれる -CO-CH$_2$OH 基を持つ糖類は還元性を示すため**還元糖**と呼ばれている. 還元糖に含まれるアルデヒド基やケトン基を持つ鎖状構造は, エノラートイオンを経てエンジオールという構造に変化する(図4-4). このエンジオールは強い還元性を示すため, 空気中の酸素によって自動酸化を受けることになる. エンジオールが自動酸化を受けると過酸化水素, ヒドロキシラジカル, スーパーオキシドを生成し, 食品成分や生体成分と反応する.

●フルクトース

●還元糖

表 4-2 各脂肪酸の化学構造と自動酸化速度

脂肪酸	化学構造			自動酸化速度 (オレイン酸を1とした場合)
	炭素数	不飽和度	活性メチレン基の数	
オレイン酸	18	1	0	1
リノール酸	18	2	1	15〜20
α-リノレン酸	18	3	2	40〜50
IPA	20	5	4	300
DHA	22	6	5	300

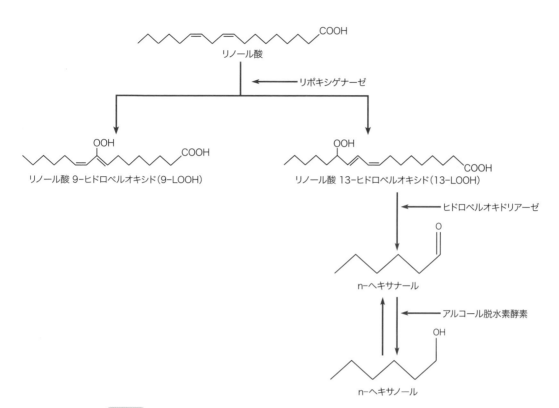

図4-3 リノール酸から n-ヘキサナール，n-ヘキサノールの生成機構

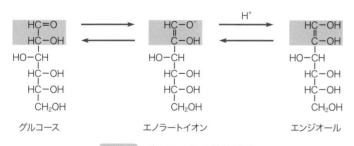

図4-4 グルコースの鎖状構造

c たんぱく質，アミノ酸の酸化

　たんぱく質を構成するアミノ酸の側鎖は貯蔵中に活性酸素により酸化される．システイン残基のチオール基(SH基)は貯蔵中に分子内または分子間でジスルフィド結合(-S-S-)を形成し，たんぱく質の立体構造を変化させる．他にも，メチオニン，ヒスチジン，トリプトファン，プロリン，リシン残基は酸化を受けやすいアミノ酸残基である．酸化によって，これらのアミノ酸が酸化修飾されるほか，たんぱく質のラジカルが形成され，たんぱく質同士が架橋・重合することで，食品の物性が変化するとともに，栄養価の低下が起こる．

❹ 保存によるその他成分の酸化

> **ビタミンや色素といった成分は保存中に酸化を受ける**

a ビタミンの酸化

　ビタミン A, ビタミン E やビタミン C といった, 構造に二重結合をもつ一部のビタミンは酸化されやすい. ビタミン A の前駆体であるプロビタミン A(カロテノイド)は活性酸素種である一重項酸素($^1O_2$)からエネルギーを受け取り, 三重項酸素($^3O_2$)に戻す作用(**クエンチング効果**)を持つ. ビタミン E(トコフェロール)はクエンチング効果に加えラジカルに水素イオンを供与して非ラジカル型にする効果(**スカベンジ効果**)を持つ強力な抗酸化剤である. 抗酸化剤は, 対象成分を還元する効果があるため自身はきわめて酸化されやすい. また, 過酸化脂質や紫外線と反応すると抗酸化効果を失う. カロテノイドは, クエンチング効果によって自身は酸化, 分解され退色の原因となる. 水溶性ビタミンであるビタミン C(アスコルビン酸)は, スカベンジ効果を持つ成分のラジカル補捉剤としての働きを強めるシナジスト(共力剤)として作用する. 一方, ビタミン C はアスコルビン酸オキシダーゼによる酵素的な酸化, 金属イオンによる非酵素的酸化といった作用を非常に受けやすい. また, ビタミン C は酸化されることで**デヒドロアスコルビン酸**となり(図 4-5), アミノ酸が共存するとアミノカルボニル反応により食品の褐変が進行する.

b フェノール類の酸化

　りんごやじゃがいも, バナナなどは皮をむいて放置すると褐変していく. これは植物組織が損傷を受け, 細胞内に内在している**ポリフェノールオキシダーゼ**という酵素がフェノール性化合物と接触し, 酸化反応が進行するためである. この着色反応は, 酵素によって反応が触媒されるために**酵素的褐変反応**と呼ばれる. フェノール性化合物の中でもカテコール(o-ジフェノール)構造を持つクロロゲン酸やカフェ酸(コーヒー酸)といった化合物は特に酸化されやすい(図 4-6). これらの化合物はポリフェノールオキシダーゼ*によって o-キノンに酸化される(図 4-7). ポリフェノールオキシダーゼによる褐変化は, 多くは好ましくない変化と捉えられるが, 同じ酵素による褐変化で食品加工に用いられる例として紅茶がある. 紅茶は, 茶生葉を発酵させる過程でポリフェノールオキシダーゼが作用し, 発酵中に**カテキン類**が酵素的に

●ポリフェノールオキシダーゼ

＊ポリフェノールオキシダーゼにはカテコラーゼ(別名チロシナーゼ)やラッカーゼなどがある.

●カテキン類

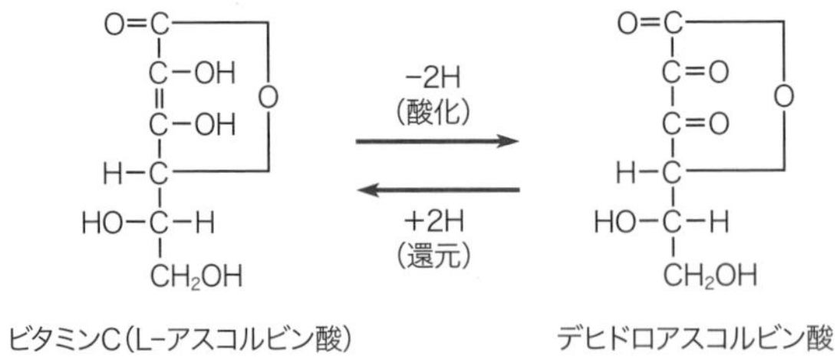

ビタミンC(L-アスコルビン酸)　　デヒドロアスコルビン酸

図 4-5 ビタミン C(アスコルビン酸)の酸化

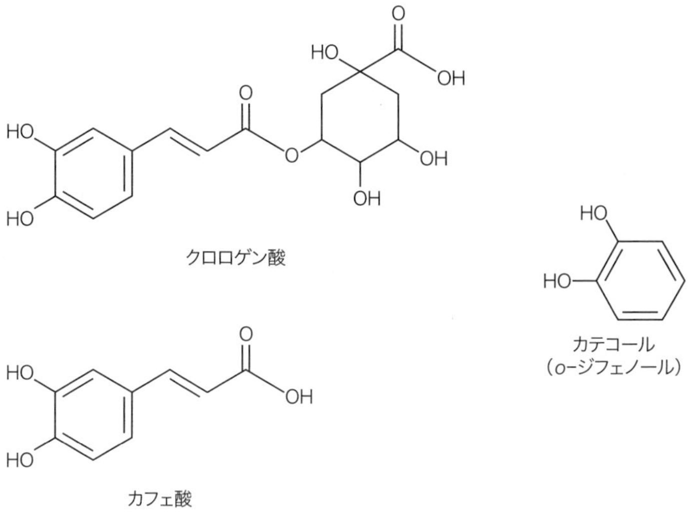

図4-6 クロロゲン酸およびカフェ酸の構造

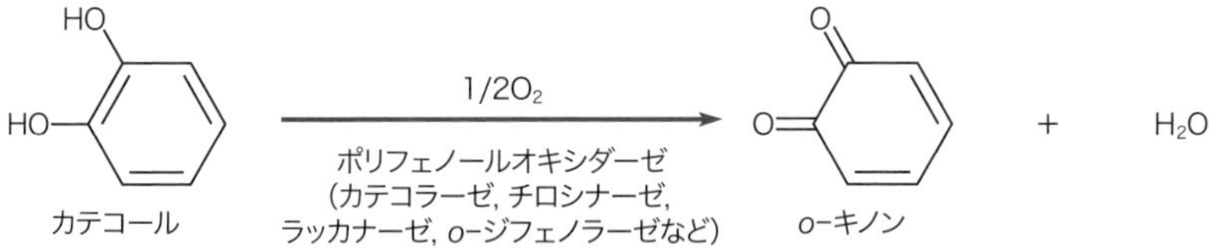

図4-7 ポリフェノールオキシダーゼによるキノンの生成機構

褐変化, 紅茶の色味物質である**テアフラビン**を生成させることで製造される.

●テアフラビン

c 色素の酸化

C_6-C_3-C_6 の構造はフラバン骨格と呼ばれ, この構造を持つ色素化合物であるフラボノイドは酸化に対して比較的安定である. しかし, フラボノイドの一種であり, ブルーベリーやブドウ果皮に多く含まれている**アントシアニン**は酸化に対して不安定であり, 保存中に退色しやすい.

d 重金属の酸化

ヘモグロビンやミオグロビンといった色素たんぱく質はその構造に鉄イオン錯体を有する. 食肉に含まれるミオグロビンは, 構造中の鉄イオンが2価であれば赤色を示すために肉色は赤みを帯びる. しかし, 酸化反応により鉄イオンが3価になるとメトミオグロビンとなり, 褐変する. 新鮮な食肉は内部が酸素に触れていないため暗赤色を示しているが, 酸素に触れることでオキシミオグロビンとなり鮮赤色を示す. その後長時間酸素に晒されることで Fe^{2+} が Fe^{3+} に酸化(メト化)し, 褐変する(p.127, 図6-4 参照).

D　環境条件による食品・栄養成分変化 ————

❶ 温　度

🥕 加熱殺菌と低温貯蔵

　青果物の呼吸, 蒸散, 成熟, 追熟・老化, 発芽, および食品の褐変や脂質酸化, 酵素反応, 微生物の増殖, 害虫の繁殖は温度の影響を受ける. 食品を常温に放置するとこれらの生物的・化学的な反応が促進され, 品質劣化を引き起こすが, 食品を低温環境下に置くことにより, 品質が保持されて貯蔵期間を延長することができる. 低温貯蔵は塩蔵, 糖蔵, 乾燥, 加熱殺菌などの保存方法に比べて, 食品本来の風味を損なうことが少ない点で優れている（p.88 参照）. 一方, 食品の高温での処理, すなわち加熱は物理的, 化学的, 生物的に大きな変化をもたらし, 食品の加工, 調理, 殺菌が可能となる.

a　温度係数

　このように, 温度は食品の品質保持, 加工, 調理における最も重要な因子である. 反応速度の温度による変化を示す指標に**温度係数**[*]（**Q₁₀**）があり, 温度が10℃上昇すると反応速度が何倍になるかを示している. 各種反応のQ₁₀を**表 4-3** に示す. 一般的な生命活動や化学反応の Q₁₀ は 2 〜 3 である. かりに微生物の増殖の Q₁₀ を 2.3 とすると, 真夏の室内（約 35℃）から冷蔵庫（約 5℃）に入れると, 約 30℃の温度低下があり, その反応速度は約 $\frac{1}{12}\left(=\frac{1}{2.3}\times\frac{1}{2.3}\times\frac{1}{2.3}\right)$ になる. すなわち, 炎天下に 1 時間放置した食品の雑菌の増殖は冷蔵庫に半日（12 時間）貯蔵したのとほぼ同じになる.

　表 4-3 の数値からわかるように, たんぱく質が変性したり生物が死滅する温度帯では Q₁₀ が大きな値となる. 原生動物は 40℃前後で死滅するが, 細菌の栄養細胞（vegetative cell）は 48 〜 59℃の温度範囲で高い Q₁₀ を示し, この温度帯での殺菌効果が大きいことがわかる. それに比べて細菌の芽胞

＊温度係数　Q₁₀ と略称される. 10℃の温度上昇で呼吸や反応が何倍になるかを示す. 通常はQ₁₀ ＝2 〜 3である.

表 4-3 10℃の温度上昇にともなう反応速度の増加（Q₁₀）

反応型	無生物系反応	Q₁₀	温度範囲（℃）	生物の反応	Q₁₀	温度範囲（℃）
熱化学	大部分の反応	2 〜 3		光合成（真昼）	1.6	4 〜 30
	酵素（麦芽アミラーゼ）によるでんぷんの消化	2.2	10 〜 20	細菌（*E.coli*）生育	2.3	20 〜 37
				筋肉（小腸）収縮	2.4	28 〜 38
				甜菜の呼吸	3.3	15 〜 25
	酵素（トリプシン）によるカゼインの消化	2.2	20 〜 30	オレンジの呼吸	2.3	10 〜 20
				豆もやしの呼吸	2.4	10 〜 20
				選択物質の細胞中への透過	2.4 〜 4.5	10 〜 25
	たんぱく質凝固			加熱殺生—胞子	2 〜 10	40 〜 140
	卵アルブミン	625	69 〜 76	—細菌	12 〜 136	48 〜 59
	ヘモグロビン	14	60 〜 70	—原生動物	890 〜 1000	36 〜 43
光化学	写真フィルム露出	1.05	− 85 〜 30	細菌の紫外線殺菌	1.06	5 〜 36
				光合成（制限光）	1.06	15 〜 25
				眼球光増感色素漂白	1.00	5 〜 36

（藤原喜久夫, 粟飯原景昭（監）：食品衛生ハンドブック, p.462, 南江堂, 1992 より引用）

（spore）は広い温度範囲で Q_{10} が小さく，かなり高い温度でも死滅しにくいことがわかる．芽胞の Q_{10} は温度が非常に高くならないと高い値を示すようにならない．食品を汚染している芽胞を含むすべての微生物を完全に死滅させるには，湿熱条件で 120℃以上の温度で加熱する必要があり，乾燥条件ではさらに高い温度が必要である．一方，**紫外線殺菌**の Q_{10} は 1 に近く，殺菌効果がほとんど温度に依存せず，低温条件でも殺菌効果が低下しないため，**低温殺菌技術**として紫外線殺菌が利用されている．

b 温度と化学反応

　食品の品質変化をもたらす主な化学反応は，**アミノカルボニル反応**（メイラード反応）による褐変と脂質の酸化である．表 4-3 の Q_{10} からわかるように，大部分の反応は 10℃低下するごとに $\frac{1}{2}$〜$\frac{1}{3}$ になり，低温では進行が非常にゆるやかである．逆に温度が高くなると化学反応の速度が大きくなり，たとえば油揚げせんべいを暗所で貯蔵した場合の脂質酸化の指標である POV（**過酸化物価**）は，40℃貯蔵では室温貯蔵の数倍となる（**図 4-8**）．

c たんぱく質の変性

　たんぱく質は加熱，凍結などにより容易に変性し，酵素活性，溶解性，粘度，ゲル形成能，起泡性，疎水性などが変化する．食品の品質劣下にはさまざまな酵素が関与している．酵素はたんぱく質でできており，加熱すると変性して活性を失う．このことを利用して，酵素反応による品質劣化の抑制を目的に青果物を短時間熱湯や蒸気で処理して酵素を失活させる技術を**ブランチング**という．

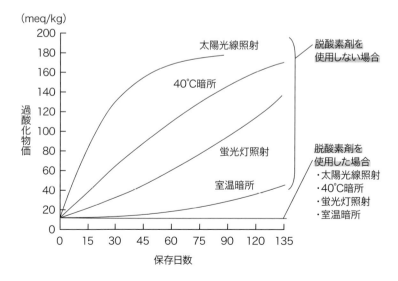

図 4-8　油揚げせんべいの過酸化物価の変化
（津志田藤二郎（編著）：食品と劣化，p.97，光琳，2003）

d 低温貯蔵中の青果物の変化

　青果物は収穫後も呼吸, 蒸散, 酵素反応などの生理的な反応が進行し, 萎凋, 変色, 異臭の発生などを起こして品質が低下する. また, 青果物は酵素の作用により品質劣化を起こす. このような青果物の生理活動を抑制する最も一般的な方法は貯蔵温度を下げることである. 一般に, 呼吸や酵素反応のような生理的な反応の Q_{10} は $2 \sim 3$ であり, 温度が $10℃$ 低下すると $\frac{1}{2} \sim \frac{1}{3}$ に低下する(**表 4-3**). もう少し詳しく見ると, **表 4-4** に示すように, 多くの青果物の呼吸の Q_{10} は $10℃$ 以上では $2 \sim 3$, $10℃$ 以下では $3 \sim 4$ であり, 低温になるほど呼吸速度の低下の割合が大きくなるため, 青果物はできるだけ低温に保持することにより, 呼吸を効率的に抑制できる(**表 4-5**). したがって, 常温から冷蔵庫に移すと果実や野菜の過熟, 減量, 腐敗を抑制することができ, さらに青果物の過熟や老化を促進するエチレンの生成も抑制することができる. 果実や野菜の多くは, 低温貯蔵することにより新鮮な状態を維持して貯蔵期間を延長できる.

　低温貯蔵は品質低下を抑制するだけでなく, 果実の甘味の増加などの品質向上を引き起こすこともある. たとえば, くりを $1℃$ で貯蔵するとスクロースの含量は $10℃$ での貯蔵と比べて 2 倍に増加して甘味を増す(**表 4-6**). こ

表 4-4 青果物の呼吸の温度係数 Q_{10}

品 目	$0 \sim 10℃$	$11 \sim 21℃$
いちご	3.5	2.1
もも	3.1	3.0
レモン	4.0	1.7
オレンジ	3.3	1.8
グレープフルーツ	3.4	2.0

品 目	$0.5 \sim 10℃$	$10 \sim 24℃$
アスパラガス	3.5	2.5
えんどう	3.9	2.0
さやいんげん	5.1	2.5
ほうれんそう	3.2	2.6
とうがらし	2.8	3.2
にんじん	3.3	1.9
ちしゃ	1.6	2.0
トマト	2.0	2.3
きゅうり	4.2	1.9
じゃがいも	2.1	2.2

（食品総合研究所(編)：食品技術総合事典, p.416, 朝倉書店, 2008）

表 4-5 各種野菜の温度別 CO_2 排出量

品 名	CO_2 排出量 mg/kg/hr		
	$0℃$	$4.5℃$	$21℃$
アスパラガス	44	82	222
ブロッコリー	20	97	310
キャベツ	6	10	38
セロリー	7	11	64
スイートコーン	30	43	228
レタス	11	17	55
たまねぎ(乾燥)	3	4	17
たまねぎ(緑)	16	25	117
じゃがいも	3	6	13
ほうれんそう	21	46	230
かぼちゃ	12	16	91

（食品総合研究所(編)：食品大百科事典, p.674, 朝倉書店, 2001）

表4-6 くりの貯蔵温度とスクロース含量（%，湿重量）

貯蔵温度	貯蔵期間			
	0週間	3週間	6週間	9週間
1℃	2.5	8.5	10.3	11.8
5℃	2.5	7.7	9.0	9.1
10℃	2.5	6.3	6.4	6.4

れは，低温で貯蔵することにより，でんぷんから遊離糖に変換する酵素群が活性化されるからである．このような現象はじゃがいもなどでも観察される．低温貯蔵したじゃがいもは**還元糖**が増加し，そのままでポテトチップスなどを製造すると**メイラード反応**による褐変が起こるため，一度常温に戻して還元糖を減少させてから加工に供する．アスパラギンと還元糖とのアミノカルボニル反応で生成するアクリルアミドも，低温貯蔵したじゃがいもを原料にすると生成量が増加する．

e 農産物の低温障害

　低温流通は多くの農産物の品質保持に役立つが，低温流通が必ずしも適していない農産物もある．このような農産物では低温下に置くと生理的異常を生じ，褐変，ピッティング（表皮の部分的陥没），軟化，腐敗などが起こる．このように低温によって生理的障害を起こす現象を低温障害という．熱帯・亜熱帯原産の農産物に起こりやすく，具体的にはウリ科，ナス科，カンキツ科に属する青果物が低温障害を受けやすい（**表4-7**）．**低温障害**を起こす代表的なものとしてバナナとさつまいもがあり，冷蔵庫に入れておくとバナナは短期間で果皮が黒変し，さつまいもは腐敗しやすくなる．したがって，青果物は低温障害を起こさない温度範囲で，できるだけ低温で流通させる必要がある．

f 温度と微生物

　微生物は**最低増殖温度**以下の低温では増殖できず，温度の上昇とともに増殖速度が大きくなり，**至適増殖温度**に達した後に急速に増殖速度が低下して，**最高増殖温度**に達すると増殖できなくなる（**図4-9**）．微生物は種類により増殖可能な温度帯が異なる（**表4-8**）．多くの微生物は**中温微生物**であり，0℃以下や55℃以上では増殖できず，20〜45℃で活発に増殖し，至適増殖温度が30〜40℃にある．一般に，**食中毒菌**や**病原菌**は中温微生物に属し，食品を常温に放置すると増殖するので，食中毒や腐敗を防止するために，食品は冷蔵される．

　低温でも増殖する微生物は，**低温微生物**と呼ばれている．たとえば，**ボツリヌス菌E型**（*Clostridium botulinun* type E），**エルシニア・エンテロコリチカ**（*Yersinia enterocolitica*），病原性大腸菌（*Escherichia coli*），**リステリア・モノサイトゲネス**（*Listeria monocytogenes*）などの食中毒菌は0〜4℃で増殖可能である（**表4-9**）．そのため，5℃の低温貯蔵でも必ずしもすべての食中毒菌の増殖が抑制できるわけではない．さらに低温でも増殖できる好冷微

表 4-7 　果実・野菜の低温障害の発生温度および症状

	種　類	科　名	発生温度(℃)	症　状
果実	青うめ	バラ	5〜6	ピッティング，果肉褐変
	アボカド	クスノキ	5〜10	追熟異常，果肉褐変，異味
	オリーブ	モクセイ	6〜7	果肉褐変
	オレンジ	カンキツ	2〜7	ピッティング，じょうのうの褐変
	かぼす	カンキツ	3〜4	ピッティング，異味
	グレープフルーツ	カンキツ	8〜10	ピッティング，異味
	すだち	カンキツ	2〜3	ピッティング，異味
	なつみかん	カンキツ	4〜6	ピッティング，じょうのうの褐変
	バナナ	バショウ	12〜14.5	果皮褐変，オフフレーバー
	パイナップル(熟果)	パイナップル	4〜7	果芯褐変，ビタミンC減少
	パッションフルーツ	トケイソウ	5〜7	オフフレーバー
	パパイヤ(熟果)	パパイヤ	7〜8.5	ピッティング，オフフレーバー
	マンゴー	ウルシ	7〜10	水浸状ヤケ，追熟不良
	もも	バラ	2〜5	剥皮障害，果肉褐変
	ゆず	カンキツ	2〜4	ピッティング
	りんご(一部の品種)	バラ	0〜3.5	果肉褐変，軟性ヤケ
	レモン(黄熟果)	カンキツ	0〜4	ピッティング，じょうのうの褐変
	(緑熟果)		11〜14.5	ビタミンC減少，異味
野菜	おくら	アオイ	6〜7	水浸状ピッティング
	かぼちゃ	ウリ	7〜10	内部褐変，ピッティング
	きゅうり	ウリ	7〜8	ピッティング，シートピッティング
	さつまいも	ヒルガオ	9〜10	内部褐変・異常，硬化
	さといも	サトイモ	3〜5	内部変色，硬化
	さやいんげん	マメ	8〜10	水浸状ピッティング
	しろうり	ウリ	7〜8	ピッティング
	しょうが(新)	ショウガ	5〜6	変色，異味
	すいか	ウリ	4〜5	異味・異臭，ピッティング
	とうがん	ウリ	3〜4	ピッティング，異味
	トマト(未熟果)	ナス	12〜13	ピッティング，追熟異常
	(熟果)		7〜9	変色，異味・異臭
	なす	ナス	7〜8	ピッティング，ヤケ
	にがうり	ウリ	7〜8	ピッティング
	はやとうり	ウリ	7〜8	ピッティング，内部褐変
	ピーマン	ナス	6〜8	ピッティング，シートピッティング，萼，種子褐変
	メロン(カンタロウブ)	ウリ	2〜4	ピッティング，追熟異常，異味
	(ハニデュウ)		7〜10	ピッティング，追熟異常，異味
	(マスク)		1〜3	ピッティング，異味
	やまいも(いせいも)	ヤマイモ	1〜3	内部褐変
	(いちょういも)		0〜2	内部変色
	(だいじょ)		8〜10	内部褐変
	(ながいも)		0〜2	内部変色

(農産物流通技術研究会(編)：2013年版農産物流通技術年報，p.123，流通システム研究センター，2013，邨田，1993)

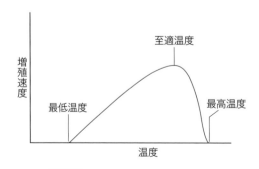

図 4-9 　微生物の増殖と温度の関係

表4-8 微生物と増殖温度域

	最低(℃)	至適(℃)	最高(℃)	微生物
好冷微生物	−10〜5	12〜15	15〜20	細菌の一部（食品中にはきわめてまれ） かび，酵母は少ない
低温微生物	−5〜5	25〜30	30〜35	水生菌,腐敗細菌の一部(たんぱく質分解能が高い) 酵母，かびの一部
中温微生物	5〜10	25〜45	45〜55	かび，酵母，一般細菌，腐敗原因菌，大部分の病原菌
好熱微生物	30〜45	50〜60	70〜90	*Bacillus* 属・*Clostridium* 属の一部

（好井久雄，金子安之，山口和夫（編著）：食品微生物ハンドブック，p.103，技報堂出版，1995）

表4-9 主要な食中毒菌の最低増殖温度

菌　種	最低増殖温度*
Bacillus cereus	7℃，10〜12℃
Campylobacter jejuni	25℃，31℃
Clostridium botulinum type A	10〜12℃
type B	10〜12℃
type E	3.3℃
Clostridium perfringens	6.5℃，15〜20℃
Escherichia coli(病原性)	3.4℃，8℃，10℃，14℃
Salmonella spp.	5.2℃，5.5〜6.8℃，6.7〜7.7℃，9〜10℃
Staphylococcus aureus	6.5〜6.7℃，7.7℃
Vibrio parahaemolyticus	5〜8℃，10℃，11.5〜13℃
Yersinia enterocolitica	0℃，1℃

*最低増殖温度は培養条件により異なる
（藤原喜久夫，粟飯原景昭（監）：食品衛生ハンドブック，p.526，南江堂，1992）

生物もいる．

　一方，**好熱微生物**は至適増殖温度が45℃以上にある．たとえば，**バシラス・ステアロサーモフィラス**(*Bacillus stearothermophilus*)は25℃では増殖できないが75℃でも増殖でき，100℃でも死滅しないため，缶コーヒーや缶スープなどの加熱殺菌が不十分だと自動販売機で加温販売中に増殖して変敗を引き起こすことがある．このような変敗を**フラットサワー**＊という．

　かびや酵母は最高増殖温度が約40℃で最低増殖温度が0℃付近にあり，至適増殖温度が25〜45℃である．ペニシリウム属(*Penicillium*)やムコール属(*Mucor*)のかびやサッカロミセス属(*Saccharomyces*)などの酵母は0℃でも生育可能である．

1) 冷凍と微生物の生残

　温度が−10℃以下ではほとんどの自由水が凍結して水分活性が低下しており，微生物は増殖できない．**冷凍食品**は−18℃以下で流通しているため，微生物による腐敗や品質劣化は起こりにくい．しかし，微生物の多くは凍結しても死滅せず，凍結状態でも休眠状態で生存している．したがって，温度管理が悪いために気づかないうちに一時的に温度が上昇して食品の一部が融解すると，微生物が増殖して品質劣化が起こることがある．また，微生物の種類によっても凍結中の死滅率が異なるため，凍結保存中に食品の**微生物叢**（ミ

＊フラットサワー　耐熱性，偏性嫌気性の芽胞形成細菌が生育・増殖して乳酸を産生し，酸味を呈する．通常，変敗が生じるとガスの発生により缶が膨張するが，フラットサワーでは膨張が起きない．

クロフローラ)が変化することもある.

2) 加熱と微生物

細菌の栄養細胞は一般に最高増殖温度より 10 ～ 15℃ 高くなると急激に死滅する. そのため牛乳(LTLT 製法)は 63 ～ 65℃ で 30 分間殺菌する. この加熱により病原菌を殺菌し, 酵素を不活性化できるが, **胞子や芽胞**などの耐熱細胞を完全に死滅させることはできない. 微生物の胞子や芽胞の耐熱性は**栄養細胞**より高く, 特に細菌の芽胞は**耐熱性**が著しく高い. また, 殺菌する場合は**乾熱**より**湿熱**のほうが効果が高く, たとえば細菌芽胞は 121℃ の乾熱では完全には死滅しないが, **高圧蒸気加熱(オートクレーブ)** を用いると 121℃ で滅菌することができる.

微生物の耐熱性は pH の影響を受け, 一般に中性から弱アルカリ性で最も耐熱性が高く, 酸性下では低い. したがって, pH の高い食品ほど強高度な加熱殺菌処理が必要となる.

食中毒菌の場合, 生産した毒素に耐熱性がある場合も問題となる. **ボツリヌス菌**(*Clostridium botulinun*)の毒素は熱に弱いが, **黄色ブドウ球菌**(*Staphylococcus aureus*)の毒素である**エンテロトキシン**は耐熱性が高く, 調理食品による食中毒の原因となる. また, かび毒である**アフラトキシン**は煮沸してもオートクレーブ処理(121℃)しても失活しない.

3) 微生物の耐熱性の指標

微生物を一定の温度で加熱した時の生残数は, 生残数を対数表示にすると, 加熱時間との間に直線関係が得られる(**図 4-10**). 微生物数を 1/10 に減少させるのに必要な加熱時間を **D値** と呼び, このグラフから求めることができる. たとえば, $D_{121} = 2$ とは 121℃ で 2 分間加熱すると微生物数が 1/10 になる(90% が死滅する)ことを示している. この場合, 121℃ で 16 分間(8D)加熱すると, 1 億分の 1($1/10^8$)になる. 一方, **F値** は 250℉(華氏, 摂氏 121 度)で微生物を死滅させるまでにかかる時間を表す. また, ある殺菌条件下で殺菌時間を $\frac{1}{10}$ に短縮するのに必要な温度差を **Z値** という.

4) 温度と害虫

一般に, 食品を食害する害虫は発育温度が 25 ～ 35℃ であり, 発育可能な最低温度は 15 ～ 20℃ にある. 穀物を食害する害虫は 55℃ 以上の条件に数分間置くことにより殺虫することができ, また冷蔵, 冷凍により死滅あるいは

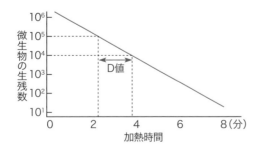

図 4-10 微生物の生残曲線

発育抑制が可能である．いずれの害虫も−15℃で1日間保持すればほぼ完全
に死滅する（**表4-10**）．

2 水　　分

自由水の制御による品質劣化の防止

　水は多くの食品において最も多く含まれている成分であり，自由水と結合
水に分けられる．**結合水**は，たんぱく質，炭水化物，ペプチド，塩類などの
食品成分と水素結合しており，自由に運動できない水である．一方，**自由水**
はこれらの食品成分とは結合せず，束縛されることなく自由に運動している
水である．食品における化学変化，酵素反応，微生物の増殖に関与している
のは自由水であり，結合水は，自由水と比較して，①蒸発しにくい，②凍結
しにくい，③微生物により利用されにくい，④化学反応や酵素反応に利用さ
れにくい，⑤溶媒として物質を溶解しにくい，といった性質を有している．
したがって，自由水の量を制御することによって食品の品質変化を制御する
ことができる．

a 水分活性
　自由水と結合水を合わせたものがその食品の水分含量であり，同じ水分含
量でも自由水と結合水の割合が異なると食品の腐敗，乾燥速度，保存性など
が異なる．食品中の自由水の割合を表す指標として**水分活性**（water activity,
Aw）がある．水分活性は，自由水が多いほど高い値となり，結合水が多いほ
ど低い値となる．水分活性は次式で表される．

$$Aw = \frac{P}{P_0}$$

　（P：食品の水蒸気圧，　P_0：同じ温度・圧力下における純水の水蒸気圧）
　水分量が同じであっても，食品の成分組成や物理的な構造が異なれば水分
活性は異なる．また同じ食品で水分含量が同じであっても，温度が異なれば

表4-10 代表的貯穀害虫*の諸性質

害虫種	ライフサイクル（日数）				至適温度域（℃）	食性	完全致死に必要な低温と処理日数				
	卵	幼虫	蛹	成虫			−15℃	−12℃	−7℃	−4℃	−1℃
コクゾウムシ (*Sitophilus zeamais*)	5	24	6	180	27〜31	穀物	1	1	3	6	8
コクヌストモドキ (*Tribolium castaneum*)	5	20	6	>270	32〜35	穀粉	1	1	1	5	8
ノコギリヒラタムシ (*Oryzaephilus surinamensis*)	3	18	6	<180	31〜34	雑食	1	1	3	7	23
ノシメマダラメイガ (*Plodia interpunctella*)	3	20	7	12	28〜32	雑食	1	3	8	28	90
スジコナマダラメイガ (*Ephestia kuehniella Zeller*)	3	22	7	12	24〜27	穀粉	1	3	7	24	16

*全発育ステージを貯蔵食品中で過ごすもの.
（食品総合研究所（編）：食品大百科事典, p.616, p.677, 朝倉書店, 2001）

水分活性は異なる．品質変化に関与するのは自由水であるため，食品の品質変化を論じる場合，水分含量ではなく水分活性を指標にする必要がある．食品の変化，微生物と水分活性との関係は**図4-11**のようになる．

b 水分活性と化学反応

　水溶性成分が関与する化学反応は，水に溶解した成分の間で反応が起こるため，水分活性が高いほど反応が進みやすくなるが，自由水が多くなり過ぎると，反応に関与する食品成分の濃度が低くなるため反応速度が低下する．たとえば，代表的な**非酵素的褐変のアミノカルボニル反応は水分活性0.60～0.85で最も反応が起こりやすい**．

　食品成分の酸化は**水分活性が高いほど起こりやすく**，**脂質の自動酸化**もアミノカルボニル反応と同様に水分活性の高い領域に反応のピークがある．自由水が極端に少なくなると，脂質と空気とが接触する機会が増えるために，反応が進行しやすくなる．したがって，脂質酸化速度は，水分活性0.3～0.4付近で最低となり，水分活性が0.3よりも低下すると急に上昇する（**図4-11**）．

c 水分活性と酵素活性

　酵素反応においては，自由水に溶解している成分が基質となり，さらに自由水が直接反応に関与する場合もある．そのため酵素反応は水分活性が高いほど反応速度が上昇する．傷ついた果実や野菜のポリフェノールオキシダーゼによる褐変**，大豆のリポキシゲナーゼによる異臭の発生などは，水分活性が高くなると反応が促進され，水分活性が低いほど抑制される．

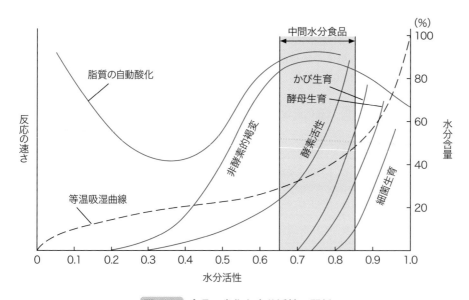

図4-11　食品の劣化と水分活性の関係
(Labuza TP, McNally L, Gallagher D et al：J Food Sci 37：154, 1972)

d 水分活性と微生物

　一般に**細菌**は水分活性 0.90 以上，**酵母**は水分活性 0.88 以上，**かび**は 0.80 以上で増殖する（**表4-11**）．言い換えると，最も水分活性が高い領域でないと増殖できないのが細菌であり，つづいて酵母，最も低い水分活性領域で増殖できるのがかびである（**図4-11**）．**好塩細菌**は水分活性 0.75，**耐乾性かび**は水分活性 0.65 でも増殖可能である．

e 浸 透 圧

　肉や野菜などの食品に食塩や砂糖を加えると，**浸透圧**の差によって，細胞内の水は細胞膜を通って細胞の外に漏出し，食品は脱水される（ただし，既に細胞が破壊されているあんやだんごなどは該当しない）．このことを利用するのが**塩蔵と糖蔵**である（p.45参照）．**浸透圧**を利用した保存技術の目的は，浸透圧の作用を利用して食品中の水分活性を低下させ，微生物や酵素による腐敗や自己消化を抑制することである．浸透圧（P）は次式により表される．

　p ＝ RTC
　　（R：気体定数，T：絶対温度，C：モル濃度）

　この式からわかるように，浸透圧は溶解している成分のモル濃度に比例する．したがって同じ重量％であれば，分子量が 342 のスクロースより分子量が 180 であるグルコースやフルクトースを用いるほうが効果が大きく，浸透圧は約 2 倍となり，水分活性はより低くなる．同様に，分子量が 58.5 である食塩は同じ重量％のスクロースやグルコースと比較して浸透圧を高める効果が強く，さらに水中でナトリウムイオンと塩化物イオンに解離するためモル濃度が一層高くなり，浸透圧はさらに上昇し，水分活性は低下する．食塩には塩化物イオンによる静菌作用もある．

表4-11 微生物の発育と Aw の関係

微 生 物	発育の最低Aw
普通細菌	0.90
普通酵母	0.88
普通かび	0.80
好塩細菌	≦0.75
耐乾性かび	0.65
耐浸透圧性酵母	0.61

（石井泰造（監）：微生物制御実用事典，p.16，フジテクノシステム，1993）

❸ 空気組成，ガス環境

　大気は窒素 78.1%，酸素 20.9%，二酸化炭素 0.04% で構成され，動物，植物，微生物を問わず，一般に生物はこの環境下で生活している．ほとんどの生物は生育や増殖に酸素を必要とするが，酸素があると生育や増殖ができないものもある．酸素は生命活動に影響を及ぼすだけでなく，脂質酸化，色素の退色，褐変などのさまざまな化学変化を引き起こす．したがって，食品の置かれたガス環境，特に酸素濃度は，食品の品質に大きな影響を与える．酸素により悪影響を受ける食品の場合，品質保持のため**ガス置換**や**脱酸素剤封入，真空包装**などが行われる．

a　酸素と化学変化

　油脂を含む食品では，酸素を含む環境下に置くと酸化が進行し，過酸化物，アルデヒド，アルコール，ケトン，酸などを生成するとともに，粘度の増加，着色，異臭の発生といった品質劣化を起こす．酸化生成物には有毒なものがあり，ビタミン A やビタミン C の破壊，たんぱく質の分解や架橋などをともない，食品の栄養価を低下させる．このような酸化反応は，酸素濃度 2% 以下の条件で急激に低下する．

　貯蔵・保存環境の空気を窒素や二酸化炭素などで置換することによって，脂質やビタミン類の酸化防止，害虫による食害防止，好気性微生物による品質劣化を防止できる．二酸化炭素は脂質に対する溶解度が高いため，酸化防止の目的には一般に窒素ガスが用いられる．ポテトチップスや削り節などを対象に，酸化防止を目的としたプラスチック包装の窒素ガス置換が行われている．**脱酸素剤**により酸素を除去すると油脂の酸化を完全に抑制できる．

b　酸素と青果物

　青果物は呼吸により酸素を取り込み二酸化炭素と水を放出する．環境中の酸素濃度を下げるか，二酸化炭素濃度を上げることにより，呼吸活動を抑制することができる．このことを利用して，青果物の貯蔵期間を延長することができる．

　貯蔵施設内の酸素を減らして二酸化炭素を増やすとともに，低温にすることによって青果物の呼吸を抑制し，栄養成分の損失を防ぎ，長期間保存する方法を **CA**(controlled atmosphere)**貯蔵**という．また，フィルム包装によって CA 貯蔵に近い条件を保つ方法を，**MA 貯蔵**または **MA 包装**(modified atmosphere packaging)という(p.47 参照)．

c　エチレンと青果物

　エチレンは**植物ホルモン**の一種であり，青果物によっては成熟を促進したり，老化(過熟化)を促進したりする．特に**クライマクテリック型果実**は収穫

後の貯蔵時にもエチレンを生成して成熟を促進し，品質劣化を引き起こす（p.47 参照）．エチレンを多く生成する果実や野菜は一般的に貯蔵性が低い．エチレンはクロロフィルの分解を促進するため，ブロッコリーやほうれんそうのような緑色野菜を黄化させ，また花弁，葉，果実，へたの離落などを促進して商品価値を低下させる．バナナは防疫上成熟果実の輸入が禁止されているため，緑色の未熟な状態で輸入し，エチレンによる熟成処理を行って黄色に着色してから出荷される．また，かきやメロンのように微量のエチレンによって急速に軟化が進み，品質が損なわれるものもある．

d 酸素と微生物の増殖

　一般的に微生物は生育に酸素を必要とし，酸素濃度を低くすることにより生育を抑えることができるが，無酸素の条件でのみ生育可能なものもある．増殖と酸素との関係により，細菌は偏性好気性菌，通性嫌気性菌，偏性嫌気性菌に大きく分けられる．**偏性好気性菌**は呼吸に酸素を要求し，酸素がないと増殖できない．**通性嫌気性菌**は酸素を利用することができるが，嫌気的条件下でも増殖できる．**偏性嫌気性菌**は無酸素の環境においてのみ増殖することができ，酸素があると増殖が阻害される．

　ほとんどのかびは偏性好気性であるが，アスペルギルス属(*Aspergillus*)やペニシリウム属(*Penicillium*)のように酸素濃度が1%でも生育するものがあり，かびの増殖を完全に抑制するには酸素濃度を0.1%以下にする必要がある．**ボツリヌス菌**(*Clostridium botulinum*)のように嫌気的な条件下で増殖して毒素を生産する細菌もある．

　二酸化炭素は必要以上に生物体に存在すると細胞内の pH が低下し，生理活性を抑制し，多くの微生物に対して静菌作用を示す．一方，窒素には静菌作用はない．

pH

　食品は弱酸性から中性域の pH を有しているものが多く，アルカリ性を示す食品は少ない．食品は pH 緩衝能を持ち，通常の調理や加工を行っても食品中の pH が大きく変化することはない．たんぱく質をアルカリ処理すると構成アミノ酸のラセミ化，架橋，リシノアラニンの生成，消化性の低下，栄養価の減少などが起こる．食品をアルカリ性にすると好ましくない反応が起こることが多いが，中華めんの製造におけるかんすい処理のようなアルカリ条件での加工処理もある．また，ピータンはアヒルの卵をアルカリ処理したものである．

　微生物は増殖に最も適した pH 域（至適 pH）を外れると，**たんぱく質の変性**が起こって増殖しにくくなる．これは特に酸性側において顕著である．一般にかび，酵母の至適 pH は弱酸性，細菌は中性から弱アルカリ性にある．

細菌の栄養細胞と芽胞の耐熱性は，pH 6.0 ～ 7.0 で最も大きく，酸性側で著しく低下する．しかし，乳酸菌や酢酸菌のように低い pH 域でも増殖する細菌もある．一般にかびが最も低い pH に耐え，続いて酵母である．細菌が最も低 pH に弱い．同じ pH なら，リン酸のような無機酸よりも酢酸，クエン酸，乳酸，酒石酸のような有機酸のほうが微生物の生育阻害効果が大きい．有機酸を利用して食味や保存性を改善した食品がピクルスや漬け物である．

 ⑤ 光

紫外線の影響の抑制

　光は電磁波の一種であり，一般に波長が 190 ～ 380 nm のものを**紫外線**，380 ～ 780 nm のものを**可視光線**，780 ～ 30,000 nm のものを**赤外線**という．太陽光はいろいろな波長の電磁波からなり，その約 7% が紫外線である．紫外線や波長の短い可視光線を食品に照射すると，多くの成分が酸化反応を起こし，品質劣化を引き起こす．特に，光がクロロフィルやビタミン B_2 のような成分に吸収されると**光増感反応**が起こり，酸化反応が促進され，油脂の酸化，カロテノイドやクロロフィルの退色などを引き起こす．たとえば，油揚げせんべいを太陽光線や蛍光灯で照射すると暗所貯蔵した時よりもはるかに油脂の酸化が進み，脂質酸化の指標である過酸化物価（POV）が増加する．光による油脂の酸化，色素の退色などを抑制するには，遮光，すなわち光を通さない包装資材の使用や暗所貯蔵を行う．

　紫外線は波長域により UV-A（400 ～ 320 nm），UV-B（320 ～ 290 nm），UV-C（290 ～ 190 nm）に分類される．核酸の紫外線吸収極大は 260 nm 付近にあるため，UV-C は強い殺菌効果を有する．殺菌灯と呼ばれる低圧水銀ランプは，殺菌効果の高い 254 nm 光を効率よく発光する．

 コラム 電磁波

　電磁波は波長が短いほど大きなエネルギーを持つ．赤外線は可視光線よりも波長が長く，加熱作用がある．一方，紫外線は可視光線よりも波長が短く加熱作用はない．紫外線の効果は波長により異なり，UV-C は殺菌，オゾン生成，有機物の分解，UV-B は接着，UV-A は光重合，硬化に用いられる．電子レンジに使用されるマイクロ波，X 線や γ 線も電磁波である．

E 各食品の保存上の特徴 ━━━━━━━━━━━━━

❶ 穀 類

4

食品流通・保存と栄養

🥕 穀類は比較的長く保存できる

多くの穀類では，収穫した実を乾燥して保存する．そのため，他の食品と比較して穀類は長期の保存が可能である．

a 米

米は精白米として食べることが多いが，貯蔵の段階では籾殻がついたまま貯蔵する籾貯蔵か，籾殻を外した玄米貯蔵が一般的である．その状態で，庫内温度を15℃以下の低温にして貯蔵する．これは，低温にすることで米自身の呼吸を抑制して米中の栄養成分の利用を抑制するとともに，米中の酵素活性を抑えて米中のでんぷんや脂質，ビタミンなどの栄養成分の分解を抑制するためである．このとき，水分含量が多い米ほど米の呼吸が抑制されるため，米を低温貯蔵する際の庫内の湿度は70〜80％にする．

このような条件下では，米は1年以上保存が可能で，収穫後1年未満の米を新米，1年以上経過した米を古米として区別する．ただし，古米では酵素の作用を抑制したとしても，リパーゼの作用による脂質の分解とリポキシゲナーゼの作用による脂肪酸の酸化によってヘキサナールなどのアルデヒド類が生じ，徐々に古米臭と呼ばれる不快なにおいが発現するようになる．

b 小麦

小麦の場合，収穫したての小麦粒を用いた小麦粉では吸水率が低い，生地の弾力が弱いなど，小麦製品の品質が劣る．そこで，小麦の場合は収穫後に一定期間の熟成（エイジング）を行う．小麦は実を粉砕した小麦粉の状態で食品に利用されるが，貯蔵の段階ではバラ貯蔵と呼ばれる，籾をつけた実そのままの状態で，袋詰めせずにそのまま貯蔵する．小麦では，空気に触れて小麦中の成分の酸化を促進したほうが熟成も進んで品質が安定化しやすくなる．

c とうもろこし

穀類の中でもとうもろこしは水分含量が多く，長く貯蔵できない．また，収穫後の呼吸による成分消費も盛んで，特に野菜として扱われるスイート種では糖質を多く含むが，常温保存では呼吸による糖質の消費の影響で甘味が大きく損なわれる．そのため，とうもろこしでも低温貯蔵が主流となっている．

❷ 豆類

　大豆では保存中に酵素の作用による脂質の酸化が起こる

　豆類も，収穫後に乾燥して水分含量を減らすため，食品の中では保存性が高くなっている．

　大豆は豆類の中でも脂質を多く含むとともに，リポキシゲナーゼが含まれている．大豆では，脂質の構成脂肪酸の約半分をリノール酸が占めており，リノール酸へのリポキシゲナーゼの作用で，大豆中にn-ヘキサナールが発生する．このn-ヘキサナールの影響で，大豆に**豆臭**と呼ばれる青臭いにおいが漂うようになる．そのため，酵素活性の抑制を目的として，大豆の保存は15℃の低温条件で行われる．

❸ いも類

　いも類では保存中にでんぷんの糖化が起こる

　いも類は穀類と同じくでんぷんを多く含むが，穀類と違い水分含量が多いため，穀類のような長期保存はできない．

ⓐ じゃがいも

　じゃがいもでは，低温貯蔵によってでんぷんの分解が起こり，糖質量が増す．これによって生食用のじゃがいもでは甘味の増加による品質の向上が生じるが，フライドポテトやポテトチップスに使う加工用のじゃがいもでは，油で揚げた後の褐変が起こりやすくなる．そこで，加工用じゃがいもではあらかじめ細かくマッシュしたじゃがいもを冷凍保存することででんぷんの糖化を防ぎ，加工にともなう褐変を抑制している．また，じゃがいもでは保存中の発芽抑制を目的として，**コバルト60（^{60}Co）を用いた放射線（γ線）照射**が認められている．わが国で，保存を目的として放射線の使用が認められているのは，じゃがいもの発芽抑制に対してのみである．

ⓑ さつまいも

　さつまいもでは，収穫直後のいもに対して**キュアリング**という処理が行われる．キュアリングとは，収穫時にいもにできた傷口をふさぐという意味で，収穫直後のいもを温度30〜33℃，湿度90〜95%の貯蔵庫に数日間入れる．その後速やかに温度を13〜14℃にまで下げて貯蔵すると，傷口の表皮下にコルク層が形成される．これによって，腐敗の原因となる微生物の侵入を防ぐことができる．また，キュアリング中にでんぷんの糖化が起こり，さつまいもの甘味が増す．

❹ 野菜類・果実類

野菜や果実は呼吸とエチレンガス放出に注意しながら保存する

　野菜や果実も収穫後の呼吸によって成分が消費され，品質が劣化する．また，水分の蒸散による品質劣化も起こる．特に野菜や果実は食品の中でも水分含量が多いため，水分蒸散による品質の劣化が著しい．そこで，野菜や果実の保存では，低温条件で水分蒸散を抑制することを基本とする．その際，野菜や果実の呼吸作用も併せて抑制することを目的として，保管庫内の空気組成を人工的に調整した**CA**(controlled atmosphere)**貯蔵**が行われている（第3章参照）．CA貯蔵では，まず，野菜や果実の水分の蒸散を抑えるために保管庫内を低温，高湿度条件にする．そして，庫内の空気組成を低酸素，高二酸化炭素状態にする．野菜や果実をCA貯蔵で保存すると，種類によっては保存期間を2倍以上に延長することが可能である．

　CA貯蔵は専用の設備が必要であり，コストもかかるが，野菜や果実を気体透過性の高いポリエチレンやポリプロピレン製の袋で包装すると，水分の蒸散が抑制されるとともに，野菜や果実自身が行う呼吸によって袋内が低酸素，高二酸化炭素状態になり，そのまま低温保存すればCA貯蔵と似た効果が得られる．このような包装方法を**MA包装**(modified atmosphere packaging)という（第3章参照）．MA包装は厳密に空気組成を管理していないのでCA貯蔵に比べて効果は弱いものの，保存期間の延長は可能である．

　保存中の食品の水分の蒸散の抑制には低温保存が効果的であるが，一部の野菜や果実では，低温条件に置くと代謝異常を起こし，品質の劣化が起こる場合がある．これを**低温障害**といい，主な症状として表面の軟化，内部の腐敗，変色(黒変，褐変)，ピッティングがある．低温障害は，熱帯・亜熱帯原産の野菜や果実，ウリ科やナス科の野菜や果実に多く見られる他，さつまいもややまいもなどのいも類でも生じる．低温障害を起こす可能性のある野菜や果実の場合，障害が発生しない範囲の温度帯の中でなるべく低い温度を維持しながら保存する．

　表4-12に示すように，野菜や果実の中には貯蔵中に**エチレンガス**を生成し，放出するものがある．エチレンは植物にとって成長ホルモンの一種であり，エチレンの作用によって貯蔵中でも野菜や果実の成長，熟成が促進するが，完熟し終えた野菜や果実にさらなるエチレンの作用が続くと，実の老化が進行し，鮮度の低下や品質の劣化につながる．そのため，野菜や果実を保存する際は放出されるエチレンガスを空気中から除去するか，エチレンガスを分解するなどの処理が行われる．一方，エチレンガスの作用による成長を見越して，バナナやトマト，西洋梨などでは，未熟なうちに実を収穫し，保存期間中に実を熟させる**追熟**という手法が行われている．

表 4-12 主な野菜の最適貯蔵条件とエチレン生成

品目名	貯蔵最適温度(℃)	適湿度(%)	貯蔵限界(目安)	エチレン生成量	エチレン感受性	低温貯蔵とフィルム包装の組み合わせ
アスパラガス	2.5	95〜100	2〜3週	極少	中	有効
イチゴ	0	90〜95	7〜10日	少	低	有効
カボチャ	12〜15	50〜70	2〜3月	少	中	不要
カリフラワー	0	95〜98	3〜4週	極少	高	
キャベツ(早生)	0	98〜100	3〜6週	極少	高	有効
キャベツ(秋冬)	0	98〜100	5〜6月	極少	高	有効
キュウリ	10〜12	85〜90	10〜14日	少	高	有効
サヤインゲン	4〜7	95	7〜10日	少	中	有効
サヤエンドウ	0	90〜98	1〜2週	極少	中	
ショウガ	13	65	6月	極少	低	有効
スイカ	10〜15	90	2〜3週	極少	高	不要
スイートコーン	0	95〜98	5〜8日	極少	低	有効
セルリー	0	98〜100	1〜2月	極少	中	有効
ダイコン	0〜1	95〜100	2〜3月	極少	低	
タマネギ	0	65〜70	1〜8月	極少	低	不要
トマト(完熟)	8〜10	85〜90	1〜3週	多	低	
トマト(緑熟)	10〜13	90〜95	2〜5週	極少	高	
ナス	10〜12	90〜95	1〜2週	少	中	有効
ニラ	0	95〜100	1週	少	中	有効
ニンジン	0	98〜100	3〜6月	極少	高	有効
ニンニク	−1〜0	65〜70	6〜7月	極少	低	不要
ネギ	0〜2	95〜100	10日	少	高	有効
ハクサイ	0	95〜100	2〜3月	極少	中〜高	有効
ピーマン	7〜10	95〜98	2〜3週	少	低	有効
ブロッコリー	0	95〜100	10〜14日	極少	高	有効
ホウレンソウ	0	95〜100	10〜14日	極少	高	有効
メロン(ネットメロン)	2〜5	95	2〜3週	多	中	
メロン(その他)	7〜10	85〜95	3〜4週	中	高	
レタス	0	98〜100	2〜3週	極少	高	有効

(農研機構：野菜の最適貯蔵条件一覧表(https://www.naro.affrc.go.jp/org/nfri/yakudachi/optimalstrage/index.html)より許諾を得て改変し転載)

🍎 5 肉 類

🖐 肉類は保存中に熟成させて肉の軟化と旨味生成を促す

　と畜直後の食肉では，死後硬直と呼ばれる肉の硬化が起こる．この段階の肉は食用には不適であるが，肉を一定期間保存すると死後硬直が解け，肉が軟化する．この現象を解硬といい，解硬が起きた肉では保水性や結着性が増すとともに，たんぱく質の分解にともなうペプチド，遊離アミノ酸の蓄積やATPの分解にともなう 5'-イノシン酸の蓄積により，肉の旨味が増し，食用に適するようになる．このように，肉を軟化しながら肉の品質を向上させる処理のことを，食肉の熟成という．食肉を熟成している間に肉中のミオグロビンがオキシミオグロビンに変化することで，肉の色合いも向上する(「C. 保存による栄養成分の変化とその制御」を参照).

肉の軟化とたんぱく質の分解，ATP の分解はそれぞれ肉に含まれる酵素の作用によって起こるので，保存時の温度が高いときほど，これらの作用は早く進行する．しかし，肉中にはさまざまな微生物が存在しており，温度が高く，ペプチドや遊離アミノ酸が存在する状態ではそれらの微生物の生育も活発となり，肉の腐敗の進行も早めてしまう．そういった肉では摂取による食中毒の危険も高まることから，肉の熟成は通常，0 ～ 5℃程度の低温条件を維持し，微生物の繁殖を抑制しながら行われる．5℃で保存した場合，熟成期間は牛肉で約 10 日，豚肉で 4 ～ 6 日，鶏肉で半日～ 1 日程度を要する．

熟成が終わり，食用に適する状態となった肉を保存する場合も，微生物の繁殖を抑制するために低温で保存する．しかし，保存期間が長期に及ぶとオキシミオグロビンがメトミオグロビンへと変化し，肉の色が鮮赤色から褐色へと変化するため，保存期間が長くなり，鮮度の落ちた肉では，肉の色合いが悪くなる．

❻ 魚介類

🐟 冷凍保存した魚介類では油焼けに注意する

わが国では，刺身や寿司などの料理で魚介類を生で食べる機会が多い．しかし，魚介類は微生物の付着が多いために腐敗しやすく，かつ，脂質の構成脂肪酸にイコサペンタエン酸(IPA)やドコサヘキサエン酸(DHA)を多く含む関係で，脂質の酸化による品質の劣化も起きやすい．そのため，魚介類の保存では他の食品以上に慎重な管理が求められる．

漁業，特に沖合漁業や遠洋漁業で捕獲する魚の場合，捕獲から水揚げするまでに数日～数ヵ月を要するため，沖合漁業では捕獲した魚を砕氷に詰めて冷蔵保存，遠洋漁業では捕獲した魚を冷凍保存する．このとき，緩慢冷凍では最大氷結晶生成帯の通過時間が長くなり，氷による組織の破壊で品質の低下が起こるため，なるべく急速冷凍して組織内にできる氷の粒径を小さくする．

ただし，魚を冷凍したまま長期間保存すると，魚肉中の氷が昇華して魚肉中から水分が抜けてしまうことで，魚肉が乾燥する．さらに，魚肉が乾燥すると空気中の酸素によって魚肉中の脂質が酸化され，変色や不快臭，苦味の形成などが生じる．この現象を**油焼け(脂焼け)**という．そこで，魚介類を冷凍保存する場合，油焼けを防止する目的であらかじめ魚介類の表面を氷の薄膜(グレーズ)で覆う**グレージング**が行われる．グレージングは魚だけでなく，むきえびやかに，いかなどでも用いられている処理方法である．

❼ 卵・乳

卵や乳も低温保存を基本とする

a 卵

鶏卵では卵殻の表面にサルモネラ属菌が付着しているため，採卵した鶏卵の表面を温水洗浄し，消毒した後乾燥して25℃以下の涼しい環境で出荷まで保管する．購入後は冷蔵保存するのが一般的だが，冷蔵保存でも賞味期限が異なる．10℃以下で保存した場合，夏期(7～9月)は採卵後16日以内，春秋期(4～6月，10～11月)は採卵後25日以内，冬期(12～3月)は採卵後57日以内と設定されている．長期間保存して古くなった卵では，水分の蒸発と空気の殻内への流入によって比重が軽くなる，卵黄膜の強度低下にともない卵黄が割れやすくなる，卵白から二酸化炭素が抜けてpHが上昇する，濃厚卵白の水様化が起こるなどの変化が生じる．

b 牛乳

牛乳の場合，搾乳して集められた生乳はいったん10℃以下のタンクで冷蔵貯蔵され，工場にて標準化，均質化を経た後，加熱殺菌処理を行う．殺菌処理を行った牛乳は，直ちに5℃以下に冷却する．冷却した牛乳を容器に充填した後，出荷まで10℃以下で保存する．牛乳では，殺菌処理によって有害微生物を死滅するようにしているが，有用微生物である乳酸菌は残存している．牛乳の保存中に乳中に残存した乳酸菌が生育するとともに，乳酸菌の代謝によって乳酸生成が行われるため，保存期間が長くなるほど牛乳の酸度上昇とpHの低下が起こる．なお，一般的な牛乳では出荷後の保存も低温冷却した状態で行うが，原料乳をUHT(Ultra High-Temperature)法で滅菌して製造する**ロングライフ牛乳(LL牛乳)**では常温保存が可能であり，常温保存の状態でも賞味期限が約90日に設定されている．

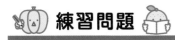 練習問題

以下の問題について，正しいものには○，誤っているものには×をつけなさい.

(1) かつお(生)に含まれる脂質の量は，春獲り(初がつお)より秋獲り(戻りがつお)のほうが少ない.

(2) ほうれんそう(葉)に含まれるビタミンCの量は，夏採りより冬採りのほうが少ない.

(3) 生乳に含まれる脂質の量は，ジャージー種よりホルスタイン種のほうが多い.

(4) こめに含まれるたんぱく質量は，うるち米(水稲穀粒，精白米)よりインディカ米(水稲穀粒，精白米)のほうが多い.

(5) まだい(生)に含まれる脂質の量は，天然より養殖のほうが少ない.

(6) 飽和脂肪酸は，自動酸化を起こしやすい.

(7) 脂質分子中の二重結合にはさまれたメチレン基の水素が，ラジカルとして引き抜かれる.

(8) ラジカル捕捉剤を添加すると，自動酸化は促進される.

(9) 脂質の自動酸化では，重合反応だけでなく分解反応も起こる.

(10) 窒素ガスを用いてガス置換包装すると，油脂の酸化防止とともにすべての微生物の増殖も防止できる.

(11) 温度が10℃低下すると，多くの果実・野菜で呼吸速度は元の$\frac{1}{2}$〜$\frac{1}{3}$に低下する.

(12) 貯蔵中の食品の品質変化に関与するのは結合水である.

(13) 非酵素的褐変と油脂の酸化は水分活性が低くなるほど抑制される.

(14) 死後硬直は，筋肉中のADPが減少するために起こる.

(15) 食肉の熟成中にグリコーゲンが蓄積される.

(16) グルコースなどの還元糖と脂肪酸が高温で反応するとアクリルアミドが生成する.

(17) 魚肉を冷凍すると，長期保存しても脂質の酸化が起こらない.

5 器具と容器包装

学習到達目標

① 食品を包む包装材料と特徴について説明できる.

② 食品包装材料として使われるプラスチックにはさまざまな種類があることが説明できる.

③ 包装によって食品品質が変化することが説明できる.

　食品を包む(包装する)大きな目的は,食品がこうむる物理的,化学的な劣化を防ぐことである.したがって,食品包装はその保蔵に関して重要な役割を果たすことになる.具体的には,①微生物・昆虫・異物の混入防止,②食品の品質劣化防止,③食品の形状崩壊防止などがあげられる.包装の目的を**表 5-1**に示す.

　すべての食品包装材料については,**食品衛生法**第3章「器具及び容器包装」において,清潔性,有毒性,用途別材料別の規格及び製造基準に関する法的な衛生規格が設けられている.また,**日本工業規格** Japanese Industrial Standards(**JIS**)において,包装は,①**個装**(item packaging),②**内装**(interior packaging),③**外装**(exterior packaging)の3種に分類されている.食品に直接接触する包装は個装であり,缶詰や飲料缶など包装食品のほとんどが該当する.また,個装された食品を包装することを内装,さらに木箱や段ボール箱などで梱包することを外装として区別している.

表 5-1　食品包装の目的

包装目的	防止内容
外界との遮断	微生物汚染,異物・昆虫混入
食品品質の維持	腐敗(微生物),酸化や退色(酸素,光),移り香(においの移行)
食品形状の維持	変形,形状破壊(転落,陳列・梱包圧迫),重量変化(透湿性)

A 容器の材料・形態

① 容器の材料

食品包装の主な役割は内容物を保護することであり,さまざまな材料がある

　食品包装材料に要求される機能は,**食品の品質保持と貯蔵性の向上**である.したがって,材料の安全性はもとより衛生性は欠くことのできない要求項目となる.さらに,内容食品の差別化をはかる上で包材の果たす役割は大きく,ファッション性(商品アピール)や利便性(易開封性)などの項目が重要視され

表5-2 食品包装材料に要求される機能

要求機能	項　目	具体的項目
内容物保護性	化学的安定性	耐熱性, 耐水・耐薬品性, 耐光性, 耐油性
	遮断(バリヤー)性	防湿性, 気体(ガス)・臭気遮断性, 香気保護性(着香防止), 遮光性
	物理的安定性	機械的強度(伸縮性, 引裂き強度), 耐ピンホール性, 耐衝撃性
衛生保全性	衛生性	無毒(内容物との無反応性), 細菌付着・混入遮断性
	安全性	無害(モノマーなどの溶出防止)
商品性	ファッション性	印刷性, デザイン性, 光沢性, 透明性
	利便性	開封性, 携帯性, 保管性, 調理性
	作業性	シール性, 加工性
	経済性	価格, 保管性, 流通性

ている. **表5-2**に食品包装材料に要求される機能をまとめた. 以下, 食品包装として使用されている材料について解説する.

[a] 木材, その他植物素材

　植物素材には, 包む機能だけではなく衛生性(抗菌性)に富む素材が多く, 古来さまざまな形態で食品包材に使用されている. 木材は衝撃に強く, 木箱や樽材に使用されているが, 運搬性の悪さ(重量物)から近年では段ボール箱が主流である. そのほか, 竹, 藁, 笹などは日本古来の伝統的な食品包装材料といえる.

[b] ガラス

　包装材料としての歴史は古く, 液状食品の容器として使用されている. 本体は**ソーダ石灰ガラス**であり, これにカリウム, 鉄, 鉛, 銅, ホウ素などを混ぜることによって用途にあったガラス材料が提供される. たとえば, ホウ酸を混合したガラス材料はきわめて高い耐熱性を示し, 酸化銅を加えると青色ガラスができあがる. 最大の特徴は, 衛生性, 透明性, 化学的安定性, 気体遮断性である. 一方, 破損しやすい欠点がある.

[c] 金　属

　金属は, 主に缶詰, 飲料容器, 耐圧性容器などの缶形態に使用され, 外界との完全遮断性, 耐熱性・高熱伝導性, 強度に優れた素材である. 短所としては, 重量物であり, 内容食品が目視判別できないことである. 容器用の金属材料には, 大別して**スチール材**と**アルミニウム材**がある. ブリキは鋼板にすずメッキを施したものであり, スチール材に含まれる. また, アルミニウム材のほうが軽量で, さびにくいが, 強度や価格の点でスチール材に劣る.

コラム ブリキからの脱却

　金属缶といえば，以前はブリキ缶が主流であったが，すず資源の供給性や材料費を考慮して，いまでは TFS(tin free steel)がスチール材の主流となっている．文字通り，すずを使用せず，鋼板上に金属および酸化クロム層と油膜を形成させたスチール材であるため，ブリキより塗装密着性がすぐれ耐腐食性も大きい．

　また，スチール材やアルミニウム材からなる金属缶は内面，外面ともに塗料が使われている．塗料にはビニル系およびエポキシ系の熱硬化性樹脂が使われており，決して「金属板」が直接食品と接触しているわけではない．

d プラスチック

　プラスチックは，軽量，易加工(成形)性，耐薬品性，経済性，ファッション性など数多くの利点をもった包装材料であり，従来の食品包装材料(木材，ガラス，金属)に代わる素材として飛躍的に市場を拡大してきた．したがって，プラスチック材料は種類が多く，包装目的に見合った各種プラスチック容器形態が開発されている．プラスチックは主に①**熱可塑性プラスチック**(加熱成形後の再加熱により可塑性を示すもの)と②**熱硬化性プラスチック**(加熱成形後の再加熱により可塑性を示さないもの)に大別されるが，食品包装材料としてはほとんどが熱可塑性樹脂で占められる．また，食品包装用プラスチック素材としては，**食品衛生法**による衛生規格に適合した材料(樹脂)のみが使用可能であり，材料ごとに多様な利点と欠点をもち合わせている．これらプラスチック材料の特性を**表5-3**にまとめた．

e 紙

　紙包装は，**柔軟包装**(ラベルや包装紙)と**剛体包装**(段ボールやカートン類)に分類される．両者とも，軽量で，遮光性ならびに印刷性に優れ，リサイクル，廃棄処理が容易である．他方，紙素材には気体遮断性や防水性がないため，単独の使用には制限がある．

f セロハン

　木材パルプを原料としてビスコースを生成し，これを凝固再生，乾燥させたものを普通セロハンと呼んでいる．**普通セロハン**は気体遮断性や透明性に優れていることから，古くから食品包装に使用されてきた．しかしながら，防湿性に劣ることから，プラスチックフィルムを張り合わせた**防湿セロハン**が登場するに至っている．防湿セロハンは主に**ひねり包装*** に使用されている．

***ひねり包装**　キャンディーなどにみられる被包装物の包装にひねりが加えられたもの．両ひねり，片ひねり，折り畳み，折り込み形式がある．

表5-3　食品包装用プラスチック材料の種類，特徴，用途

樹　脂	記　号	主な特徴	主な欠点	単体用途
ポリエチレン	LDPE (低密度)	耐水性，防湿性，加工性	保香性，気体遮断性，耐熱性，耐油性	ポリ袋，キャップ，ラップ，穀類類の包装
	MDPE (中密度)	同上（ただし，耐熱性に若干優れる）	同上	同上
	HDPE (高密度)	同上（ただし，耐熱性に若干優れる）	同上	同上，乾燥食品包装，ひねり包装，冷凍食品包装
ポリプロピレン	CPP (無延伸)	透明性，防湿性，軽量性，加工性（強度，ヒートシール性）	保香性，気体遮断性	パン・菓子・めん類包装
	OPP (二軸延伸)	同上（ヒートシール性を除く他の性能向上）	同上，ヒートシール性	同上
	KOP (PVDC コート OPP)	透明性，防湿性，軽量性，加工性（強度，ヒートシール性），酸素遮断性	保香性	食品包装全般
ポリ塩化ビニル	PVC	防水性，透明性，加工性	防湿性，気体遮断性	食器用トレイ，ラップ
ポリ塩化ビニリデン	PVDC	防水性，透明性，保香性，耐熱性	機械性	ラップ
ポリエチレンテレフタレート	PET	防湿性，気体遮断性，耐寒性，耐熱性，透明性	ヒートシール性	ボトル
ポリスチレン	PS	透明性，防水性	防湿性，気体遮断性，耐溶剤性	食肉トレー，カートン，野菜・果実包装
ポリアミド	PA (ナイロン)	防湿性，気体遮断性，耐寒性，耐熱性，機械性	防湿性，ヒートシール性	ボトル，びん
ポリカーボネート	PC	防水性，防湿性，耐寒性，耐熱性，機械性，保香性	防湿性，ヒートシール性，気体遮断性	ほ乳びん，食器類
ポリビニルアルコール	PVA EVOH (エチレン-ビニルアルコール共重合)	気体遮断性，耐寒性，耐熱性，機械性，保香性	耐水性，防湿性	食品包装全般

❷ 容器の形態

> **容器には単層と多層がある**

ⓐ ガラス容器

　ガラス容器は，食品の種類，消費者要求に応じた形状に容易に加工できるため，その数は 1,000 種類以上に及ぶが，食品容器としてはボトル(びん)タイプがほとんどである．

　ガラス容器は目的によって①**ワンウェイ容器**(1 回のみの消却型)と②**リターナブル容器**(回収・洗浄による反復使用型)に大きく分類される．

　特徴は，衛生性，容器強度(耐内圧力強度，熱衝撃強度)や化学的耐久性(耐薬品性)に優れ，またデザイン面においてもさまざまな色調の容器を提供することができることである．一方で，重く，破損しやすい(機械衝撃強度が劣る)ことから，運搬性に欠点があるが，表面コーティング技術の進歩により軽量化，強化されたガラス容器(化学強化びんやプラスチックコーティングびん)も登場している．

b 金属容器

　1810 年に缶詰用ブリキ密封缶が開発されて以来，金属缶は食品の長期保存用容器形態として主流を占めている．缶胴と底を一体整型したものを**ツーピース缶**(two-piece can)，缶胴と底と蓋がそれぞれ別体のものを**スリーピース缶**という．スリーピース缶は缶胴を作るために**サイドシーム** * を有する．

　金属缶の主な用途を構造別に**表 5-4** にまとめた．最大の特徴は内容食品の完全遮断性である．また，イージーオープンエンド蓋の適用による易開封性から，飲料缶としての需要が増している．

c プラスチック容器

　プラスチック容器は，軽量，耐衝撃性，耐薬品性，量産性，加工性に優れるため，従来の包装形態(木材，紙，金属，ガラス包装など)に代わるものとして現代の食生活に広く普及している．一方，耐熱性，耐圧性，気体遮断性などに難点があるため，その使用には工夫が必要である．

　プラスチックの包装形態としては，①**フィルム包装**と②**容器包装**に分類される．また，フィルム包装は①**単体**(単層)**フィルム**と②**多層フィルム**に分けられる．多層フィルムとは，性質の異なるフィルムを接着剤や熱圧着により**積層**(ラミネート *)化し，単層フィルムの欠点を補うために張り合わされたフィルムシートのことであり，**日本農林規格**(JAS)ならびに**食品衛生法**により食品規格がなされている．ラミネートに対する基本要求項目を**図 5-1** に示した．また，用途別の多層フィルムの構成例を**表 5-5** にまとめた．重要なことは，密封のためのラミネートフィルム同士の張り合わせ，すなわち**ヒートシール性** * である．したがって，最内層フィルムには融点が低く，伸縮性に優れた**ポリオレフィン** * 系フィルム(ポリエチレン：PE やポリプロピレン：PP)が使用されることがほとんどである．たとえば，食品を袋(パウチ)に充填した**レトルトパウチ**は，最内層フィルムにはポリオレフィン系フィルムが使用されている．なお，電子レンジ対応のレトルトパウチ(アルミ不使用)の場合は，PE よりも融点の高い PP が使用される．

　ボトルタイプのプラスチック容器は，**PET**(ポリエチレン―テレフタレート)**系ボトル**，(ポリオレフィン系)**多層ボトル**および **PC**(ポリカーボネート)**系ボトル**に大別される．PET 系ボトルは飲料用のほか，調味料，食用油や

*サイドシーム(製胴)　はんだ付けや接着あるいは溶接することにより，金属材料を円筒状などに成形すること．したがって，スリーピース缶は製胴方法の違いにより，はんだ缶，接着缶，溶接缶に分類されている．

*ラミネート　性質の異なるフィルムを貼り合わせる加工法のこと．フィルム材料間の接着には接着剤を用いる場合が多いが，材料を熱溶融させて直接積層化する方法もある．

*ヒートシール　プラスチックを熱溶融することにより密封する方法のこと．袋状食品，カップ容器，紙容器などプラスチック容器の密封化にとって必要不可欠な要件である．ヒートシールにかかわるフィルム基材をシーラントともいう．

*ポリオレフィン　2重結合を1つもつ不飽和炭化水素が重合した炭化水素系ポリマーのこと．炭素数が2つのオレフィンが重合したポリマーをポリエチレンといい，ポリプロピレンやポリブタジエンもこのグループである．

表 5-4 食品用金属缶の種別用途

形　態	種　類	素　材	主な用途
スリーピース缶	はんだ缶	ブリキ	缶詰，飲料容器
	接着缶	ブリキ，TFS，アルミニウム	飲料容器
	溶接缶	ブリキ，TFS	飲料容器
ツーピース缶	絞り缶	ブリキ，TFS，アルミニウム	缶詰，飲料容器
	絞りしごき缶	ブリキ，アルミニウム	炭酸入り飲料容器
	インパクト缶	アルミニウム	飲料容器

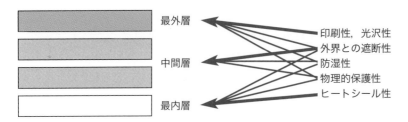

図5-1 ラミネートの要求項目

表5-5 食品包装用多層フィルムの構成とその用途例

層　数	多層フィルム構成例	用　途
2	PET / LDPE	真空包装，冷凍食品包装，乾燥食品包装
	PET(ナイロン)/ CPP	レトルトパウチ包装
3	PET / EVOH / LDPE	真空包装，ガス置換包装，乾燥食品包装，液体食品包装
	PET/ アルミ箔 /CPP	液体食品包装，レトルトパウチ包装
	LDPE / PVDC / LDPE	アセプティック(無菌化)包装
4	PET / アルミ箔 / PET / CPP	レトルトパウチ包装

CPP(無延伸ポリプロピレン)，PVDC(ポリ塩化ビニリデン)

酒類など多岐に使用されている．また，多層ボトルはマヨネーズなど柔軟性が要求される食品に使用され，その構成はLDPE(低密度ポリエチレン)/EVOH(エチレン・ビニルアルコール)が基本である．PC系ボトルは，ほ乳びんが主流である．一般に，いずれのボトルも酸素などの気体遮断性に劣り，内容食品の保護性に問題がある(**表5-3** 参照)．

コラム　レトルトパウチ

　宇宙食に使用されたこともあるレトルト食品は，もはやわれわれの生活に十分に溶け込んでおり，見渡すとカレー，シチューなどの調理済み食品に始まり，米飯，スープに至るまで多種多様なものがある．

　レトルト食品とは加圧，加熱殺菌釜で120℃，4分間以上処理(pH 4.6 以上，Aw 0.94 以上の食品の場合)された常温流通可能でかつ缶詰に匹敵する長期保存性をもった食品のことである．したがって，レトルトパウチには酸素，水分，光，微生物などに対する完全な遮断性と，ピンホールや耐熱性などの強度が要求される．フィルムの組み合わせによって優れた機能を発揮することができることから，今後さらに需要拡大していくものと思われる．

　また，その形状もスタンディング(自立型)パウチをはじめユニークで使いやすいものが登場している．

d 紙容器

　紙は防水性やヒートシール性に欠けるため，単独での使用には制限があり，ほとんどはプラスチックフィルムをラミネートした形態となっている．耐水

性やヒートシール性を備えた**カートン包装***が液状食品用紙容器の主流であり，牛乳はもとより，果汁飲料，しょうゆや酒類などの容器として普及している．最大の特徴は，印刷性とコスト，廃棄処理性であるが，近年では再利用による環境負荷低減がはかられている．

*カートン包装　紙材を用いた箱形の包装形態のもの．食品と接触する内面はプラスチックや塗膜材によりコーティングされている．牛乳容器が好例である．

B 包装による食品・栄養成分の変化 ——·—·—

　容器形態の違いにより，内容食品はさまざまな品質変化を受ける．**図 5-2**に主な食品成分劣化と包装材料との関係を示した．いずれの要因も包装の使命である安全性や保存性（食品の変質・変敗）を損なうものではないが，食品の品質を維持（あるいは高品質な食品を提供）するには重要な差別化要因となる．したがって，さまざまな食品包装技術（**真空包装**，**ガス置換包装**，**脱酸素剤封入包装**，**無菌（アセプティック）包装**など）が開発され，内容食品の品質維持がはかられている．

❶ 重量変化

> 🥕 **金属缶やガラス容器では内容食品の重量は変化しない**

　内容食品の重量変化は，包装材料の**透湿性**に依存する．したがって，金属缶やガラス容器では全く重量変化は起こらない．それに対して，プラスチック容器では吸湿や放湿による重量変化を受けやすい．水分含量 30% 以下の食品においては吸湿性が優先するため，乾燥食品の包装に関しては注意が必要である．

　一般に，ポリオレフィン系フィルムや PET は防湿性に優れているが，ナイロンやポリスチレンなどは劣る．

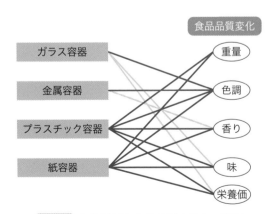

図 5-2 包装材料と食品品質変化との関係

❷ 味および栄養価の変化

🍎 光や酸素を通す容器では味や栄養価のバランスを崩す場合がある

　還元糖とアミノ酸との褐変反応や脂肪，アスコルビン酸の自動酸化反応に代表される種々の酸化的変化は，多成分混合系である内容食品の味や栄養価のバランスを崩す可能性がある．したがって，色調変化（次項参照）と同様に**透光性**，**酸素透過性**の高い容器（主としてプラスチック容器）については注意を要する．特に，PET 容器は酸素の透過性が高いため，酸化されやすい内容物は酸化的劣化を受けやすい．

☕ コラム　PET 容器のお茶飲料とアスコルビン酸

　PET 容器のお茶（緑茶）飲料のラベルを見ると，必ずアスコルビン酸（ビタミンC）が添加されている．これは，健康性を高めるためではなく，お茶に含まれるカテキン類などのポリフェノール類の酸化を抑えるためである．急須で入れた緑茶をそのままにすると酸化により茶褐色に変色するが，アスコルビン酸がこの酸化を抑えるため，賞味期限内であれば酸素を透過しやすい PET 容器であっても色が変わることはほとんどない．

C　包装による品質変化 ‒‒‒‒‒‒‒‒‒‒‒‒‒‒

❶ 色調変化

🍎 酸素，光や熱を通す容器では色調が変化する

　内容食品の色調が変化する要因は，**酸素**，**光**，および**熱**である．したがって，これら要因に対して遮断性の低い包装容器（主としてプラスチック容器）では色調の変化（**褐変**，**変色**，**退色**）が大きい．酸素透過性がきわめて高いポリオレフィン系フィルムだけでなく，PET やナイロンについても注意が必要である．透光性の高いガラス容器については光酸化による変色や退色，また金属缶では**硫化黒変**（含硫アミノ酸の酸化生成物である硫化水素による硫化スズ，硫化鉄の生成）を受ける可能性がある．

コラム　かに缶と紙

　かに缶を開けると，かに肉は紙に包まれている．この紙は硫酸紙と呼ばれ，甲殻類の硫黄成分が缶容器に使用されている金属によって酸化され，黒変するのを防ぐために使用される．現在は缶内面が薄膜塗装されているため黒変の心配はないが，ファッション性（高級感）などを与えるために現在でも使用されている．したがって，開封後の硫酸紙を取り除いても品質が変わることはない．

❷　においの変化

においの成分はプラスチック容器に収着し，内容食品のにおいが劣化する

　においを作り出す成分はおおよそ分子量数百以下の低分子物質であり，容器・包装を開封した後の香り立ちは内容食品の品質に直結するため，その保護は重要である．プラスチック容器や紙容器を用いた場合には，香気成分がプラスチックポリマーに**吸着・溶解**し，においが薄れてしまう（においの劣化現象）．香気成分を吸着・溶解しやすいプラスチック材料として，PE やPP，PET などの**軟包装材料**があげられる．ガラス容器や金属缶ではこの現象は起こりにくい．**表 5-6** にプラスチック包装材料で起こるにおいの劣化要因をまとめた．特に，LDPE をはじめとするポリオレフィン系フィルムで劣化は顕著であるが，いずれのプラスチック材料についてもにおいの劣化現象は認められる．一般に，**柔軟性**があり，ガラス転移温度 * の低いフィルム材料ほどにおいの劣化が著しい．また，PET ボトルや紙容器などの蓋（キャップ）材からの香気成分の逸脱も大きい．

　なお，ガラス容器では光酸化により香気劣化は起こる場合があるが，香気劣化はほとんどみられない．

*ガラス転移温度　熱による分子鎖運動が開始される温度とされている．ポリオレフィン系フィルムのガラス転移温度は0℃以下であるため，室温では常に熱運動しているポリマーといえる．

コラム　収　着

　揮発性成分は高分子と接触すると，さまざまな要因により固体中に溶け込む．このときの表面への吸着（adsorption）と内部への吸収（absorption）過程を合わせて，収着（sorption）と呼んでいる．プラスチックフィルムへの香気成分の収着は，プラスチックの物理的性質と香気成分の化学的性質，ならびに両者の親和性によってその程度が決定されるため，フィルムや香気成分の種類によって収着量は大いに異なってくる．また，温度が高くなると収着は減少する．

　このように，収着にかかわる因子は非常に多いため，完全な保香性をもったプラスチック包装材料の登場には至っていない．果実飲料入り PET ボトルを洗浄してもなかなかにおいが除去できないのはこのためである．また，未開封カップめん容器をにおいの強い製品の近くに置くと異臭を感じるのもこのためである．

表5-6 プラスチック包装材料によるにおいの劣化とその要因

要　因	現　象	香りの変化
透過	外部への逸散	においの薄れ
	内部への透過・溶解	移香による変香
酸化	透過した酸素・光による香気成分の酸化	変香
収着	材料への溶け込み	においの薄れ，変香

D 素材による環境汚染

❶ 内分泌攪乱化学物質

食品包装材料は食品衛生法により安全性が規定されている

　包装材料のうち，ホルモン様作用を有する**残留モノマー**や**可塑剤**などが内容食品へ溶出（溶解）する，あるいは環境に蓄積する問題をはじめとして，内分泌攪乱作用を有する溶出成分の安全性についての議論が今後必要となる．食品包装材料に関連した内分泌攪乱化学物質としては，PCや金属缶塗膜の樹脂原料の1つである**ビスフェノールA**，PVCの可塑剤である**フタル酸エステル類**，その他プラスチック材料の可塑剤や抗酸化剤として使われている**アルキルフェノール類**などがある．当然のことながら，食品包装材料はすべて食品衛生法により安全性が規定され，包装材料関連化学物質についても**1日摂取許容量**（acceptable daily intake, **ADI**）が定められているが，ホルモン様作用の程度や溶出性などについては今後の検討課題である．

❷ 容器リサイクル

容器包装リサイクル法は包装容器の再利用を目的としている

　化石燃料を原料とするプラスチック容器やびん類，缶類については，自然界での分解が非常に起こりにくい安定素材であるため，これら素材の投棄は環境汚染に直結することになる．**容器包装リサイクル法**（容器包装に係る分別収集及び再商品化の促進等に関する法律）は包装容器の再利用を目的として1995（平成7）年に公布され，1997（平成9）年からガラスびん，PETボトル，缶，飲料用紙容器に対して施行された．また，2001（平成13）年からは容器包装の分別収集を促進するために，識別表示が義務づけられている．表示例を**図5-3**に示す．しかしながら，一般廃棄物の約25％を占める容器包装材（容積率では60％）の再利用を促進するには，リサイクルに対する意識の高揚が重要である．他方では，プラスチックによる環境汚染問題に対応して，さまざまな**生分解性プラスチック**が登場している．しかしながら，生産コスト，加工性に劣るため，大幅な使用拡大には至っていない．今のところ，食品包材としては外装用に限定されている．

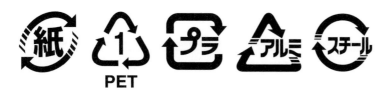

図5-3　容器包装の識別表示

 コラム　生分解性プラスチックとは？

　土壌中で微生物の作用により分解してしまうポリマーの総称であり，でんぷんなども素材として用いられる．しかしながら，食品包装材料としてはほとんど普及しておらず，コスト，成形性（柔軟性）などの諸問題を解決することが今後の使用拡大のための大きなポイントである．さらに，一般のプラスチックと比べて成膜までのエネルギーコストが大きく，ガス透過性・保香性に劣るため，今のところ食品容器よりはむしろサニタリー分野での適用に限られている．

　高分子フィルムとしては，PHB（ポリヒドロキシブタン酸）やポリ乳酸が主な生分解性材料となっており，重合度や骨格構造，分岐鎖の違いによって土壌中での分解期間が大きく変わってくる．

 コラム　ポジティブリスト制度

　2018年6月に改正された食品衛生法により，食品用器具，食品包装にポジティブリスト制度導入が決定され，2020年6月施行された．従来の食品衛生法では，原則使用を認めたうえで，使用物質を制限するネガティブリスト制度であった．ポジティブリスト制度では，原則使用を禁止したうえでその中から安全性が確保された物質のみを認め使用できる制度となっている．そのため安全性が確保されていない物質は排除され，食品用器具，食品包装の使用はより安全性が強化される．世界的に見れば，ポジティブリスト制度を採用している国（アメリカ，EU，中国など）が多数であり，ネガティブリスト制度を採用している国（日本やカナダなど）はごくわずかである．

　今回対象とされるものは，熱可塑性の合成樹脂（プラスチック）であるが，熱硬化性の合成樹脂や紙，ゴム，金属，ガラスなどの材料に拡大していく予定である．

練習問題

以下の問題について，正しいものには○，誤っているものには×をつけなさい.

(1) 食品の包装材料は，食品衛生法および日本工業規格によって，器具および容器包装の規格と製造基準が決められている.

(2) 紙は防水性やヒートシール性に優れた包装材料であるため，飲料用の紙容器として広く普及している.

(3) 容器包装リサイクル法は PET ボトルの再利用を目的として，自治体および事業者の役割分担を定めた法律である.

(4) レトルトパウチ食品の包装にはラミネートしたプラスチック材料が使われている.

(5) 金属缶やガラス容器と同様に，プラスチック容器は気体遮断性と保香性に優れた包装容器であるため，内容食品の品質はほとんど変化しない.

6 食品加工と栄養，加工食品とその利用

A 食品加工にともなう食品・栄養成分の変化

　食品加工は，食品の可食化，嗜好性・機能性の向上，保蔵性・安全性の確保を目的に，生鮮食品である食品原材料に物理的，化学的，生物学的操作を加えるプロセスである．このプロセスによって食品の味，香り，舌ざわり，栄養成分の変化などの品質形成を行う．しかし，意図した品質形成だけではなく，過度あるいは不適切な加工・保蔵によって品質の劣化や意図せぬ有害成分の生成を招くこともある（表6-1）．また，実際の食品加工の現場ではむしろ食品劣化をいかに防止するかが技術上の大きな課題で，食品加工における成分の変化とは食品劣化とほぼ同義であるともいえる．食品劣化要因として製造中の加熱調理・殺菌工程や保温販売などによる「熱劣化」，加工過程や包装内の残存酸素やパッケージへの酸素透過による「酸化劣化」，光透過パッケージから差し込む太陽光やショーケース照明などによる「光劣化」などがあげられる．食品劣化により食品本来の美味しさが失われたり，劣化の進行によって悪臭・異味・着色や，機能性成分や栄養成分の減少などが発生する．また，販売現場でこれらが消費者に認知された場合は，商品に対する個別のクレームのみならず回収となるリスクもある．

　加工にともなう食品成分の化学的な変化は，食品自身が内包する内的要因，すなわち細胞の損傷，酵素反応などによるものと，外部環境要因，すなわち酸素，温度，光，微生物などによるものと多岐にわたる．食品加工における物理的，化学的，生物学的操作が単独で進行することは少なく，複合的，同時並行的に進行し，相互に密接に関係しているので，食品成分の変化を理解するには複雑なプロセスを理解する必要がある．たとえば，非酵素的褐変であるアミノカルボニル反応は加熱温度によって速度が異なり，さらに酵素的褐変も同時進行している．

　本章では食品加工にともなう食品の変化，栄養成分の変化，さらに食品劣化を防止する技術について述べる．

表6-1 食品の品質変化と原因となる反応

	品質変化	反応
色	非酵素的褐変	アミノカルボニル反応・糖のカラメル化アスコルビン酸の酸化
	緑変	肉ヘム色素のポルフイリンの分解
	青肉	マグロ缶詰内のメトミオグロビンの変色
	冷凍焼け	冷凍魚の脂質の酸化
	退色	アントシアニンの酸化退色
	漂白化	カロテノイドの酸化退色
	炭化	糖の焙焼による脱水
	赤色化	アスタキサンチンの過熱による発色
	メト化	オキシミオグロビンの酸化掲変
味	刺激臭	油脂の自動酸化
	苦味	アミノカルボニル反応によるメラノイジンの生成
香り	調理香	アミノ酸のストレッカー分解による, 揮発性アルデヒドの生成
	焙焼香	アミノカルボニル反応によるピラジンの生成
	カラメル臭	糖の過熱分解
	腐敗臭	油脂の自動酸化
	もどり臭	油脂の自動酸化の初期段階
	ステーリング	焙焼香成分の酸化
	日光臭	アミノ酸の光酸化分解
	照射臭	放射線照射による分解
	ゆで卵臭	含硫アミノ酸の熱分解による硫化水素の発生
	オムレツ臭ニラ臭	硫化水素と 2-ブテナールの付加反応
	硬化臭	水素添加した植物油
テクスチャー	糊化老化	でんぷんのミセル構造の変化
	たんぱく質の変性	たんぱく質の高次構造の変化
	油の粘度増大	油の自動酸化による重合
	たんぱく質の不溶化	ジスルフイド結合性性による分子の会合
	水様卵白	卵白のオボムシン会合体の乖離
栄養・生理	毒性物質	過酸化脂質, ニトロソ化合物, 焦げ物質の生成
	たんぱく質の消化性低下	架橋反応, アミノ酸のラセミ化
	有効性アミノ酸の減少	アミノカルボニル反応, 架橋反応
	リシノアラミンの生成	架橋反応

❶ 物理的加工による食品成分の変化

加熱と酸化は食品成分の変化をもたらす主な要因である

　食品加工における物理的操作としては, 剝皮, 搗精, 粉砕, 攪拌など原材料の一次加工に相当する力学的操作と, 加熱, 冷蔵・冷凍, 乾燥, 蒸留など熱力学的操作がある. ここでは主として熱力学的操作について述べる.

a 加熱による食品成分の変化
1) でんぷんの糊化と老化

　加熱は, 調理過程のみならず食品の殺菌に用いられる操作で, 最も頻繁かつ広範な加工操作である. 物性の改変, 消化性の向上, 殺菌などに用いられる. 加熱による代表的な反応は, でんぷんなど多糖類の糊化反応, 還元糖とアミノ酸が関与するアミノカルボニル反応, たんぱく質の変性, 脂質の過酸

化反応と分解，重合反応である．

　生でんぷん（βでんぷん）は，アミロースとアミロペクチンが水素結合で規則的に配列されたミセルを形成しており，この状態では消化性が著しく低い．生でんぷんを水と一緒に加熱すると，消化酵素のアミラーゼで分解できる消化のよいαでんぷんになる．これをでんぷんの**糊化（α化）**という．生米を炊飯した米飯は，糊化でんぷんの代表例である．糊化したαでんぷんは，低温，多湿な条件下で放置すると一部が再ミセル化してβでんぷんに戻る．これをでんぷんの**老化**という．老化は，硬くなって食味が低下し，アミラーゼで分解できなくなるため消化性が低下する．アミロペクチンは，アミロースに比較して老化を受けにくいのでアミロペクチン含量の高いもち米は老化しにくく，アミロース含量の高い小麦でんぷんなどは老化しやすい．でんぷんの老化防止方法には，①αでんぷんを80℃以上の高温か0℃以下の低温で急速脱水する．②糖などの保水性物質を添加する．③0〜−20℃で凍結する．④モノアシルグリセロールを添加する，などがある．

2）　たんぱく質の加熱変性

　多くのたんぱく質は加熱によって凝固する．これを**加熱変性**という．加熱変性は通常50〜70℃で起こるが，たんぱく質の種類，濃度，共存する電解質，pHなどの条件によって，変性温度は異なる．食肉や魚肉の筋原線維たんぱく質であるアクチンとミオシンは，40〜50℃で凝固する．卵が完全に凝固する温度は，卵黄よりも卵白のほうが高い．卵白中の**オボアルブミン**は，58℃で白濁し，62〜64℃で流動性が低下し，80℃で完全凝固する．この性質を利用して作られるのが温泉卵である．牛乳や大豆から調製した豆乳を加熱した際に表面に生成される皮膜はたんぱく質のβ-ラクトグロブリンと脂肪が表面近くの水分の蒸発により熱変成することによるものである（ラムスデン現象）．ゆばは豆乳から加熱によって生成される皮膜を集めたものである．

　加熱は温度だけではなく，目標温度までの到達時間，すなわち急速に加熱するのか，緩慢に加熱するのかも重要である．急速な加熱は卵豆腐や茶わん蒸しのすだちを増やすため好ましくなく，85〜90℃に達するまでなるべくゆっくりと加熱する必要がある．

　コラーゲンは，不溶性の硬質たんぱく質で，加水して長時間加熱すると水溶性に変性し軟化する．乳たんぱく質の**α-ラクトアルブミン**，**β-ラクトグロブリン**は加熱で変性する．茶葉の**タンニン**は，湯の温度が高いほど多く抽出されるが，渋みの原因ともなるので，抽出量を少なくするためには低温で抽出する．かにの缶詰の黒変は，加熱によって生じた硫化水素とスズや鉄が反応した黒色の硫化スズ，硫化鉄によるものである．

3）　カラメル化

　カラメルはスクロースやグルコースの水溶液を170〜180℃で加熱した香ばしい香りと苦味をもつ粘性の褐色物質である．この反応を**カラメル化反応**という．アミノカルボニル反応でも褐色物質が生じるが，カラメル反応は加熱により糖が単独で起こす反応である．

4）　レジスタントスターチ（難消化性でんぷん）

　でんぷんはグルコースがα-1, 4結合したグルカンである．でんぷんをそのまま，あるいは酸を加えて120～180℃で加熱すると水溶性の焙焼デキストリンが生成する．デキストリン化ではグリコシド結合に転移が起こり，α-1, 4結合に代わりα-1, 2, α-1, 3, β-1, 4結合などが形成される．これらはヒトの消化酵素では分解できないため，焙焼デキストリンはレジスタントスターチ（難消化性でんぷん）と呼ばれ，特定保健用食品の素材として利用されている．

5）　ブランチング

　ブランチングは，野菜や果物の酵素による色，食感，香り成分の変性を防止する処理である．熱湯あるいは高温蒸気で酵素を失活させ急速に冷却する．水溶性の成分が溶出して栄養価が下がることもある．

b　酸化による食品成分の変化

　大気中には21％の酸素が含まれる．食品加工において品質の劣化に最も影響する反応は酸化であるため酸化防止は食品加工の主要な課題である．酸化には自動酸化，熱酸化，光増感酸化がある．酸化の影響を受けやすい成分としては，脂質，たんぱく質，アミノ酸，香り成分，色素成分などであり，あらゆる成分が酸化によって影響を受けるが，酸化において最も注意を払うべき成分は脂質である．

　脂質は，原材料である食品構成成分であるだけではなく，インスタントめん，スナック類，パン・菓子類，総菜など調理，加工過程で，脂質を使って乾燥，揚げ，焼き，煮るなど幅広く利用される．脂質は劣化しやすく，風味や味の低下だけではなく，吐き気や嘔吐，下痢，倦怠感，脱力感，頭痛などの中毒様症状を引き起こす原因ともなり，食品加工において最も注意を要する成分である．脂質の劣化現象を一般に酸敗，あるいは変敗という．

　脂質の劣化，なかでも不飽和脂肪酸の酸化劣化は，連鎖反応的に進行し，脂質の粘度増大，固化，異臭の原因となる．また，たんぱく質，糖質の酸化を誘導するなど，脂質のみならず他の食品成分にも影響を及ぼす．

　含硫アミノ酸であるシステインやメチオニンなどは，酸化劣化しやすい成分である．これらは酸化により特定悪臭物質にも指定されているジメチルジスルフィドや，ジメチルトリスルフィド，メチオナールといった刺激性のある硫黄化合物を発生させる．

　ビタミンも酸化によって分解されやすい成分である．表6-2に各種ビタミンの安定性について示した．

　酸化の防止には，物理的に酸素を遮断することが重要である．また，酸化防止剤（抗酸化剤）の添加も有効である．食品成分のあるものは抗酸化作用を持つものもあり，これを利用することもある．

1）　自動酸化

　自動酸化は，大気中の酸素と常温，常圧で自然に進行する酸化である．酵素による酸化還元反応ではないことから非酵素的酸化ともいう．自動酸化は

表6-2 各種条件下におけるビタミンの安定性

ビタミン		熱	酸素	光	酸性	アルカリ性
水溶性	ビタミンB₁	×	×	○	○	×
	ビタミンB₂	○	○	×	△	×
	ビタミンB₆	○	×	×	○	×
	ナイアシン	○	○	○	○	○
	パテントン酸	×	○	△	×	×
	ビオチン	○	○	○	○	○
	葉酸	×	×	×	○	×
	ビタミンB₁₂	○	×	×	×	×
	ビタミンC	×	×	×	△	×
脂溶性	ビタミンA	×	×	×	○	×
	ビタミンD	×	×	×	×	○
	ビタミンE	○	×	×	○	×
	ビタミンK	○	○	×	○	×

○：安定　△：やや安定　×：不安定

比較的緩慢な反応であるので，食品加工中よりも食品製造前後の保存・流通過程で課題となる（第4章参照のこと）．

2) 熱酸化

自動酸化は常温での酸化反応であるが，高温での酸化を熱酸化と呼ぶ．熱酸化は，自動酸化に比較して反応速度が速く，不飽和脂肪酸だけではなく**飽和脂肪酸**でも酸化が起こることが特徴である．

加熱加工には油脂を利用した加工，すなわち焼き，炒め，揚げなどがある．また，食品成分中にも脂質は存在する．調理加工過程に油脂を用いる理由は，油は水に比較して沸点が高いために，簡単に高温を得られるからである．一般に調理に用いられる油の温度は，100〜180℃程度である．また，殺菌過程においても80〜130℃で加熱を行う．

油脂は高温で加熱すると自動酸化と同様に過酸化脂質を生成する．しかし，熱酸化で生成した過酸化脂質は熱分解して低分子化合物を生成する，あるいは重合により二量体を生成するなど多様な生成物を発生させる．

脂質の主成分はトリグリセリドであるが，トリグリセリドを加熱すると一部が遊離脂肪酸とモノグリセリドに加水分解される．遊離脂肪酸は脂質のpHを低下させ変敗の原因物質となる．

油脂の長時間の加熱は，着色，粘度，屈折率の上昇を，現象的には油の泡立ち，発煙などがみられる．栄養的には，酸化分解物の**アクロレイン**など毒性のある物質も生成する．

●アクロレイン

3) 光増感酸化

紫外線などの光エネルギーに反応して酸化することを光酸化という．光酸化の中でも，**光増感物質**の介在によって酸化反応が起こることを光増感酸化と呼ぶ．光増感物質としては，乳製品などに多いビタミンB₂や，緑黄色野菜に含まれるクロロフィルなどの色素成分がある．これらの色素成分に特定の波長光が当たると，三重項酸素が励起されて反応性のきわめて高い一重項酸素になり，接触した不飽和脂肪酸の二重結合に結合して過酸化脂質を生成する．

❷ 酵素による食品成分の変化

食品成分の分解や合成には酵素反応が関与する

　食品材料である野菜, 果実, 食肉, 水産物にはさまざまな**酵素**が存在し, 食品成分の変性をもたらす. 酵素は6種類に分類され, 食品加工において代表的な酵素は, **加水分解酵素, 酸化還元酵素**である. 酵素の作用により, 甘味の増加, 肉の熟成, 辛味成分の生成, におい成分の生成, 褐変化などが起こる. 多くの酵素反応は, 風味や外観の悪化や栄養価の低下を招くこともあり, 食品加工においては酵素反応の適切な制御も重要である. 酵素の制御には, 加熱による酵素の失活(ブランチング), pHの調節, 酵素阻害剤の添加, 低温, 凍結による酵素反応速度の低下, 脱水, 乾燥, 低酸素などさまざまな方法がある.

1) 糖質

　酵素による糖質の変化としては, でんぷんをグルコースに分解するなどの多糖の加水分解, スクロースをフルクトオリゴ糖にするなどの糖同士の合成などがある.

　アミラーゼはでんぷんを加水分解する酵素で, αアミラーゼは, マルトース, デキストリンを, βアミラーゼはβマルトースを, グルコアミラーゼはグルコースを, イソアミラーゼはグルコース, マルトース, デキストリンなどをそれぞれ生成する.

　ペクチナーゼ, セルラーゼ, ヘミセルラーゼは, 野菜, 果皮, 果実の細胞壁を構成する繊維質を分解し, 果実の軟化, 果汁の白濁防止などに利用される.

2) たんぱく質

　プロテアーゼは, たんぱく質のペプチド結合を加水分解する酵素である. 食肉の熟成によるうま味の向上は, 細胞内のプロテアーゼ(**カルパイン, カテプシン**など)が筋原線維を分解し, アミノ酸やペプチドを生成することによるものである. しょうゆみそでは, うま味成分の酸性ペプチドがたんぱく質から生成する. たんぱく質が酵素的に分解される場合, 苦味ペプチドを生成することもある. アミノ酸残基やプロリン残基が多い場合は苦味が, グルタミン酸残基が多い場合はうま味が, 発現する.

　キモシン(レンニン)は, 乳たんぱく質であるκ-**カゼイン**の105番目のフェニルアラニンと106番目のメチオニンのペプチド結合のみを特異的に切断し, κ-カゼインのミセル形成能を消失し, 共存するカルシウムイオンとともにカゼインを凝固させる. チーズはこの作用を利用して製造される.

3) 脂質

　リパーゼは, トリアシルグリセロールのエステル結合を加水分解し, 遊離脂肪酸およびジグリセリド, モノグリセリド, グリセロールを生成する酵素である. 炭素鎖が短い低級脂肪酸は揮発性が高く悪臭の原因となる.

　リポキシゲナーゼは, リノール酸, α-リノレン酸, アラキドン酸などの(Z,

Z)-1,4 ペンタジエン構造をもつ不飽和脂肪酸を酸化還元してヒドロペルオキシドを生成する．豆類やキュウリの青臭みや古米臭の原因物質であるヘキサナールやヘキセナール（ヒドロペルオキシドが分解して生成するアルデヒド）も生成する．小麦粉では，グルテンの酸化重合やカロテンの酸化（自然漂白）など物性改善にも寄与する．

4）呈味

　食肉の熟成したうま味は**イノシン酸**である．イノシン酸は，筋原線維に残存する ATP から ATP アーゼ，ミオキナーゼ，5′-AMP デアミナーゼなどが作用することによって生成する．生成した 5′-イノシン酸は，5′-ヌクレオチダーゼの作用により脱リン酸を経てイノシン（苦味），さらにヒポキサンチン（苦味）へと分解される（**図 6-1**）．

5）香り

リパーゼは食品用フレーバー製造にも利用される．乳脂肪をリパーゼで加水

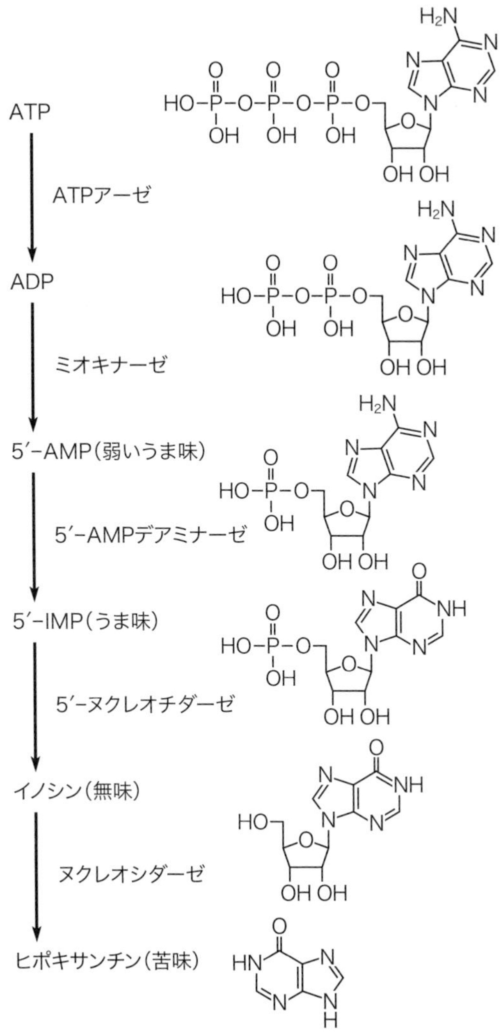

図 6-1 核酸のうま味成分イノシン酸の経路

分解して得られる遊離脂肪酸のうち, 短鎖脂肪酸はチーズフレーバー, 長鎖脂肪酸はバターフレーバーを示す. これらは天然の風味に近いとされ, 乳製品や菓子類の風味づけに利用される.

　アリイナーゼは, ニンニク, タマネギ, ネギなどに存在するアリインなどをアリシンへ変換させネギ属特有の香りを生成する.

6)　辛味

　ミロシナーゼは, わさび, 和からし, ダイコンに含まれるシニグリンをアリルイソチオシアネート類, マスタード(西洋からし)に含まれるシナルビンを p-ヒドロキシベンジルイソチオシアネートに加水分解して辛味を生成する(図 6-2).

❸ 酸・アルカリ・塩による食品成分の変化

🥕 酸・アルカリ・塩は食品の物性に変化を与える

　食品加工におけるアルカリ処理は, たんぱく質抽出の効率化, 製めん時の「かん水」処理などがあげられる. たんぱく質は熱変性だけではなく, アルカリ処理でもアミノ酸のラセミ化やリシノアラニンの生成をする(図 6-3). アミノ酸のラセミ化は, 栄養価の低下を招き腎毒性も知られている. 卵白などアルカリ性の食品はアルカリ処理なしで加熱によるリシノアラニンが生じる可能性がある.

　こんにゃくは, こんにゃくいもに含まれるグルコマンナンと木灰や水酸化カルシウムなどのアルカリが反応して凝固することを利用して製造される.

　豆腐は, 大豆たんぱく質(グリシエンなど)の加熱変性, および, にがり(塩化マグネシウム)やすまし粉(硫酸カルシウム), 塩化カルシウムといった凝固剤との反応を利用して製造される.

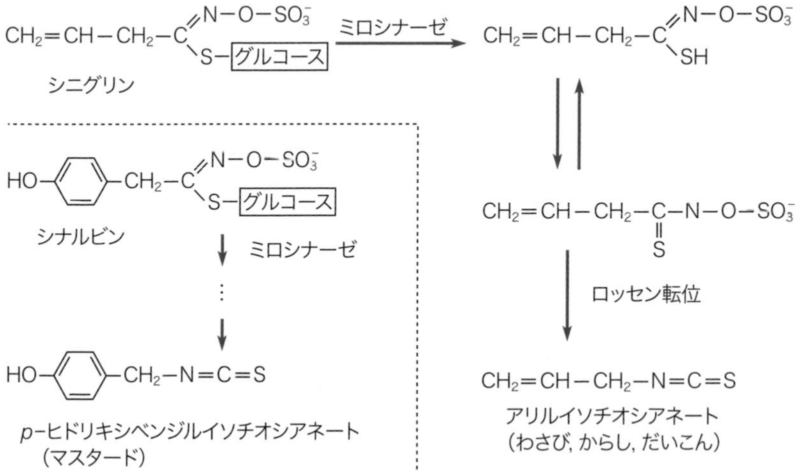

図 6-2　酵素による辛味成分の生成

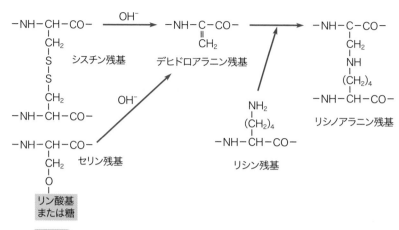

図6-3　アルカリ条件でのたんぱく質の変性（リシノアラミンの生成）

　かまぼこやちくわなどの魚肉練り製品は，塩化ナトリウム（食塩）が用いられる．魚肉に食塩を加えてすりつぶすことで筋原線維たんぱく質である**アクトミオシン**が抽出され，これを加熱することで弾力性のあるアクトミオシンの**ゲル**が生じる．また，食肉の塩漬では，塩可溶性の筋原線維たんぱく質のアクチン，ミオシン，アクトミオシンなどが抽出されて網目構造体を形成することにより，保水性と結着性が向上する．

　肉の発色や肉色の固定剤（発色剤）としては，亜硝酸ナトリウムが主に用いられる．ポリリン酸ナトリウムは，ハムやソーセージなど食肉製品の保水性や結着性の向上などを目的として使用される（**図6-4**）．

　ピータンは，石灰，草木灰，食塩などを混ぜたアルカリ性の粘土をアヒルの卵に塗布して貯蔵し，卵の内部に浸透するアルカリで卵たんぱく質を凝固させたものである．しめさばは，さばのたんぱく質を酸で凝固させたものである．

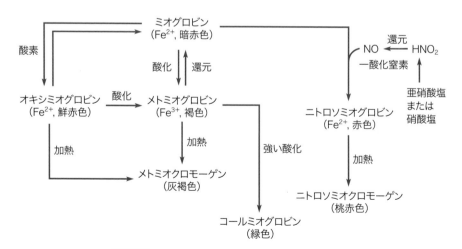

図6-4　食肉の変色（亜硝酸塩による変色の抑制）

B 食品成分間反応 ——————————————

食品は，多成分系であることから加工・調理によってさまざまな成分の変化が起こる．ここでは褐変を中心に説明する．

❶ 褐変

> **アミノカルボニル反応は非酵素的褐変の代表的反応である**

褐変は，食品加工，調理，保存中に食品の色が褐色に変化することである．酵素反応によって起こるものを**酵素的褐変**，酵素によらないものを**非酵素的褐変**と呼ぶ．前者の代表例としては，りんごを切断したときに褐変する現象などがある．後者の代表例がパン表面の色や味噌の着色などである．

酵素的褐変は，酸化還元酵素であるポリフェノールオキシダーゼによるもので，野菜や果物のポリフェノールがキノン様物質になり，これが酸化重合して褐色色素を形成することによる．ポリフェノールオキシダーゼは，ポリフェノールを酸化する酵素の総称であり，カテコールオキシダーゼ，チロシナーゼなどがある．じゃがいもの褐変は，じゃがいものチロシンをチロシナーゼが酸化し，ドーパを経てメラニンを生成する反応である．

非酵素的褐変としては，**アミノカルボニル反応**（メイラード反応），**カラメル化反応**，脂質の酸化，アスコルビン酸の分解などがある．肉の焼き色，玉ねぎを炒めたときの褐変，デミグラスソースの褐変，コーヒー豆の焙煎，黒ビールの色，みそやしょうゆの色素，パンや米飯のおこげなどはすべてアミノカルボニル反応である．

ⓐ 糖とたんぱく質の反応

1）アミノカルボニル反応（メイラード反応）

アミノカルボニル反応は，アミノ基を持つ物質（遊離アミノ酸，ペプチド，たんぱく質，アミン類，アンモニアなど）とカルボニル基をもつ物質（単糖，還元糖，オリゴ糖，アルデヒド，ケトン，レダクトンなど）間の反応で，抗酸化作用を有する褐色色素のメラノイジンを生成する．着色のほかに独特の香りや艶を呈する．みそ，しょうゆの色と香りはこの反応によるものである．

アミノカルボニル反応は，三段階に進行する．初期段階は，アミノ化合物とカルボニル化合物が縮合し，シッフ塩基の形成，シッフ塩基のアマドリ転移生成物の生成までをいう．中期段階は，アマドリ転移生成物が，脱水，分解，縮合を経てさまざまなカルボニル化合物を生成する段階．終期段階は，生成したカルボニル化合物がアミノ酸と反応し，香気成分，高分子着色成分であるメラノイジン，低分子着色成分を形成する段階である（**図6-5**）．なお，糖類を加熱して褐変化するのはカラメル化反応である．

アミノカルボニル反応は以下の要因によって反応が亢進する．温度は高いほど反応速度は上がり，水分活性は中間水分食品の水分活性である 0.65 〜

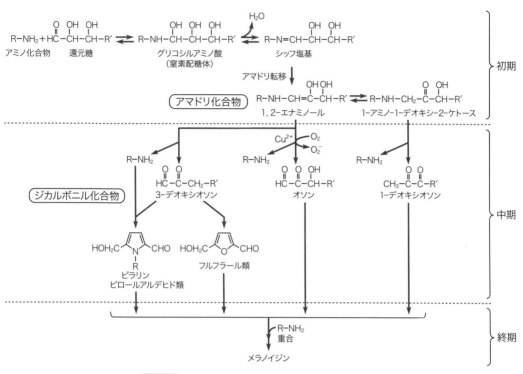

図6-5 アミノカルボニル反応（メイラード反応）

0.85 で反応性が高くなり，pH は高くなるほど反応性が高くなる．また，鉄，銅などの金属イオンの存在によっても促進される．

　糖の種類によっても反応性が異なり，D-リボース＞D-キシロース＞D-ガラクトース＞D-マンノース＞D-グルコース＞還元性二糖の順で高い．アミノ酸の種類としては，グリシン，β-アラニン，リシンのε-アミノ基の反応性が高い．

2）　ストレッカー分解

　ストレッカー分解は，アミノカルボニル反応の副反応である．α-ジカルボニル化合物と α-アミノ酸が反応し，アルデヒドやピラジンを生成する反応で，これらは特有の香気成分を有する（**図6-6**）．焼いたときの好ましい焙焼香は**ストレッカー分解**で生成したピラジン類のにおいである．

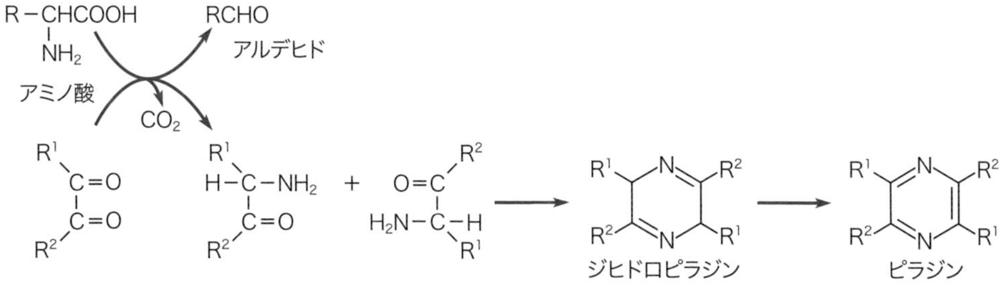

図6-6 ストレッカー分解（アミノカルボニル反応の副経路）

3) メラノイジンの抗酸化活性

　アミノカルボニル反応で生成する褐色色素であるメラノイジンは, 起源となる物質によってさまざまな構造を有するが, いずれも高い抗酸化活性をもつ. 特にトリプトファンとグルコースが反応して生じるメラノイジンの抗酸化能は, α-トコフェロールよりも高く, 抗酸化剤として利用される, BHAやBHTに匹敵する. また, 玉ねぎを炒めたときのあめ色も, 初期の黄色から後期の茶色へと褐変が進行するにつれて抗酸化活性が高くなる. 味噌においても色調が濃いほど抗酸化活性が高い.

4) アクリルアミドの生成

　アミノカルボニル反応(メイラード反応)の過程でアスパラギンとブドウ糖が反応することによって, 劇物に指定されている**アクリルアミド**が生成する. アクリルアミドは**発がん性**が懸念されており, ポテトチップス, フライドポテト, クラッカー, クッキー, いりごま, かりんとう, コーヒー, ほうじ茶, コロッケ, ギョーザなど多くの食品に含まれる. これは食品に含まれるアスパラギンとフルクトース・グルコースなどが120℃以上の高温によるメイラード反応の結果生成したものである.

5) 酸化脂質とたんぱく質の反応

　脂質が酸化するとカルボニル化合物を生成し, アミノカルボニル反応を起こす. 魚の煮干しや干物の油焼け, 氷豆腐の褐変はこの反応である.

6) アスコルビン酸の褐変

　アスコルビン酸は非酸化的反応経路と酸化的反応経路を経て褐変化するが, 主な経路は酸化して生じるα-ジカルボニル化合物によるアミノカルボニル反応である.

b　その他の褐変反応

1) 酵素的褐変

　酵素反応による褐変を酵素的褐変という. 酵素的褐変の代表的な反応は, **ポリフェノールオキシダーゼ**と**ペルオキシダーゼ**による褐変である. どちらも総称でありポリフェノールオキシダーゼには, チロシナーゼ, ラッカーゼ, カテコールオキシダーゼなどがある.

　リンゴの切断面の褐変は, リンゴが含有するクロロゲン酸, カテキンなどのポリフェノール類がカテコールオキシダーゼによって酸化され, キノン類から酸化・重合により褐色成分を生成したものである(図6-7).

　酵素的褐変の抑制には, ブランチングによる酵素の失活が実用上最も有効である. また, 亜硝酸塩, 食塩などもポリフェノールオキシダーゼ阻害剤として多用される. ジャガイモを細切りにして水にさらしても褐変が抑制される. これは水によってO_2が遮断されるとともにポリフェノールオキシダーゼが水中に溶出することによる.

　酵素的褐変は, 水分活性が高いほど反応速度が大きい. なお, 食品中の酵素的褐変と非酵素的褐変はいずれも, 水分活性が0.4以下になるとほぼ停止する. したがって, 食品の水分活性の調整も重要である.

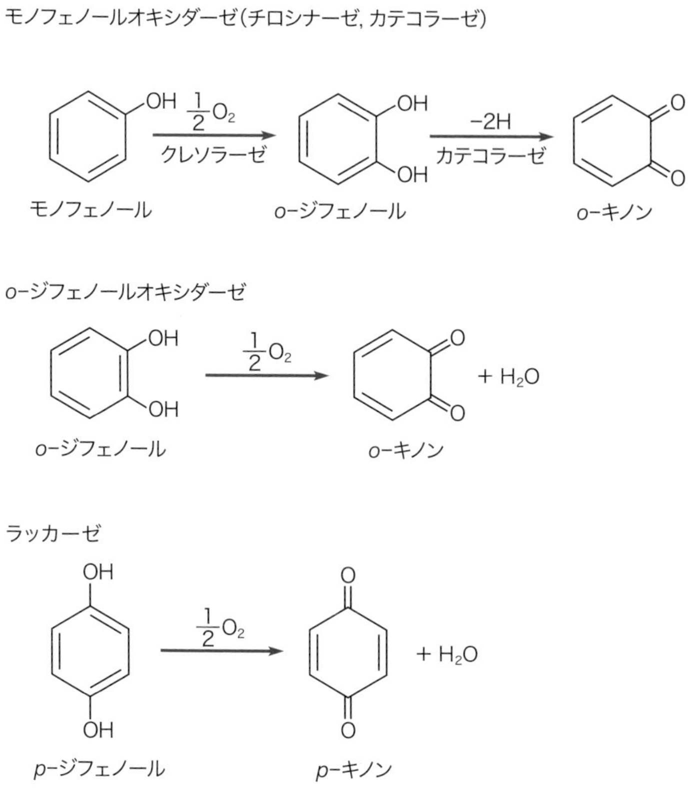

モノフェノールオキシダーゼ（チロシナーゼ, カテコラーゼ）

オキシダーゼ

ラッカーゼ

図6-7　ポリフェノールオキシダーゼの反応

2)　ポリフェノールの非酵素的褐変

　ポリフェノールは，酵素的褐変が代表的であるが，非酵素的褐変にも関与する．緑茶の褐変は，カテキンの酸化によるものである．焙煎したコーヒー豆の褐色色素は，生豆に含まれるポリフェノールである**クロロゲン酸**が前駆物質となり，これがスクロースの熱分解生成物と反応して生成したものである．

❷ 食品と色素

食品の色素は嗜好性に影響を与える重要な成分である

　食品の二次機能である嗜好性，すなわち，味，におい，色，テクスチャー（舌触りなど），形，大きさなどの制御は重要である．ここでは，食品の褐変以外の色調について述べる．

1)　ポルフィリン色素

　ポルフィリン色素は，ピロール環が4つ結合したポルフィリン骨格をもつものである．ポルフィリン色素のうち，クロロフィルはマグネシウムイオンを，ヘムは鉄イオンをキレートしている．

　クロロフィルは，緑黄色野菜など光合成植物の葉緑素で緑色を呈す．酸性

下で加熱すると，マグネシウムが脱離して黄褐色のフェオフィチンから褐色のフェオフォルバイドに変化する．一方，クロロフィラーゼのアルカリ加水分解の作用を受けた場合は，水溶性のクロロフィリン，クロロフィリドが生成し緑色を呈する（**図 6-8**）．

ミオグロビン（肉色素）は，ヘムを含む色素で赤色を呈する．と畜直後の食肉には，暗赤色のミオグロビンが存在する．これが酸化（酸素化）により鮮赤色のオキシミオグロビンとなり，加熱すると褐色のメトミオグロモーゲンとなる（**図 6-4**）．ハムやソーセージの場合は，褐色が好ましくないという理由で，亜硝酸塩を添加して鮮やかな赤色を呈するニトロソミオグロビンを生成させている．しかし，亜硝酸塩は発がん物質である N-ニトロソアミンも生成するので注意を要する．

2) カロテノイド色素

カロテノイドは，黄色〜橙色〜赤色の脂溶性色素である．熱に安定で加熱や冷凍によって退色することはないが，酸素や光によって退色する．多くの植物はカロテノイド色素を持つが，クロロフィルと共存しており緑色が優勢である．

エビやカニなどの甲殻類は，カロテノイド色素のアスタキサンチンを含む．生体内ではたんぱくと結合して青藍色を呈しているが，加熱するとたんぱく質が遊離するとともに酸化してアスタシンとなり赤色を発色する．

α, β, γ-カロテン，クリプトキサンチンは，摂取すると主に小腸粘膜上皮細胞でビタミン A に変換されるのでプロビタミン A と呼ばれる．

3) フラボノイド色素

フラボノイド系色素としては，フラバノン，フラボン，フラボノール，イソフラボンなどのフラボノイド類，類似の構造をもつアントシアニン類，カテキン類などがある．フラボノイド類はアルカリ性で黄色，アルミニウムイ

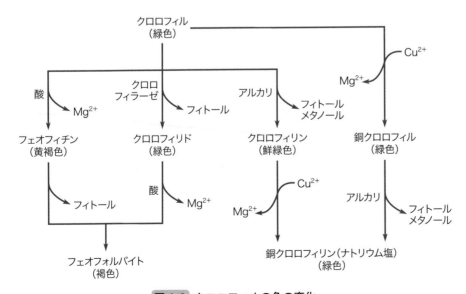

図 6-8 クロロフィルの色の変化

オン，マグネシウムイオン，鉄イオンと結合して，黄色〜青紫〜青褐色を呈す．アントシアニン類は，アグリコンにより赤〜紫〜青と幅広い色調を呈す．カテキン類は無色であるが，発酵茶である紅茶は，ポリフェノールオキシダーゼにより酸化されてテアフラビンになり赤褐色を呈す．フラボノイドやアントシアニンには強い抗酸化活性がある．

練習問題

(1)　さつまいもでは, 緩慢加熱によりでんぷんが分解して, 甘味が増す.

(2)　卵豆腐は, すだちを防ぐために, 卵液を 100℃まで急速に加熱する.

(3)　過酸化脂質は, 酸化の終期に生成される.

(4)　粘度は, 油脂の酸化により低下する.

(5)　脂質は, 水分活性が低くなるほど酸化反応を受けにくい.

(6)　かまぼこの製造では, 魚肉に塩化マグネシウムを加えてすり潰す.

(7)　ビタミン B₂ は, 光照射で分解する.

(8)　テアフラビンは, 酵素による酸化反応で生成される.

(9)　油脂中の遊離脂肪酸は, プロテアーゼによって生成する.

(10) たけのこ水煮における白濁沈殿は, リシンの析出による.

(11) パパイアに含まれるたんぱく質分解酵素は, ブロメラインである.

(12) ペクチナーゼは, 果汁の苦味除去に利用されている.

(13) ポリリン酸ナトリウムは, 食肉のミオグロビンの色を固定化させる.

(14) 硫酸ナトリウムは, 大豆のグリシニンを凝固させる.

(15) たんぱく質をアルカリ性で加熱したときには, リシノアラニンが生成する.

(16) みその褐色は, 酵素反応による.

(17) じゃがいも切断面の褐変には, アミノカルボニル反応が関与する.

(18) 40℃で保温すると酵素的褐変は抑制される.

(19) クロロフィルが褐色になるのは, マグネシウムの離脱による.

(20) β-クリプトキサンチンは, アルカリ性で青色を呈する.

7 植物性食品の栄養と加工

🍚 **学習到達目標** ✐

❶ 主な穀類の栄養的特性とその加工食品の製造法・原理を説明できる.

❷ 主ないも類の栄養的特性とその加工食品の製造法・原理を説明できる.

❸ 主な豆類，種実類の栄養的特性とその加工食品の製造法・原理を説明できる.

❹ 主な青果物の栄養的特性とその加工食品の製造法・原理を説明できる.

❺ 主な藻類の栄養的特性とその加工食品の製造法・原理を説明できる.

A 穀　　類

穀類には，米，小麦，大麦，とうもろこし，あわ，きび，ひえなどイネ科植物の他，タデ科のそば，ヒエ科のアマランサスなどがあり，日本食品標準成分表2020年版(八訂)には穀類として205食品が収載されている.

穀類は胚乳部にでんぷんを多く含み，また貯蔵性や輸送性に優れているため，古代から世界中で重要な主食として食されてきた. 米，小麦，とうもろこしは世界三大穀物と呼ばれ，全穀類の収穫量の約85%を占める.

米の胚乳部は硬く，ぬか(糠)層は除去しやすいため粒食が主流であるのに対し，小麦は粒状を維持して外皮を除去することが困難なため，製粉したものを二次加工して食することがほとんどである.

🍎 1 米

米は炊飯して主食となるほか多くの二次加工食品に利用される

米は日本人の主食として古くから食されてきた重要な食糧である. 粒形から日本型(ジャポニカ種)，インド型(インディカ米)，ジャワ型(ジャバニカ米)に分類され，日本型の米は丸みを帯びており飯にしたとき粘性が高いのが特徴である. インド型の米は日本型より細長く，アミロースが多いため粘りが少ない. 日本では品種改良によって耐冷性，耐病性が高く，食味のよい多くの品種・銘柄の米が栽培されている.

わが国で食されるジャポニカ米をでんぷん組成から分類すると，アミロースを約20%含むうるち米(普通米)と，ほぼ100%がアミロペクチンで構成されるもち米に大別することができる. うるち米は主に炊飯用，もち米は炊飯して赤飯などにするほか，蒸した後に搗いてもちに加工される. 米は，清酒，焼酎，みりん，食酢，米味噌などの原料として用いられる.

●うるち米
●もち米

a 精白米

　もみ米（**図 7-1**）からもみ殻を除いたものが玄米である．玄米の表層部にあるぬか層および胚芽部は，胚乳部に比べ脂質，ミネラル，ビタミンB群，食物繊維を多く含むが，食味や消化吸収性に難点があるため，**精米（精白，搗精）**の工程で除去される（**図 7-2**）．精米は摩擦式あるいは研削式により行われる．ぬか層と胚芽部を50％除いたものを**半つき米（五分つき米），70％除いたものを七分つき米**，ほぼ100％除いたものを**精白米（白米）**，胚芽部を残したものを**はいが精米**という．玄米から得られる精米の割合を精白歩留まり（精米歩合）といい，重量精米歩合の計測方法では，100 kgの玄米が精米後に90 kgとなっていた場合を精米歩合90％とする（**表 7-1**）．精米時にできたぬかは米ぬか油の製造やぬか漬けなどに用いられる．

　無洗米は白米から肌ぬか層（通常は研ぎ汁に出るもの）を完全に除去した精白米で，炊飯時に研ぐ必要がなく水を加えてそのまま炊くことができる．代表的な製法には，水を使わずぬかの粘着性を利用して削り取るBG（B＝bran＝ぬか，G＝grind＝削る）精米製法や，水を加えて加圧，攪拌し，高温の粒

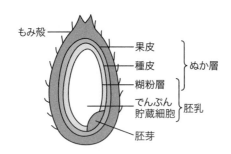

図 7-1 もみ米の構造

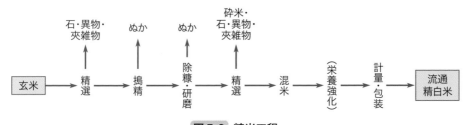

図 7-2 精米工程

表 7-1 米の精白歩留りと栄養価

米	搗減り（精米による減量）	精白歩留り（精米歩合）	脂質(g)*	ビタミンB₁(mg)*	ナイアシン(mg)*	食物繊維総量(g)*
玄米	—	—	2.7	0.41	6.3	3.0
半つき米	4〜5%	95〜96%	1.8	0.30	3.5	1.4
七分つき米	6〜8%	92〜94%	1.5	0.24	1.7	0.9
精白米	9〜10%	90〜91%	0.9	0.08	1.2	0.5
はいが精米	7〜9%	91〜93%	2.0	0.23	3.1	1.3

*可食部100g あたり．
（文部科学省科学技術・学術審議会資源調査分科会：日本食品標準成分表 2020 年版（八訂））

状タピオカでんぷんを加えてぬかを吸着させる NTWP(neo tasty white process)法などがある. 洗米する手間が省ける簡便さと, 洗米による排水汚染を防ぐメリットがある.

b 米　粉

　米を粉として利用する歴史は古く, 奈良時代からといわれており, 伝統的な米粉の用途としては主に和菓子がある(**表 7-2**). うるち米およびもち米を生でんぷんのまま粉にしたもの(生粉)と**糊化**(**α化**)させてから粉にしたものとがある. うるち米の生粉は, うるち米を水に浸漬後, 乾燥してロール粉砕機により粉砕した**上新粉**とさらに粒度の細かい**上用粉**があり, 団子, 柏餅, ういろうなどに利用されている. もち米の生粉は, もち米を水に浸漬後, 水挽きした**白玉粉**や, 浸漬後乾燥して粉砕した求肥粉があり, もち団子, しるこ, 求肥, 大福などに利用されている. 糊化させたもち米の粉としては, 蒸して乾燥させ粗砕した**道明寺粉**や, 搗いてもちにしたものを焼きあげて粉砕した寒梅粉などがあり, それぞれ桜もち, 押菓子などに利用されている.

●糊化

●道明寺粉

　近年, 小麦アレルギー患者への対応の面から, 小麦由来物質を使用せずに米または米粉だけで製造された食品の需要が増加しており, 米粉パンや米粉めんの製造が盛んである. 米の胚乳は小麦よりも粉砕されにくいため製粉しにくくパン製造には向かなかったが, 製粉方法や製パン法の技術開発により, 多様な米粉パンやめん類が開発されるようになった. 米粉パンには, 小麦粉パンの原料の一部を米粉に置換したもの, 米粉に小麦たんぱく質のグルテンを添加したもの, 米粉100%で製造したものがある.

c α化米

　精白米を浸漬して炊飯し, 熱風乾燥させた加工米である. 炊飯によりでんぷんが糊化(α化)した状態で急速乾燥するため, でんぷんが**老化**(β**化**)せず, 湯または水を注ぐだけで飯の状態にもどる. 白飯の他, ピラフ, チャーハン, おこわなどに加工される. 常温で長期保存ができるため, 携帯食, 備蓄食として広く利用されている.

●老化

表 7-2 米粉の種類

原料	でんぷんの状態	名称	主な用途
うるち米	生でんぷん	上新粉	団子, 柏餅, 草餅, ういろう
		上用粉	じょうよ饅頭
		かるかん粉	かるかん
	糊化でんぷん	乳児粉	重湯, 離乳食
		みじん粉	和菓子
もち米	生でんぷん	白玉粉	餅団子, しるこ
		求肥粉	求肥, 大福
	糊化でんぷん	道明寺粉	桜餅, おはぎ
		寒梅粉(みじん粉)	干菓子
		上南粉	干菓子

*米粉の名称は地域によって異なる.

7

植物性食品の栄養と加工

d 強化米

精米の工程や調理の過程で失われるビタミン(B₁など)やミネラル(カルシウムなど)といった微量栄養素を補った白米である. 学校給食などで, 精白米100 g に対し, ビタミン強化米0.3 g 程度を混合して利用されている.

e その他の米の加工品

米菓として, うるち米を原料とするせんべいやもち米を原料とするあられがある. 米菓の食感はでんぷんの膨化に関連しており, アミロース含量が低いほど膨化性が高い. あられの食感が軽いのは, もち米がほぼアミロペクチンのみで構成されており, よく膨化しているからである.

ビーフンは, インド型の米を水挽きして半糊化状態まで蒸し, 細孔から押し出して線状のめんを形成したものである. 蒸煮, 乾燥して製品となる. 中国料理などの素材として用いられる.

❷ 小　　麦

> 小麦粉に含まれるグルテンの性質を利用して多彩な二次加工食品が製造される

小麦は米, とうもろこしと並んで世界各地で古くから栽培されている重要な穀物の一種である. 粒溝と呼ばれる深い溝があり, 粒状を維持して外皮(ふすま)を除去することが困難なため, 米のようには搗精しにくく粒食には適さない. したがって大半は製粉された小麦粉として一次加工品となり, さらにパン, めん類, 菓子などの二次加工品の製造に利用されている.

世界で最も広く栽培されているパン小麦(普通小麦)のほか, **デュラム小麦**, **クラブ小麦**などの種がある. 小麦粒の性状によって分類すると, たんぱく質の含有量の多い順に硬質小麦, 中間質小麦, 軟質小麦に分けられる. 硬質小麦の一種であるデュラム小麦は柔軟で弾力性の強いグルテンを形成するたんぱく質量が多く, マカロニ類の原料となる.

●硬質小麦
●中間質小麦
●軟質小麦

a 小麦粉

製粉加工は, 挽砕(ばんさい)とふるい分けを繰り返して行われる. まず小麦以外の夾雑物を除いて精選し, 胚乳と外皮との分離をよくするために水を加えて調湿(テンパリング)する. 調湿した各種小麦を, たんぱく質含量や性質を考慮して小麦粉の用途に合うように混合(配合)する. その後, 歯立ロール, 滑面ロールといった各種ローラーミルによる挽砕, シフターによるふるい分け, ピュリファイヤー(純化機)の風力によるふすま成分の除去を複数回くり返して製品にする.

小麦粉は, 配合時に意図したたんぱく質含量によって強力粉, 準強力粉, 中力粉, 薄力粉に分類され, 製粉工程のピュリファイヤーによる純化の過程で灰分含量など, 品質によりさらに等級に分けられる(表7-3). このほか, ふすまや胚芽を除去せずに製粉した全粒粉, デュラム小麦を粗砕したデュラ

表 7-3　小麦粉の種類と主な用途

種類(たんぱく質量)	等級(灰分量)			
	1 等粉 (0.3〜0.5%)	2 等粉 (0.4〜0.7%)	3 等粉 (0.7〜1.0%)	末粉 (2〜3%)
強力粉(11〜14%)	パン	パン	麸	(飼料)
準強力粉(10〜13%)	パン 中華めん	パン 中華めん	麸 パン粉	(飼料)
中力粉(8〜11%)	めん	めん 菓子	菓子	(飼料)
薄力粉(6〜9%)	菓子 天ぷら	菓子	菓子	(飼料)
デュラム・セモリナ粉 (12〜13%)	(灰分約0.7%) マカロニ, スパゲティ		(飼料)	(飼料)

ム・セモリナ粉がある.

　小麦粉のたんぱく質には**プロラミン**に分類される**グリアジン**と，**グルテリン**に分類される**グルテニン**が含まれており，水を加えて混捏した生地(ドウ)の内部では，グリアジンとグルテニンの分子が結合することにより**グルテン**と呼ばれるたんぱく質が形成される(**図7-3**). グルテンは粘弾性と結着性が高いため，生地は弾力があり小麦加工品特有の食感をもたらす. この性質を利用して，小麦粉からは多彩な二次加工品が製造される.

● プロラミン
● グリアジン
● グルテリン
● グルテニン
● グルテン

[b] パ　ン

　パンは，強力粉や準強力粉に，酵母(イースト)，水，食塩および砂糖類を加えて混捏し，発酵により膨化させたものを焙焼した加工品である. **発酵パン**の製造には酵母 *Saccharomyces cerevisiae* が用いられる. 発酵の工程で，酵母により二酸化炭素とエタノールが生成され，二酸化炭素が生地中のグルテン組織を膜状に押し広げて多くの気泡を形成し，生地が膨化する. エタノールは発酵パン特有の風味を付加する. 最後の焙焼の工程では，気泡の膨張，でんぷんの糊化，たんぱく質の熱変性による固化が起こる. 酵母の代わりにベーキングパウダー(重炭酸塩*)を用いることで二酸化炭素を発生させて生地を膨化させるものは**無発酵パン**といい，蒸しパン，カステラ，甘食などがある.

　生地の製法には**直捏法**(ストレート法)と**中種法**(スポンジ法)がある(**図7-4**). 直捏法とは，最初からすべての材料を一緒に混捏して生地を作り，発酵，焙焼する方法で，工程は短いが発酵時間や温度の影響を受けやすいため，小規模生産やホームベーカリーに適している. 中種法とは，原料の小麦

＊**重炭酸塩**　炭酸水素ナトリウム，炭酸水素カリウムなど. 加熱すると水と二酸化炭素が生成する.
$2NaHCO_3 \rightarrow Na_2CO_3 + H_2O + CO_2$

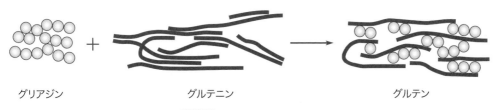

グリアジン　　　　　　グルテニン　　　　　　グルテン

図 7-3　グルテンの模式構造

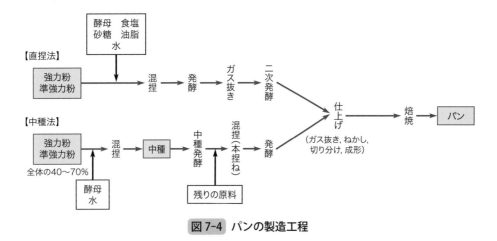

図 7-4　パンの製造工程

粉の 40 〜 70 %，酵母，水を混捏して中種を作り，中種発酵を行った後，残りの原料を加えて混捏，発酵，焙焼する方法で，時間や温度の影響を受けにくく均質なパンができるため機械化生産に適しており，大型パン工場でのパン製造に採用されている．

　パンは原料の配合割合や形態，焼成法，用途，国名などにより分類され，複雑に組み合わさるため，その種類はきわめて多い．食品表示法に基づくパン類品質表示基準では，パン類のうち直方体または円柱状の焼型に入れて焼いたものを食パン，あん，クリーム，ジャム類，チョコレートなどをパン生地で包み込んだり生地の上部に乗せたりしたものを菓子パン，それ以外をその他のパンと表示することとしている．

c　め　　ん

　めん類とは，小麦粉やそば粉などに食塩および水を加え，混捏して形成した生地を細長い線状に成形したものの総称である．食塩はグルテン分子を収斂させて生地の粘弾性を増加させるため，製めんを安定させたり，めんの「コシ」を形成させたりするのに重要である．製造工程には，生地を帯状に形成しためん帯を薄く延ばしてから細く切りだす方法，めん帯をさらにくり返し引き延ばして細いめんを作る方法，生地を高圧で細孔から押し出して成形する方法がある（図 7-5）．

1）うどん・ひやむぎ・そうめん

　主として中力粉に準強力粉，強力粉などをブレンドし，めん帯を形成した後，熟成のため一定期間放置したものを薄く延ばして線状に切りだしためんである．乾燥していない生めんに対し，生めんを天日乾燥または通風乾燥させたものを乾めん，生めんをゆでて冷却した製品をゆでめんという．

　食品表示法に基づく乾めん類品質表示基準では，長径 1.7 mm 以上に成形したものをうどん，1.3 mm 以上 1.7 mm 未満をひやむぎ，1.3 mm 未満をそうめん*，幅 4.5 mm 以上かつ厚さ 2.0 mm 未満の帯状に成形したものをひらめん（またはきしめん，ひもかわ）と記載することができるとしている．

　手延べめんは一部工程を除いて手作業で作られ，製めんの過程で熟成が行

＊手延べそうめんは長径 1.7 mm 未満の丸棒状に成形したものとされている．

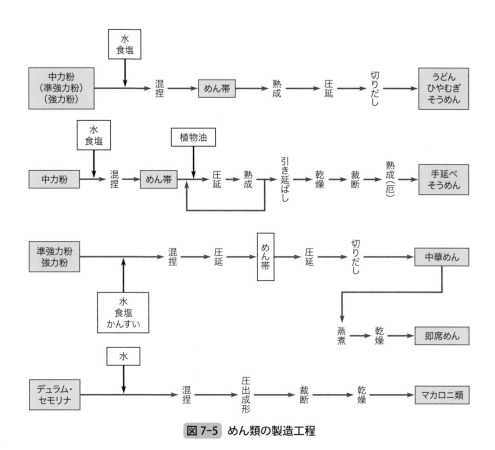

図 7-5 めん類の製造工程

われるものをいう．めん帯の表面に植物油(綿実油，ごま油など)を塗布しな
がら2本の棒で縒りをかけてひも状に細く延ばし，形成されためん線をさら
に手作業で段階的に引き延ばして細い線状にしためんである．**手延べそうめ
ん**の場合，箱詰めした後に「厄(やく)」と呼ばれる熟成期間を経過させることによ
り，そうめん独特の風味と食感が形成される．

2) 中華めん

　準強力粉，強力粉などに「**かんすい**(炭酸カリウム，炭酸ナトリウム，リ ●かんすい
ン酸カリウム，リン酸ナトリウムなどの混合物を溶かした水)」を加えてめ
ん帯を形成させ，圧延して切りだしたものである．小麦粉に含まれるフラボ
ノイドはアルカリ性条件下では黄色を呈するため，アルカリ性のかんすいを
加える中華めんは，うどんなどと異なり独特の黄色を呈している．中華めん
を蒸して油処理などにより乾燥させ，簡便な調理操作により食用に供するこ
とができるものを即席めんという．JAS規格では即席めんの油脂の酸価は1.5
以下でなければならないと定めている．

3) マカロニ類

　デュラム小麦のセモリナ(粗粉)に水を加えて練り合わせ，成形機から高圧
で押し出した後，裁断し，熟成させながら乾燥させたものである．成形機の
穴の形状により押し出されるマカロニ類の太さや形状が決まる．食品表示法
に基づくマカロニ類品質表示基準では，1.2 mm 以上の太さの棒状または

2.5 mm 未満の太さの筒状のものをスパゲッティ，2.5 mm 以上の太さの管状
またはその他の形状に成形したものをマカロニと記載できるとしている．

d　その他の小麦加工品

1)　麩

　小麦粉からでんぷんを洗い流し，グルテンを分離した加工品を麩という．
分離したグルテンをそのまま，あるいは白玉粉と混合し練り上げて蒸したも
のを生麩，これに小麦粉やベーキングパウダーを混合して焼成したものを焼
き麩という．

2)　プレミックス（調製粉）

　ケーキ，パン，惣菜などを簡便に調理できるように，小麦粉などの粉類に
糖類，油脂，脱脂粉乳，卵粉，膨張剤，食塩，香料などを用途に応じて配合
した加工品である．酵母を含むパン類ミックス，酵母を含まないケーキ類ミッ
クス，糖類を含まない調理用ミックス（天ぷら粉，お好み焼き粉など）に分類
される．

コラム　もち小麦

　近年，もち小麦と呼ばれる新たな小麦の品種が開発された．一般に，小麦に
含まれるでんぷんはアミロースとアミロペクチンからなるが，もち小麦のでん
ぷんはほとんどがアミロペクチンからなっている．これにより，グルテンに由
来するうどんのようなコシと，もちのようなモチモチ感を同時に実現できる．

 ## ❸ とうもろこし

とうもろこしは粒食のほかでんぷんやコーン油に加工される

　とうもろこしは穀類の中では米，小麦を上回り，世界で最も生産量が多く，
広く食されているが，日本では米，小麦と比較すると消費量は少ない．粒食
のほか，粉砕してでんぷん（コーンスターチ）やコーン油などに加工される．
乾燥状態で胚乳部を挽き割り（ドライミリング）したものを**コーングリッツ**と
いい，ビールやコーンフレークの原料として利用される．挽き割りした粒度
により大きいほうからコーングリッツ，コーンミール，コーンフラワーと呼
ぶ．一方，液体中で粉砕（ウェットミリング）すると，胚芽，外皮（コーンフィー
ド），でんぷん（コーンスターチ），たんぱく質に分離される．胚芽から抽出
されるコーン油は，サラダ油やマーガリンへと加工される．**コーンスターチ**　　●コーンスターチ
は，じゃがいもでんぷんに比べてにおいが少なくくせがないため，スナック
菓子などに広く利用されている．また，コーンスターチをアミラーゼで糖化
し，生成したグルコースを異性化酵素（**グルコースイソメラーゼ**）によって異　　●グルコースイソメラーゼ

性化するとフルクトースとなる．こうして製造される**異性化糖**は，グルコースより甘味が強くなるためコーンシロップとして清涼飲料水などに利用される．フルクトースの含有率により「ブドウ糖果糖液糖」「果糖ブドウ糖液糖」「高果糖液糖」がある．

❹ その他の穀類

穀類は古くから多くの加工食品の原料として利用されている

大麦は，穂の形状により**六条大麦**と**二条大麦**とに分けられ，六条大麦は主に精麦して丸麦，あるいはさらにこれをローラーなどで押し潰した押し麦として食用にされる．また，焙煎して煮出した飲料が麦茶である．二条大麦はビールの原料として利用される．

●六条大麦
●二条大麦

そばはタデ科ソバ属の一年生草本で，種実を挽砕してそば粉として利用される．そば粉に水を加えて混捏し，圧延して切りだしためんをそばきり（通称そば）という．そば粉のたんぱく質はグルテンを形成しないため，そばは粘弾性が低くちぎれやすい．そこでつなぎとして小麦粉ややまのいも，海藻などを加えるのが一般的である．つなぎを加えずそば粉100%で製めんしたそばを十割そば（生粉打ちそば）と呼ぶ．

この他，イネ科植物ではもろこし（高きび），えん麦，ライ麦，はと麦，きび，あわ，ひえ，イネ科以外ではアマランサス，キノアといった穀類があり，これらの多くは土壌環境や気候条件が不良な土地でも比較的よく生育する．食物繊維やビタミン類，ミネラル類を豊富に含むため，茶や菓子などの材料として利用されるほか，近年では精白米に混ぜて炊く雑穀米としての消費が増加している．特に，イネの栽培品種である赤米はタンニン，黒米はアントシアニンなどのポリフェノール類をぬかに多く含むことが特徴で，玄米のままあるいは軽く精米して雑穀米に利用されている．

B いも類

わが国で栽培・加工されるいも類のほとんどは，じゃがいも，さつまいもおよびこんにゃくいもである．

❶ じゃがいも

加熱で生じるアクリルアミドを低減する工夫が必要である

じゃがいも加工品としては，乾燥マッシュポテト，フライドポテト，ポテトチップスおよびポテトフラワー（じゃがいもを乾燥し，粉末にしたもの）などがある．ポテトフラワーは製パン用のほか，成型ポテトチップスの原料にもなる．収穫後，低温貯蔵したじゃがいもは還元糖を多く含むため，フライ

7
植物性食品の栄養と加工

ドポテトやポテトチップスの製造では高温処理により製品が褐変する．さらに近年，還元糖がアスパラギンと反応して，毒性物質アクリルアミドが生成されることも明らかとなった．そこで，加工前に常温で1～2週間保存（リコンディショニング）して還元糖を減少させたり，還元糖の少ない品種を用いたりしている．

　じゃがいも（ばれいしょ）でんぷんは，他のでんぷんより糊化温度が低く，流動性や透明性が高いため調理加工品に多用されている．かたくり粉として市販されているほか，でんぷん糖やはるさめ，オブラートの主原料，魚肉練り製品や畜肉製品の副原料として利用されている．

❷ さつまいも

β-アミラーゼがでんぷんをマルトースに分解して甘味を出す

　さつまいも（甘藷）の加工品には蒸し切干（乾燥いも，干しいも）がある．これは蒸したさつまいもをスライスし，乾燥させたものである．この表面には白い粉が現れるが，これは主にマルトース（麦芽糖）であり，蒸したときにβ-アミラーゼの作用によりでんぷんが分解されて生成される．このほか，いもかりんとうやスイートポテトなどの菓子類に加工されている．また，いも焼酎の原料としても利用されている．近年は，菓子類，焼酎ともに紫肉種のさつまいもを使った製品も多い．

　さつまいもでんぷんは，糊化したときの安定性がじゃがいも（ばれいしょ）でんぷんより高い．くず粉やわらび粉の代用として市販されているほか，はるさめの原料としてにも利用されている．

❸ こんにゃくいも

グルコマンナンがカルシウムイオンで架橋されてゲルになる

　板こんにゃくの製法を**図7-6**に示す．こんにゃくいもの主成分は水溶性食物繊維の**グルコマンナン**（コンニャクマンナン）であり，グルコースと**マンノース**がおよそ1：1.5～2の割合で構成されている．グルコマンナンに加水すると膨潤し高粘度ゾルになる．これに水酸化カルシウム（消石灰）の懸濁液（石灰乳）を加えて攪拌し熱湯で加熱することで，グルコマンナンが水分子

● グルコマンナン
● マンノース

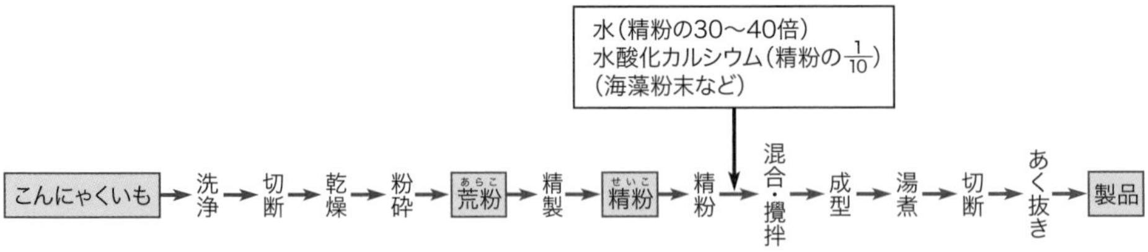

図7-6　板こんにゃくの製法

を抱合したままカルシウムイオンによって架橋＊され，凝固して不可逆性の半透明ゲルになる．

　生いもから作る昔ながらの製法では，精粉技術が劣るため皮などが混ざる．凝固には草木灰を用いていたため，製品には細かい皮が残って灰色がかっている．現在は精粉から作るのが一般的であるため，製品は白色となる．そのため，こんにゃくらしさを出すためにひじきなどの海藻粉末を添加して着色している製品もある．

　こんにゃくには，その形状の違いから板こんにゃく，しらたきおよび玉こんにゃくなどがある．また，グルコマンナンに果汁や甘味料などを加えて作ったこんにゃくゼリーや，中華めん風やそば風のこんにゃくめんが市販されている．

＊架橋　高分子化合物同士の間や高分子化合物の分子内などに化学的に形成された結合

コラム　しらたきと糸こんにゃくの違い

　食品成分表2020年版（八訂）には，食品名は「しらたき」で表示され，備考欄に「別名：糸こんにゃく」として収載されている．財団法人日本こんにゃく協会などが制定した「こんにゃく製品に関する表示基準」（令和2年9月）によると，しらたきと糸こんにゃくの両方ともその名称の定義として「こんにゃくのうち，ひも状に凝固させたもの」と定められている．つまり，呼び名が違うだけで規格などは区別されておらず，どちらも加水して膨潤した高粘度のグルコマンナンを細い穴に通しながら石灰を加えた熱湯に入れることで，ひも状に凝固させている．穴から出る姿がまるで「白糸の滝」のようであったので，しらたきという名が付いた説が有名である．江戸時代の頃に，関西では板こんにゃくを糸状に切ったものを糸こんにゃくと呼んでいたようであるが，現在では関西も細い穴に通して製造している．糸こんにゃくよりも細いものをしらたきとして区別している製造業者もある．

❹ その他のいも類

タピオカドリンクは高カロリー食である

a やまのいも

　すりおろしたものを加工原料としている．その気泡性を利用して，かるかん，じょうよまんじゅうなどの和菓子や，はんぺんなどの魚肉ねり製品の副原料のほか，そばのつなぎにも使われている．乾燥粉末はお好み焼き粉などにも混合されている．

b さといも

　冷凍野菜や水煮などが市販されている．葉柄部分のずいきの乾燥品は，芋がらと呼ばれる伝統的な保存食である．

c　キャッサバ

キャッサバは熱帯で栽培されているいも類で，そのでんぷんはタピオカと呼ばれ，アミロース含量が低く糊化しやすい．でんぷん糖などの原料の他，小粒状に加工したタピオカパールとしてドリンク類の具材や菓子類に利用されている．このタピオカパールは食物繊維が乏しい．よって，近年流行しているタピオカ入りドリンク類は，ドリンク由来のエネルギーも加わるため，高カロリー食品が多い．

C　豆類，種実類 ————————————————

豆類はマメ科植物の種子で，日本で利用されている主なものは分類学的に14種あり，乾燥や加工して利用される．しかし大豆の未熟豆であるえだ豆，さやごと食べるさやえんどうやさやいんげん，もやしなどは野菜類に，落花生は種実類に分類される．種実類は穀類，豆類以外の種子や仁であり，乾燥したものをそのままか，煎るなどの簡単な処理で食べられるものが多い．

豆類は全般にたんぱく質含量が20 ～ 35％と多く，植物性たんぱく源として優れており，乾燥すると保存性も良い．しかし，外皮が厚いことや，細胞壁のヘミセルロースなどにより消化が悪いことから，加工によって栄養性と嗜好性を高めている．

●ヘミセルロース

栄養成分的にたんぱく質と脂質が多く炭水化物が少ないもの（大豆）と，炭水化物とたんぱく質が多く脂質が少ないもの（小豆，いんげん豆，えんどう，そら豆，ささげなど）に分けられ，用途・加工も異なる．また，和食の代表的な食材の1つであり，食物繊維が豊富で各種生理機能の研究も進んでいることから，豆類の加工食品への注目は高まっている．

●食物繊維

日本食品標準成分表2021年版（八訂）には豆類13種類108食品，種実類27種46食品が収載されており，本節では大豆，その他の豆類，種実類に分け，栄養特性と加工について説明する．

 コラム　大豆の機能性成分

大豆の機能性成分としては，血中コレステロール低下作用を示す大豆たんぱく質，ビフィズス菌増殖に役立つ大豆オリゴ糖のスタキオースやラフィノース，血中コレステロールや中性脂肪を低下させる苦味物質のサポニン，エストロゲン様作用を持つイソフラボンなどがある．イソフラボンには骨粗鬆症や乳がんの予防効果などが報告されており，大豆にはイソフラボン配糖体のゲニスチンが0.15％，ダイジンが0.01％含まれる．内閣府食品安全委員会では，大豆イソフラボンの安全な一日摂取目安量の上限値を70 ～ 75 mg（アグリコン換算値）と設定した．この値には，特定保健用食品としての大豆イソフラボンの安全な一日上乗せ摂取量の上限値30 mg が含まれている．

●大豆たんぱく質
●スタキオース
●ラフィノース
●サポニン
●イソフラボン

① 大豆

　大豆はたんぱく質，脂質に富み，古くから利用されてきた重要な栄養供給源の1つであり，食用油の原料でもある．大豆の主要なたんぱく質は**グリシニン**とコングリシンで約65%を占める．穀類などの**アミノ酸スコア**が低いのに対し，大豆のアミノ酸スコアは100である．大豆油となる脂質の脂肪酸組成では必須脂肪酸のリノール酸が半分を占める．乾燥大豆の炭水化物は約30g/100gだがでんぷんはほとんど含まれず，食物繊維量が約20g/100gでその9割は不溶性繊維である．この他に，**大豆オリゴ糖**の主成分である**スタキオース**や**ラフィノース**などが含まれ，これらは腸内のビフィズス菌の増殖に役立つ．

　一方，たんぱく質分解酵素を阻害する**トリプシンインヒビター**やヘマグルチニン（赤血球凝集促進物質）が存在し，**リポキシゲナーゼ**は大豆臭の原因となるn-ヘキサナールなどのアルデヒドやアルコール類を生成するため，栄養性や嗜好性が悪くなる．加熱を含むさまざまな加工によって栄養性や嗜好性を高めている．

　加工には丸大豆または大豆油搾取後の脱脂大豆が使われ，水浸漬後摩砕して可溶性成分を熱水抽出し，たんぱく質の変性を利用した加工食品，微生物を利用した発酵食品，脱脂大豆を利用した大豆たんぱく質などがある（**図7-7**）．

●グリシニン
●アミノ酸スコア

●大豆臭

7

植物性食品の栄養と加工

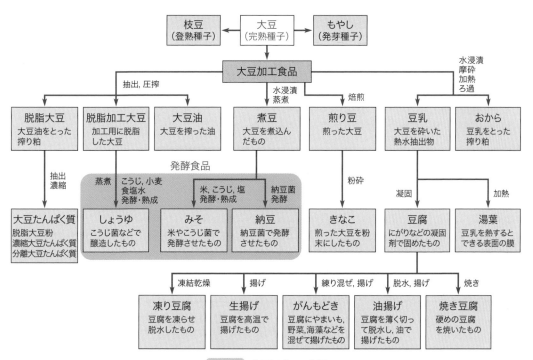

図7-7　大豆の加工食品

a 豆乳系大豆加工食品

1) 豆乳

　大豆の熱水抽出液から繊維を除いたもので，高圧処理によって大豆臭を抑えている．JAS規格では大豆固形分8%以上の**豆乳**，6%以上の豆乳に植物性油脂や糖類を添加した**調製豆乳**，調製豆乳に果汁，乳製品，コーヒーなどを添加した**豆乳飲料**に区分される．

　豆乳を搾った残渣がおからで，食物繊維が豊富である．**湯葉**は，豆乳のたんぱく質（β-ラクトグロブリン）と脂質の複合体が加熱により表面近くの水分の蒸発により熱変性することでできた被膜である．この現象をラムスデン現象という（牛乳を加温したときにもみられる）．

2) 豆腐

　豆乳に**凝固剤**としてにがり（塩化マグネシウム）やすまし粉（硫酸カルシウム），グルコノデルタラクトンを添加し，固めた食品である（**図7-8**）．これは，コロイド粒子となっている大豆たんぱく質がにがりによって水和している水分子を脱離するとともに，2価陽イオンが架橋して凝集すること（塩凝固）や，グルコノデルタラクトンから生じるグルコン酸がpHを低下させたんぱく質が酸凝固する性質を利用する．

　木綿豆腐は豆乳を凝固させ重石で固めたもので，柔らかな**絹ごし豆腐**は濃い豆乳に凝固剤を加え重しをせずに凝固させる．両者の中間的性状のソフト豆腐，豆乳を容器に入れて固めた保存性のよい**充填豆腐**，圧搾しない柔らかな寄せ豆腐などがある．

●にがり
●グルコノデルタラクトン

コラム　凝固剤の特徴

　豆腐製造では，使用する凝固剤によって豆腐の特徴が変わる．にがり（塩化マグネシウム）は凝固が速いため大豆の風味が残る豆腐ができる．塩化カルシウムも凝固が速く強いため硬めの油揚げ用の豆腐製造に使われる．硫酸カルシウム（すまし粉）は凝固が遅く保水性や弾力性の良い豆腐になる．グルコノデルタラクトンは凝固が遅く，均一で保水性のある豆腐ができる．

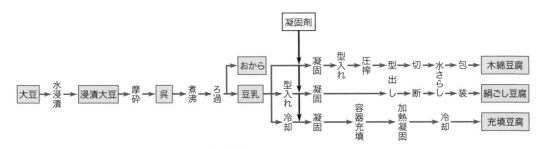

図7-8　豆腐の製造過程

3) 豆腐の加工品

　豆腐は**ゲル状食品**の一種であるが，これを元にした種々の加工食品がある．豆腐を凍結するとたんぱく質が濃縮されS-S結合*などによって網目構造（海綿構造）が形成されることから，緩慢凍結で氷結晶を大きくさせスポンジ状にしたものを乾燥させたのが**凍り豆腐**（高野豆腐）である．**油揚げ**は脱水した木綿豆腐を低温（110～120℃）で揚げ膨化させた後，高温（180～200℃）で表面を硬く揚げる．**生揚げ**（厚揚げ）は厚めの木綿豆腐を高温で一度揚げし，内部は豆腐の性状を残す．**がんもどき**は脱水した豆腐にやまのいもを加えて練り，野菜や海藻などを加えて二度揚げする．**焼き豆腐**は硬い木綿豆腐を直火であぶり，表面に焼きこげを入れる．このほか，保存性を高めた各地域の伝統的な豆腐がある．

●ゲル状食品

＊S-S結合（ジスルフィド結合）
　たんぱく質の分子内や分子間に存在する2分子のシステイン残基のSH基が酸化されて結合したもの．架橋構造となり，たんぱく質の立体構造に影響する．

b 大豆発酵食品（第10章参照）

　大豆発酵食品は，微生物が大豆のたんぱく質や糖質を分解して消化性を高めるとともに，独特の味や風味を醸成して嗜好性を向上させたものである．納豆菌（*Bacillus subtilis* var. natto）を用いた**糸引き納豆**，こうじ菌を使う**塩納豆**（寺納豆，浜納豆），大豆に米や麦などのこうじと食塩を混ぜ発酵・熟成させた**みそ**，大豆と小麦から作った醤油こうじに塩水を混ぜ発酵・熟成した**しょうゆ**などがある．煮大豆をテンペ菌で発酵させたインドネシアの伝統的大豆食品**テンペ**は，納豆より粘りや臭いが少ない．

c 大豆たんぱく質

　脱脂した大豆からたんぱく質を抽出したもので，脱脂大豆を蒸気加熱し粉砕して**脱脂大豆粉**が作られ，脱脂大豆をアルコールや希塩酸で洗浄し糖などを除去して**濃縮大豆たんぱく質**が作られる．脱脂大豆から水または弱アルカリ溶液でたんぱく質を抽出し，酸性下で**等電点沈殿**＊させ，中和，乾燥したのが**分離大豆たんぱく質**で，純度が最も高い（**図 7-9**）．これらは繊維状，粒状，粉末状に成型される．

　大豆たんぱく質には乳化，粘稠，起泡，結着，吸油，保水などの特性があるため，たんぱく供給源としての利用だけでなく，ソーセージやかまぼこなどの各種加工食品，惣菜，製菓，製パン，プロティンパウダー，育児粉乳な

＊等電点沈殿　たんぱく質は両性化合物であり，等電点を有する．等電点では水和量が下がり最も溶解度が低下するため，たんぱく質によっては沈殿するものがあり，これを等電点沈殿という．

7

植物性食品の栄養と加工

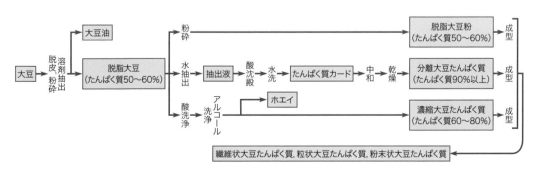

図 7-9 大豆たんぱくの製造

どの食品加工に幅広く利用されている．また，血中コレステロール低下などの生理機能が認められ，**特定保健用食品**の素材としても利用される．

d　その他の大豆加工食品

　大豆を焙煎し粉砕したきなこ，煎り大豆，**煮豆**，ずんだなどがある．ずんだはゆでた枝豆をすり潰し，砂糖や食塩で調味し和え物に使われていたが，現在ではもちや菓子などに利用されている．

❷ 大豆以外の豆類

> 他の豆類は脂質が少なく炭水化物が多いことから，煮豆やあんなどに加工される

　小豆，いんげん豆，えんどう，ささげ，そら豆，ひよこ豆，べにばないんげんなどはでんぷんを主体とする炭水化物が約60%，たんぱく質が約20%と多い一方で，脂質は約2%と少ないのが特徴である．でんぷんが主体でありながら，小豆などは大豆以上の食物繊維を含んでいる．これらは主に煮る，煎るなどのほか，あん，甘納豆，豆菓子などに加工される．また，緑豆ははるさめの原料に加工される（**表7-4**）．

a　煮豆

　豆を煮熟し，味付けする．水浸漬や加熱の時間は豆の種類によって異なる．

b　煎り豆

　焙烙などを用いて，百数十℃で加熱して作られる．

c　あん

　小豆などを煮詰め，潰し，あくと皮を除き，**生あん**を作る．乾燥して乾燥

表7-4　大豆以外の豆の加工食品

加工食品	使用する豆	加工方法
煮豆	小豆，いんげん豆，えんどう豆，そら豆，ひよこ豆，べにばないんげん，らいまめ，落花生，レンズ豆	豆を煮熟し，調味液に漬ける（豆によって浸漬，加熱時間は異なる）．
煎り豆	えんどう豆，ひよこ豆	焙烙（ほうろく）などを用いて，油を使わずに豆を加熱する．
あん	小豆，いんげん豆，えんどう豆，ささげ，そら豆，つるあずき	豆を煮詰める，つぶす，あく抜き（水さらし），種皮除去，脱水し生あんを作る．さらに生あんを加工する．
甘納豆	大納言小豆，いんげん豆，えんどう豆，黒豆，そら豆など	水煮と水洗を繰り返し（柔らかい煮豆），糖液に浸漬加熱し，表面に砂糖をふりかける．
豆菓子（フライビーンズ類など）	青えんどう，そら豆，ひよこ豆など	油で揚げて塩をまぶす．
水煮	小豆，グリーンピース，ささげ	生豆または水戻しした豆に食塩などを加えて煮詰める．
はるさめ	緑豆	緑豆からでんぷんを分離，熱湯を加え糊化し，未糊化でんぷんを添加，練圧し，細孔より圧出（めん線），糊化，冷却，乾燥する．

あん，加糖して練ると練りあん，裏ごししてこしあん，粒を潰さないつぶあん，甘煮豆を練りこみ小倉あんになる．豆類のでんぷんは細胞内でたんぱく質に包まれ，細胞膜も硬いことから，煮熟してもでんぷん粒同士が密着しないためのり状にならず，あん特有のサラサラとした食感を示す．

d 甘納豆

小豆，えんどう豆などを煮豆にして糖液に浸し，加熱した後に砂糖をふりかけて作る．

❸ 種実類

> 種実類は糖質，脂質に富み保存性が良く，煎ることで風味を増す

種実類は水分含量が少なく保存性も高いことから，古くから利用されてきた．とち，しい，くり，アーモンド，カシューナッツ，くるみなどは堅果・核果類に，ごま，落花生などは種子類に分類される．糖質の多いものは，くり，ぎんなん，しいの実などで，脂質とたんぱく質に富むものはアーモンド，くるみ，ごま，落花生などである．ひまわりの種やごまのように脂質の多いものは乾燥，煎るなどの加工によって製菓，つまみ，料理用などとして利用されるほか，食用油の原料となることが多い（**表7-5**）．煎ることによりカリッとした食感が出るほか，**アミノカルボニル反応** により香気成分が生成し風味が増す．

*アミノカルボニル反応　メイラード反応ともいう．反応の過程でストレッカー分解が起こると，アミノレダクトンからピラジン化合物などの香気成分が生じる．

a ごま

ごまは脂質が50 ～ 60%と多く，ごま油の原料として使われる（第9章参照）．加工品には煎りごま，すりごま，ペーストなどがあり，これらは食物繊維が10 ～ 13%と比較的豊富である．また，加熱することで風味が増す．

b その他

とちの実などは**タンニン類**や**サポニン類**を含むため，あく抜きが必要である．最近はアーモンド，カシューナッツ，ピスタチオなど海外品種の消費が増えている．種実類は**不飽和脂肪酸**が多いため酸化抑制のほか，防カビなど保存中の品質管理が重要である．また，落花生はアレルギーの**特定原材料**であり，くるみ，カシューナッツ，ごま，アーモンド* は特定原材料に準じるものに指定されている．

*アーモンドは2019年に追加

表 7-5 主な種実類の特性と加工用途

分類	栄養特性	種実	主な加工と用途
堅果類	脂質, たんぱく質	アーモンド	甘味種は乾燥, 煎るなどして製菓, つまみ, 料理, スナックに利用. 苦味種は搾油しオイルに利用.
		カシューナッツ, 松の実	乾燥, 煎るなどしてつまみ, 製菓, 料理に利用.
		くるみ, ヘーゼルナッツ	乾燥, 煎るなどして製菓, つまみ, スナックに利用.
		ココナッツ	未熟胚乳はココナッツミルクに利用. 生ココナッツから搾油しオイルに利用. 硬い胚乳を乾燥したコプラを料理やつまみに利用.
		ピスタチオ	塩煎りなどして製菓, つまみに利用.
		ブラジルナッツ	塩煎りなどしてつまみ, 料理, 製菓に利用. 搾油して食用油に利用.
		ペカン	塩煎りなどしてケーキなどの製菓に利用.
		マカデミアナッツ	煎るなどしてチョコレート菓子などの製菓, つまみに利用. 搾油してオイルに利用.
	糖質	ぎんなん	乾燥させ和食, 中国料理に利用. 塩煎りしてつまみに利用. 水煮して缶詰, びん詰めなどに利用.
		くり	そのまま料理(くり飯など), 菓子(甘露煮, 羊羹など)に利用. 煮てマロングラッセ, 缶詰・びん詰めに加工. 加熱した小石中で糖液をかけながら煎ることで甘栗に加工.
		しいの実	ひいて袋に詰め, 水中であく抜きしながらでんぷんを揉み出し, でんぷん原料として利用.
		とちの実	渋皮をむいて水にさらしてあくを抜き, もち, せんべいなどの材料に利用.
		はす	未熟種子の仁をそのままか, 完熟種子をゆでて仁を食べる. 中国料理や砂糖漬けに利用.
種子類	脂質, たんぱく質	あさの実	そのままか摩砕して七味唐辛子やがんもどきの材料に利用.
		あまに, えごま, かや	搾油して食用油に利用. 煎るなどして料理に利用.
		かぼちゃの種	煎るなどしてつまみなどに利用. 中国料理では茶請けに利用.
		けしの実	乾燥させ, あんぱんや和菓子などの製菓に利用.
		ごま	搾油して食用油に利用. 煎るなどして料理や製菓に利用(煎りごま, すりごま, 練りごまなどの加工品).
		すいかの種	乾燥あるいは塩ゆで後に干して利用.
		ひまわりの種	搾油して食用油に利用. 煎る, 揚げるなどして塩味をつけ, つまみなどに利用.
		落花生	煎るなどしてつまみ, 製菓, 料理に利用. 揚げて食塩とマーガリンで調味してバターピーナッツに加工. すりつぶしてピーナッツバターに加工. 搾油して食用油に利用.
	糖質	チアシード	乾燥して食用, 搾油してオイルに利用.
		ひしの実	ゆでるか焼いて利用. 生でも食用可.

コラム　アピオスはマメ科のいも

　マメ科つる性多年草で，2019 年にアメリカほどいもの名称で食品成分表のいも類に追加された．日本での栽培種は北米原産のアピオス（*Apios americana*）で，りんご苗木の土中に混じって伝来したという伝承がある．大きさは 3 ～ 4 cm が一般的で，味はいもより落花生やくりなどに似ている．食物繊維とカルシウムはじゃがいも，さつまいも，大豆（ゆで）より多く，イソフラボン類も含まれていることから，栄養組成は豆に近い．

　近年，各地で栽培されるようになり，サルなどによる食害を受けにくいこともわかってきた．主にゆでて食べるが，加工食品や菓子類などへの利用も進んでいる．

D　野菜類，きのこ類

　野菜類とは食用草本性植物の総称で，大きく分けると葉菜類，茎菜類，根菜類，果菜類，花菜類とその他の野菜類に分類される．その種類は非常に多く，生食のほか，煮熟，蒸煮，炒める，揚げるなどの調理方法によって食される．野菜の多くは水分含量が高いため常温では鮮度を保持することが困難なものが多い．そのため，冷蔵，冷凍を行うことで貯蔵性が高められる．近年では CA 貯蔵や MA 包装（p.47, 96 参照）などの方法も組み合わせることで，貯蔵性はより一層高まっている．野菜の加工品として代表的なものには漬物類があり，それ以外にトマト加工品，ウスターソース，ジュース，乾燥野菜，缶詰，びん詰，冷凍野菜などがある．

❶　漬　　物

漬物独特の食感は塩漬，風味は発酵により生じる

　野菜に食塩を振る，あるいは食塩水に漬けると浸透圧により細胞内の水分が外に浸出するとともに形態もしんなりとした状態になるが，漬物独特の食感や風味が形成される．また，長期間漬け込む間に乳酸菌や酵母の働きにより発酵風味成分が生成し，漬物特有の味となる．そのほか，しょうゆ，みそ，ぬか，酒粕，甘酢に漬けるものや，粉とうがらしを加えるキムチがある．

ⓐ　塩漬け

　原料野菜を水洗し，塩分が 20 % 以上になるように食塩をまぶしながら容器に漬け込む．漬け込み後に蓋をして重石をして水を揚げる下漬けを行う．その後，余分な水分を切って本漬けを行う．

b　梅　干

6～7月に収穫される，熟度が進み糖度，酸度の高い梅を重量の20%前後の食塩をまぶしながら塩漬けする．赤しその葉を加えることで，梅から浸出する酸（梅酢）の酸によってしそ葉のアントシアニンが赤色になり，梅が赤色に染まる．日差しの強い7～8月に太陽にさらして干す作業を2～3日繰り返し，梅酢に戻して製品とする．

c　浅漬け

はくさい，きゅうり，かぶ，なすなどを原料野菜として，野菜を調味液に短時間漬け込んだ漬物である．落し蓋をして重石をする．1～2日で製品となる．

d　福神漬け

塩漬けした割り干しだいこん，なす，きゅうり，しろうり，なた豆，れんこん，しそ，しょうがを成形し，流水で塩抜きした後に余分な水分を圧搾して除去する．これらをしょうゆ，砂糖，みりんなどで調製した調味液に漬け込んで製品とする．

e　みそ漬け

塩漬けしたごぼう，きゅうり，なすなどの原料野菜を塩抜きしてアミノ酸を主体とした調味液に漬け込む．その後，アミノ酸液と味噌で数回の中漬けを1ヵ月ほど行った後，本漬けをして製品とする．

f　奈良漬け

塩漬けしたしろうり，きゅうり，だいこんなどの原料野菜を新しい酒粕に4～6回程度漬け換えながら塩分濃度を下げていき，最後に仕上げ粕に漬けて製品とする．

g　たくあん漬け

干しただいこんを糠，食塩，調味料，甘味料，色素を混合した糠床に漬け込んで作られる干したくあんと，だいこんを8%程度の食塩水に漬け込んで，重石をして中漬けした後に，糠，食塩，調味料，甘味料，色素を混合した糠床に漬け込んで作られる塩押したくあんがある．

h　らっきょう漬け

原料らっきょうの15～16%の食塩をまぶしながら漬け込み，差し水して1ヵ月ほど塩漬けした後，水晒しをして脱塩したものを食酢，砂糖で調製した甘酢液に数日漬け込む．最後に65℃で10分ほど殺菌して冷却したものを製品とする．

❷ トマト加工品

トマト加工品は濃縮度合によって分類される

　完熟した加工用トマトを破砕した後に 80℃ 程度に加熱し, エキストラクターで搾汁, 脱気してトマトジュースとする. これを, 濃縮したものが濃縮トマトである. **濃縮トマト**のうち, 無塩可溶性固形分 24％ 以上のものがトマトペースト, 無塩可溶固形分 24％ 未満のものがトマトピューレーで, ケチャップやソースの原料となる. トマトピューレーに食塩, 食酢, 甘味料, にんにく, たまねぎ, 香辛料を加えたもので, 可溶性固形分 25％ 以上のものがトマトケチャップである. そのほか, トマト缶またはびん詰, トマトソース, チリソースなどがある(**表 7-6**).

❸ ウスターソース類

ウスターソースは野菜や果物が主材料の調味加工食品である

　トマトピューレー, たまねぎ, にんじん, しょうが, にんにく, りんごなどを主材料とし, 摩砕後に煮込み, ろ過して得られた野菜汁に甘味料, 食酢, 食塩, 調味料, しょうゆ, 香辛料などを加えてさらに加熱濃縮して製品とす

表7-6　主なトマト加工品

トマト缶詰またはびん詰 　全形（ホール） 　2つ割り 　4つ割り	完熟トマトを剥皮, 全形のまま缶詰またはびん詰にしたもの 全形をほぼ 2 分の 1 に切断したもの 全形をほぼ 4 分の 1 に切断したもの
トマトジュース	①トマトを破砕して搾汁または裏ごしし, 皮・種子等を除去したものまたはこれに食塩を加えたもの ②濃縮トマトを希釈し還元したものまたはこれに食塩を加えたもの
濃縮トマト	トマトジュースを濃縮, 無塩可溶性固形分 8％ 以上のもの
トマトピューレー	①濃縮トマトのうち, 無塩可溶性固形分 24％ 未満のもの ②①にトマト固有の香味を変えない程度に少量の, 食塩, 香辛料, たまねぎその他の野菜類, レモンまたは pH 調整剤を加えたもの
トマトペースト	①濃縮トマトのうち, 無塩可溶性固形分 24％ 以上のもの ②①にトマト固有の香味を変えない程度に少量の, 食塩, 香辛料, たまねぎその他の野菜類, レモンまたは pH 調整剤を加えたもの
トマトケチャップ	①濃縮トマトに食塩, 食酢, 糖類, にんにく, たまねぎ, 香辛料を添加, 可溶性固形分 25％ 以上のもの ②①に酸味料, 調味料, 糊料を加えたもの
トマトソース	①濃縮トマトに食塩, 香辛料などを添加, 可溶性固形分 25％ 未満のもの ②①に食酢, 砂糖類, 食用油脂, 酒類, たまねぎ, にんにく, マッシュルームその他の野菜類, 酸味料, 糊料等を加えたもの
チリソース	①トマトを刻み, または粗く砕き, 種子の大部分を残したまま皮を除去した後, 濃縮したものに食塩, 香辛料, 食酢および砂糖類を加えて調味したもので可溶性固形分が 25％ 以上のもの ②①にたまねぎ, にんにく, ピーマン, セルリーその他の野菜類, 酸味料, カルシウム塩等を加えたもの

（農林水産省：日本農林規格, 最終改訂平成 27 年 5 月 28 日）

る．

❹ 野菜ジュース

野菜ジュースとは野菜100%のものを指す

　野菜ジュースとは，野菜を摩砕などによりジュースにしたもので，トマトジュース，トマトミックスジュース，にんじんジュース，にんじんミックスジュース，それらにさまざまな野菜や果汁を加えた野菜ミックスジュース，野菜・果実ミックスジュースがあり，加熱殺菌されたあとに紙パック，ペットボトル，缶に充填されて製品とする．

❺ 乾燥野菜

乾燥野菜は栄養素の損失が少ない

　さまざまな野菜を薄切りや千切りにして天日乾燥あるは凍結乾燥させて製品化したもので，乾燥により水分活性が低下しているため保存性が高い．また，ビタミンなどの栄養素の損失が少ない．

●凍結乾燥

❻ きのこ類の加工品

しいたけは乾燥加工によってうま味や香り成分が増加する

a 乾燥品

　代表的なきのこ類の乾燥品は干ししいたけである．天日乾燥によるものと熱風乾燥で製造されるものがあり，多くは後者によっている．天日乾燥した干ししいたけは，エルゴステロールが紫外線によりビタミン D_2（エルゴカルシフェロール）に変換されるためビタミン D 含有量が高い．

●エルゴステロール

　干ししいたけは，菌傘の開傘度合によって名称が異なる．春先にゆっくり成長した肉厚で 70 ～ 90％開傘したものを冬菇，高温高湿期に一気に成長し，開傘度が 90％以上で肉厚がやや薄いものを香信という．また，冬菇と香信の中間のものを香菇という．肉厚で菌傘の裏側が薄い黄白色のものが上質とされる．干ししいたけは，乾燥過程で酵素や熱の働きにより香気成分であるレンチオニンやテトラチアン，うま味成分である 5′-グアニル酸が増加する．

●レンチオニン

　このほかにも，乾燥品としてきくらげやまいたけが製品化されている．

b 缶詰・びん詰

　ツクリタケ（マッシュルーム），なめこ，えのきたけ，しめじ，フクロタケなどの水煮缶詰，調味液を加えて味付けしたびん詰として製品化されている．

E　果実類 ‒‒‒‒‒‒‒‒‒‒‒‒‒‒‒‒‒‒‒‒‒‒‒‒‒‒‒

　果実類は，野菜類に比べ糖質や有機酸の含有量が高く，また特徴的なにおいを有する植物性食品である．生食用として流通するものが多いが，水分が多く，熟成中に肉質が軟化するため日持ちが悪い．そのため，ジャム，果汁飲料，砂糖漬け，缶詰，乾燥果実，冷凍果実などの加工品とすることで保存性を高めた製品も数多く製造されている．

❶ ジャム類

ジャムのゼリー化にはペクチンが必要である

　ジャム類は，果実，野菜または花弁に砂糖を加え，加熱濃縮するとともに果実に含まれる酸との反応によりゼリー化したもので糖蔵品の１つである．ゲル化剤，酸味料，香料などを加えたものもある．JAS 規格では，ジャム類のうちマーマレードおよびゼリー以外のものをジャムという．このうち，いちごなどのベリー類の果実を原料とするものでは全形の果実，それ以外のりんごやキウイといった果実などを原料とするものでは 5 mm 以上の厚さの果肉などの片を原料とし，その原形を保持するものを**プレザーブスタイル**という．マーマレードとは，ジャム類のうちかんきつ類の果実を原料としたもので，かんきつ類の果皮が認められるものをいう．また，ゼリーはジャム類のうち果実などの搾汁を原料としたものをいう．

　ジャム類のゼリー化には，果実に含まれる水溶性食物繊維の１つである**ペクチン**が関与し，糖と酸の添加によってゲル化する．近年は，低糖度のジャム類が好まれるため，ペクチンに含まれるメトキシル基を人工的に分解してエステル化度（DE）を 50 % 未満にした低メトキシル（LM）ペクチンを利用する傾向にある．LM ペクチンは，カルシウムイオンなど 2 価の陽イオンにより架橋してゲル化する．

●ペクチン

❷ 果実飲料

果実飲料とは，果実ジュース，果実ミックスジュース，果実・野菜ミックスジュースなどをいう

　JAS 規格ではオレンジ，うんしゅうみかん，グレープフルーツ，りんご，ぶどう，パインアップル，もも，マンゴー，レモン，うめなど 29 種類の果実を対象としており，果汁の種類と含有量によって，**表 7-7** のように果実飲料を分類している．なお，果汁入り飲料は，果実の果汁を搾汁して主原料とした飲料で，果汁 10 % 以上の飲料である．

表7-7 果実飲料の分類

果実搾汁	果実を破砕して搾汁または裏ごしなどをし，皮，種子などを除いたもの		
濃縮果汁	果実搾汁を濃縮したもので糖用屈折計示度が基準値以上のもの，砂糖類，はちみつなどが許可されている		
ジュース	果汁の糖用屈折計示度が基準値に対して100%以上のもの		
	果実ジュース	ストレート	果実搾汁を加熱殺菌した製品
		濃縮還元	濃縮果汁を希釈し殺菌した製品，糖用屈折計示度が基準値以上のもの
	果実ミックスジュース	2種類以上の果実搾汁もしくは還元果汁を混合した製品，またはこれに砂糖，はちみつを加えた製品	
	果粒入り果実ジュース	果汁搾汁もしくは還元果汁に柑橘類のさのうもしくはかんきつ類以外の果実を細切したもの等を加えた製品の，またはこれに砂糖，はちみつを加えた製品	
	果実・野菜ミックスジュース	果実搾汁もしくは還元果汁に野菜を破砕して搾汁もしくは裏ごしをし，皮，種子等を除いたものを加えた製品，またはこれに砂糖，はちみつを加えたものであって，果実搾汁もしくは還元果汁が重量の50%以上の製品	
果汁入り飲料	濃縮果汁または果実搾汁を希釈したもの，またはこれに砂糖，はちみつを加えたものであって，果実搾汁もしくは還元果汁の使用割合が糖用屈折計示度の基準に対して10%以上100%未満の製品		
果汁入り清涼飲料	果汁の含有率が10%以上50%未満の製品		

（農林水産省：日本農林規格，最終改訂平成25年12月24日）

❸ 砂糖漬け

🖌 砂糖漬けは色や香りも保持する働きがある

　砂糖漬けは，糖液中に果実を入れ煮熟することで浸透圧により糖を浸透させ，乾燥して製造される糖蔵品である．かんきつ類の果肉・果皮，さくらんぼ，くり，パインアップルなどが原料として利用される．また，果実以外ににんじん，れんこん，ごぼう，ふきなどの野菜を砂糖漬けにしたものが江戸時代から和菓子として製造されている．製造工程上，数日かけながら徐々に糖液の濃度を高めることで果実の形状が維持された良質のものができる．

❹ 缶詰・びん詰

🖌 缶詰・びん詰は加熱殺菌された加工食品である

　果実缶詰・びん詰には，みかん，もも，パインアップル，なし，りんご，さくらんぼ，びわなどのほか，フルーツサラダ（フルーツポンチを含む），ミックスドフルーツなどの混合果実製品がある．原料果実を缶またはびんに入れ，加熱した砂糖シロップを注入して密封し，90℃前後で10分程度の殺菌を行い製品とする．みかんやももなどを加工する際は，1〜3%程度の加熱した塩酸や水酸化ナトリウムで処理し，細胞壁のセルロースを加水分解することで剝皮を行い，見栄えのよい製品とする．

⑤ 乾燥果実

ドライフルーツにすることで食物繊維とミネラルが濃縮される

　乾燥果実は，果実を乾燥によって水分を減少させることで水分活性を低下させ，微生物による腐敗や酵素による劣化を抑制した保存性の高い加工品である．乾燥させることで糖度が上昇し，乾燥果実特有の風味や食感が生じる．乾燥方法には，天日乾燥と人工乾燥があり，人工乾燥は，加圧，常圧，真空乾燥に細分される．りんご，あんず，プルーン，かき，ぶどう，いちじく，バナナなどのさまざまな製品がある．わが国では干しがきが代表的な乾燥果実であり，その他の乾燥果実の多くは輸入されている．

⑥ 冷凍果実

冷凍果実の製造に急速冷凍は欠かせない

　冷凍果実は，製菓，調理素材として広く普及してきたが，近年では冷凍技術が改良され解凍後に生食ができるようなものもある．代表的なものに，うんしゅうみかん，メロン，パインアップル，マンゴー，ブルーベリー，ラズベリー，ライチ，いちごなどがある．ヘタを除いた後に水洗し，選別した後，急速冷凍（−40°前後）し，−20℃で冷凍保存される．

F　藻　　類

　現在，日本の食用海藻は数十種類で，その約9割をこんぶ，わかめ，のりが占める．藻類は炭水化物と灰分が多く，炭水化物の多くは**難消化性多糖類**である．こんぶが慶事や神事に用いられるなど海藻は日本人の生活とも関係が深く，また**和食**の代表的食材の一種でもあり，古くから**食物繊維**や各種ミネラルの供給源となってきた．藻類の多くは乾燥して流通しているが，加工食品には藻自体を乾燥，塩蔵，調味品などにする場合と，特定の成分を抽出などをして工業利用する場合がある（**表7-8**）．

❶ 藻体の加工食品

乾燥が主体だが，色，味や食感を生かすように加工される．

　緑藻類のアオサやアオノリはふりかけなどの乾燥品に，ウミブドウは塩蔵品に，ヒトエグサは乾燥品や煮込んでのり佃煮にされる．カワノリはすいて乾燥珍味に加工される．
　褐藻類のコンブは，産地により種類がほぼ決まっている．ほとんどが乾燥品にされるが，加工品は多種多様で，海藻の中では最も種類が多い．酢漬け

表 7-8　主な海藻の利用と加工食品

分類	藻類	加工食品			成分抽出利用
		乾燥品	塩蔵品	調味品・その他	
緑藻類	アオサ	青のり，ふりかけ			
	アオノリ類	もみ青のり，すき青のり			
	ウミブドウ(クビレヅタ)		ウミブドウ塩蔵品	生食	
	カワノリ	干しのり			
	ヒトエグサ	青のり，乾燥品		佃煮	
褐藻類	アラメ	乾燥品			アルギン酸，ラミナラン
	ガゴメ	乾燥品，とろろ昆布			フコイダン
	コンブ	干し昆布，酢昆布，汐吹き昆布，刻み昆布，早煮昆布，バッテラ昆布，おぼろ昆布，とろろ昆布，ぎゅうひ昆布，昆布茶		昆布巻き，佃煮	アルギン酸，ラミナラン
	ヒジキ	素干しひじき，煮干しひじき			フコイダン，アルギン酸
	マツモ	素干し	塩蔵品		
	モズク		モズク塩蔵品	酢漬け品	フコイダン
	ワカメ	素干しわかめ，板わかめ，灰干しわかめ，糸わかめ，もみわかめ，粉末わかめ，すきわかめ，カットわかめ，味付けわかめ	湯通し塩蔵わかめ	調味めかぶ，茎わかめ漬物，茎わかめ佃煮	アルギン酸，フコイダン
紅藻類	アマノリ，スサビノリ	干しのり，焼きのり，味付けのり		佃煮	ポルフィラン
	イワノリ	干しいわのり		佃煮	
	エゴノリ	乾燥品		エゴ練り，おきゅうと	寒天
	スギノリ	乾燥品		煮固め	カラギーナン
	テングサ，オゴノリ	粉末寒天		各種寒天，ところてん	寒天
	トサカノリ	乾燥品	塩蔵品	トサカこんにゃく	
	フノリ	素干し			
	ムカデノリ		塩蔵品		
藍藻類	スイゼンジノリ	板のり，ふりかけ		佃煮	

で軟化したマコンブを何枚も重ねて圧搾し，その塊の葉を糸状に削り取った
とろろ昆布が代表的である．その他，昆布巻きや佃煮にされる．ワカメは素
干しが主流で，特に灰干しわかめは灰がクロロフィルの分解を防ぎ緑色を保
つ．他に調味めかぶや佃煮などがあり，塩蔵わかめやカットわかめはワカメ
の需要を大きく拡大した．ヒジキは水煮してから乾燥品に，モズクはとろと
ろとした食感を残すため洗浄後脱水し，塩蔵品にされる．

　紅藻類のアマノリは保存性を高めるために複数回乾燥し，干しのりにされ
る．スサビノリやアサクサノリが代表的な養殖種である．のりは他の海藻と
異なり，たんぱく質が多いことが特徴である．焼きのりは加熱により色と香
りを向上させたもので，味付けのりは干しのりにタレを塗り乾燥させて作る．
イワノリはすいて干しのりにする．テングサは寒天に，エゴノリは溶かして
冷却凝固しエゴ練りやおきゅうとにされる．トサカノリは乾燥品，塩蔵品，
煮詰めて固めたトサカこんにゃくにする．フノリは乾燥か塩蔵にされる．

　スイゼンジノリは淡水の藍藻類で，すり潰して乾燥品，酢の物や佃煮など
に加工される．スイゼンジノリ特有のプルプルとした食感はサクランと呼ば

れる食物繊維によるものである.

 コラム　藻類の色調とその変化

　藻類は，色調により緑藻類，褐藻類，紅藻類，藍藻類に分類される．緑藻類の色素はクロロフィルで，褐藻類はクロロフィルの他にカロテンやフコキサンチンを含むため褐色に見え，紅藻類は赤色のフィコエリスリンや青色のフィコシアニンなどの色素たんぱく質も含んでいる．藍藻類はクロロフィルaとフィコシアニンを含むため藍色に見える．

　クロロフィルはアルカリ性で鮮緑色を呈する．灰のアルカリ成分がクロロフィルの分解を抑制し安定化させるため，灰干しわかめは他の干しわかめより緑色が鮮やかだと考えられている．また，たんぱく質と結合した状態では発色が弱いが，加熱によりクロロフィルがたんぱく質から遊離すると緑色が強まる．そのため，わかめを湯通しすると色が褐色から鮮緑色に変わる．

　フィコエリスリンは熱に不安定だが，クロロフィルとフィコシアニンは変化しにくい．そのため，干しのりを加熱すると赤みが消失し，焼きのりは青緑色になる.

● フィコエリスリン

❷ 多糖類の抽出利用

> 🖐 **海藻特有の食物繊維を素材として利用するために抽出加工する.**

　海藻には特有の難消化性多糖類が多く，**ゲル化**，**増粘**，**保水**，**乳化**などの性質が種々の食品加工に利用されている．これらの多糖類は生理機能も明らかになり，健康志向素材としても期待が高い．そのため，藻類の多糖類を食品素材として利用するための加工がある.

　寒天はβ-D-ガラクトースと3,6-アンヒドロ-α-L-ガラクトースからなる**アガロース**と**アガロペクチン**で構成され，テングサなどから熱水抽出し冷却，乾燥して作られる．和菓子，ゼリー，ところてん，醸造時の清澄剤などに用いられる．D-**マンヌロン酸**とL-グルロン酸が構成糖の**アルギン酸**はコンブなど褐藻類の酸性多糖で，炭酸ナトリウム溶液で抽出され，増粘安定剤，でんぷん安定老化防止，ゲル化剤，魚卵コピー食品などに使用される．**カラギーナン**はスギノリなどの紅藻類から煮熱抽出される粘性多糖で，κ(カッパ)，λ(ラムダ)，ι(イオタ)のタイプがあり，ゲル化剤や乳化安定剤として肉製品や製菓などに用いられる．ガゴメやモズクなど褐藻類に含まれる**フコイダン**は，α-L-フコースの多糖類に硫酸基やウロン酸などを含み，水や希酸で抽出され，溶かすと粘性を示す．**ラミナラン**はβ-D-グルコースが結合した多糖類で特にコンブに多く含まれ，**ポルフィラン**はアマノリに含まれるガラクタン硫酸でゲル化能を持つ．**サクラン**はスイゼンジノリに含まれる硫酸化多糖類でヒアルロン酸の5倍の保湿力を有することから新素材として注目されている.

● マンヌロン酸

● カラギーナン

7

植物性食品の栄養と加工

コラム　藻類のポリフェノール

　ポリフェノール類は，フェノール性水酸基を分子内に複数有する植物特有の物質群で，8000種類以上ある．藻類にも存在し，その一種にフロログルシノールを構成単位とするフロロタンニン類がある（**図7-10**）．タンニンは茶や柿の渋味成分だが，フロロタンニン類も強い渋味を呈する．特に，あわびやうにの餌になる褐藻類は，外敵から身を守るためにフロロタンニン類を分泌している．一部のフロロタンニン類には，抗酸化作用や抗菌作用など他のポリフェノール類と同様の生理活性が明らかになっている．

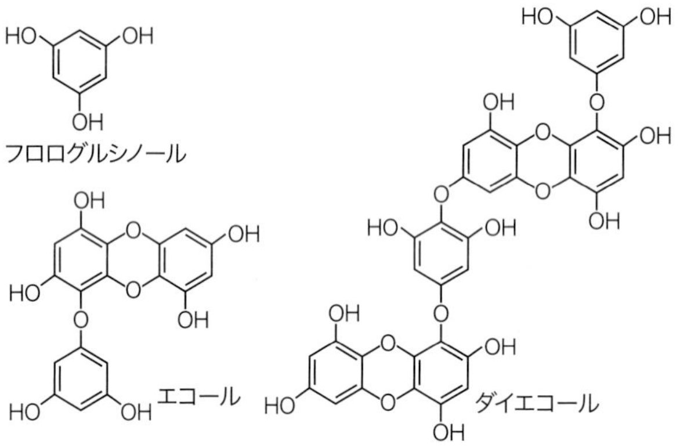

図7-10　フロロタンニン類

練習問題

以下の問題について，正しいものには○，誤っているものには×をつけなさい.

(1) 精白歩留まりが低い精白米ほどビタミンB群含量は高い.

(2) うどんは，薄力粉に水と食塩を加えて混捏し，めん帯を圧延して太い線状に切り出しためんである.

(3) イヌリンはこんにゃくの凝固に関与する成分である.

(4) グルコマンナンはカルシウムイオンでゲル化する.

(5) こんにゃく製造の際の凝固には，塩化マグネシウムが利用されている.

(6) 蒸し切干の表面に付着している白色の粉末は主にでんぷんである.

(7) タピオカパールの主成分は食物繊維なので，熱量はほとんどない.

(8) 大豆は硬く，生食には適さないが，消化性はよい.

(9) コーヒー味の豆乳は調製豆乳に分類される.

(10) 豆腐の製造でにがりを使うのは，2価の金属イオンが大豆たんぱく質と架橋構造を形成する性質を利用している.

(11) 豆腐の製造でグルコノデルタラクトンを使用するのは，アルカリ性にして大豆たんぱく質を凝固させるためである.

(12) 生揚げは，脱水した豆腐を油で二度揚げして作る.

(13) たんぱく質は凍結により濃縮され，疎水結合やS-S結合が形成されて海綿構造を作り出す.この変性を利用したのが凍り豆腐である.

(14) 凍り豆腐は，豆腐を急速冷凍して作る.

(15) 糖質の多いしいやとちの実はでんぷん原料に利用されるが，あく抜きが必要である.

(16) 小豆からサラサラした食感のあんを作られるのは，でんぷん粒がたんぱく質に囲まれており，煮熟してものり状にならないためである.

(17) あんは，でんぷんの少ない大豆などから作られる.

(18) はるさめは大豆やそら豆から作られる.

(19) ぎんなんは脂質が豊富な堅果類で，乾燥や煎るなど加工され，主に料理に使われる.

(20) ごまやひまわりの種は，煎って製菓や料理用などに加工されるが，食用油としての加工利用のほうが多い.

(21) 漬物は塩蔵の原理を利用した野菜の加工食品である.

(22) 漬物は熟成期間中に乳酸菌やかびの働きにより発酵風味成分が形成される.

(23) トマトピューレーは，トマトジュースを無塩可溶固形分24%以上に常圧濃縮したものである.

(24) ウスターソースは，トマトピューレーとたまねぎ，にんじんなどを加えて煮込んだ後ろ過した野菜汁に調味料や香辛料を加えて加熱濃縮したものである.

(25) 乾燥野菜は，保存性は高いが，ビタミンなどの栄養素の損失が大きい.

(26) きのこ類に含まれるプロビタミンDはエルゴカルシフェロールである.

(27) プロビタミンDに赤外線を照射するとビタミンDに変換される.

(28) 干ししいたけに含まれるビタミンDは天日乾燥品のほうが含有量は高い.

(29) 干ししいたけは開傘度の小さい順に冬菇，香菇，香信という.

(30) 干ししいたけは乾燥中に香り成分のレンチオニン，うま味成分のイノシン酸が増加する.

(31) 果実類は野菜に比べ糖質や有機酸の含有量が高い.

(32) ペクチンはジャムのゲル化に必要な不溶性食物繊維である.

(33) LMペクチンはナトリウムなどの1価の陽イオンによりゲル化する.

(34) JAS規格では果汁含有率が50%以上100%未満のものを果汁入り清涼飲料に分類している.

(35) みかんやももの缶詰を製造する際には，塩酸や水酸化ナトリウムで皮のセルロースを加水分解して剥皮する.

(36) おにぎりなどに使われるのりは，アオノリ類から作られる.

(37) 灰干しわかめは，酸性にすることで緑色が鮮やかになる.

(38) テングサから作られる寒天は, ところてんの原料になる.

(39) アルギン酸は紅藻類の粘性多糖類で, ゲル化剤や魚卵コピー食品の材料となる.

(40) 藻類は炭水化物が多いので, 海洋性食品として良いエネルギー供給源となる.

8 動物性食品の栄養と加工

A 肉　　類

　食肉とは，家畜や家禽類の骨格筋で，食用として市場に流通する肉類であり，主に豚肉，牛肉，鶏肉などがある．ただし，これらの家畜，家禽類の筋肉以外の内臓や皮，軟骨などの副産物も食肉類として流通している．日本国内の肉類総供給量（輸入含）は約 604 万 t（2015 年現在）であり，これらの大部分は精肉として流通し，約 10％が加工食品の原料として利用されているが，その原材料となるものの代表が豚肉である．

　食用となる家畜および家禽類は定められた衛生検査などを受け，と畜，放血，剝皮，内臓の除去を行い，解体処理後枝肉となる．各種食肉の部位については図 8-1 に示した通りである．

　と畜された直後の筋肉は，嫌気的な代謝の進行により乳酸が生成して pH が低下し，同時に筋肉内の高エネルギー化合物である ATP も分解されてアクチンとミオシンが結合したアクトミオシンとなり，収縮した状態で固定さ

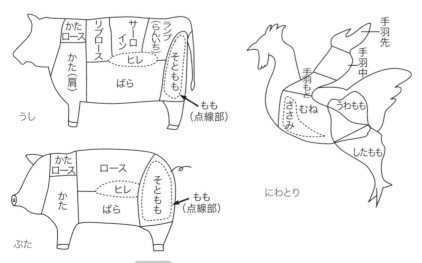

図 8-1 各種食肉の部位別名称

れる**死後硬直**を起こす．硬直中の食肉は水分の保持にかかわる保水性，加熱凝固にかかわる結着性の双方が低いため，食用にも加工用にも不適である．と畜後の食肉を一定期間冷蔵保存することで，死後硬直が解除されて軟化（**解硬**）するとともに，pH が上昇して保水性，結着性が向上し，食用に適した状態となる．解硬までの時間は，4℃の条件下で鶏肉では約 0.5 〜 1 日，豚肉では約 3 〜 5 日，牛肉では約 5 〜 10 日を要する．また，筋肉内のたんぱく質分解酵素の作用（**自己消化**）によりたんぱく質からペプチドや遊離アミノ酸が生成する．それと同時に ATP の分解もさらに進行してイノシン酸（IMP）も増大するため，うま味が向上する．これを食肉の**熟成**と呼ぶ．熟成後の肉は軟らかく，保水性，結着性に優れ，加熱調理時のエキス分の流出も少ないことから風味やテクスチャーに優れたものとなる．牛肉や豚肉では，衛生的な条件でこの熟成を進めることにより風味が向上し，熟成効果が認められるが，熟成が進みすぎた場合，あるいは鶏肉の場合は微生物の増殖により腐敗が進行して風味が劣化したり，食中毒を引き起こしたりする原因となるため注意が必要である．

●死後硬直

●熟成

❶ 食肉の加工方法

食肉は保蔵性や風味を向上させるため加工される

　食肉の加工を行う歴史は約 3000 年前から続き，その代表的なものにハム，ソーセージおよびベーコン類などがある．これらの加工方法は，保蔵性，貯蔵性だけでなく，風味を向上させることをも目的とし，受け継がれてきたものである．これら現在行われている加工工程は以下に示すとおりであり，近代的設備によって食肉の加工が行われている．

a 塩漬，水洗
　塩漬は，食肉の加工上重要な工程であり，食肉の腐敗防止，発色，保水性や結着性の増加および風味の向上を目的とし，原料となる食肉を食塩，発色剤（亜硝酸塩），結着剤（リン酸塩），調味料および香辛料を混合した塩漬剤に漬けることであり，野菜類を食塩に漬ける塩漬けとは異なる．この塩漬には，塩漬剤を直接ふりかけ擦り込み，表面から浸透させる**乾塩法**，塩漬剤の溶液に漬け込み浸透させる**湿塩法**，塩漬剤の溶液を専用の多孔注射器で食肉肉塊に注射する**注入法**がある．**水洗**は，乾塩法および湿塩法により塩濃度が高い食肉肉塊の外層部の塩濃度を低下させ，内部と外層部との塩分濃度を均質化させるために水に浸漬し，塩分を抜くことを指す．

b 肉挽き（混合，練り合わせ）
　前述の塩漬肉を肉挽き機（チョッパー）でひき肉にし，フードカッターで脂肪，調味料，香辛料および氷水を加えて**混合**，**練り合わせ**を行う工程を**肉挽き**という．この際，副原料である他の食肉類，植物性たんぱく質あるいはで

んぷんなどのつなぎ剤を添加する場合もある．

c 充填，結紮

ソーセージでは，練り合わせた食肉を羊腸，豚腸，牛腸あるいは人工ケーシング（皮膜）に充填し，適当な間隔でひねりを加える，あるいは縛ることにより結紮を行う．ハム，ベーコン類では，塩漬，水洗後の肉塊を布類やセルロース系ケーシングに充填し，タコ糸などで巻き締めた後，その両端を専用の金具で結紮を行う．

d 乾燥，燻煙

乾燥および燻煙を行うことにより，製品中の自由水が減少して水分活性が低下し，さらに燻煙成分中のフェノール類，アルデヒド類に代表される抗菌成分により保存性が高められる．また燻煙では燻剤により特有の色や燻煙風味を付与することにより，食肉加工品のおいしさを向上させる効果が得られる．
燻煙法には，冷燻法，温燻法，熱燻法，液燻法などがある（p.174 ～ 175 参照）．

e 加熱（湯煮，蒸煮）

大部分の食肉製品では熱湯や蒸気により 63℃ 以上，30 分以上の加熱操作を行う．これにより加熱殺菌され保存性が向上し，さらに独特の弾力性が得られ，食味が向上する．なお，加熱後の製品は冷却後包装され，10℃ 以下での冷蔵保存状態で流通している．**非加熱食肉製品**では，上記の燻煙後に低温で数日～数ヵ月乾燥させることによって保存性を向上させるため，この加熱操作は行わない．

●非加熱食肉製品

❷ ハム，ベーコン類

ハム類は豚もも肉を，ベーコンは豚ばら肉を生として加工したものである

豚もも肉を塩漬，充填，乾燥，燻煙および加熱処理して保存性を高めた各種食肉製品をハム類と総称している．大部分のハム類は加熱処理を行うが，骨付きハムとラックスハム（生ハム）は加熱処理を行わない非加熱ハムである．豚ばら肉を塩漬，燻煙したものがベーコンであり，その部位によってサイドベーコン，ショルダーベーコン，ミドルベーコン，ロースベーコンなどに分類され，骨付きハムと同様加熱処理を行わない（表8-1，8-2）．

❸ プレスハム

プレスハムは日本で開発された食肉加工製品である

プレスハムは日本で開発された独特の食肉加工製品であり，塩漬した食肉

表 8-1　ハム類の分類と定義

用語	定義	
	原料	加工方法
骨付きハム	①骨付き豚のもも ②サイドベーコンのもも	ⓘ整形→塩漬（→燻煙）*→乾燥 ⓘⓘⓘを湯煮または蒸煮したもの ⓘⓘⓘⓘまたはⓘⓘをそのまま，あるいは切り取り，骨付きのまま整形したもの
ボンレスハム	豚のもも（または分割したもの）	整形→塩漬→骨を抜く→ケーシングなどで包装（→燻煙）*→湯煮または蒸煮
ロースハム	豚のロース肉	
ショルダーハム	豚の肩肉	
ラックスハム	豚の肩肉，ロース肉またはもも肉	整形→塩漬→ケーシングなどで包装（→低温燻煙）*→乾燥

それぞれブロック，スライスまたはその他の形状に切断したものも含む
*括弧内は選択可能
（農林水産省：日本農林規格，平成27年5月28日）

表 8-2　ベーコン類の分類と定義

用語	定義	
	原料	加工方法
ベーコン	①豚のばら肉（骨付のものを含む） ②ミドルベーコンまたはサイドベーコンのばら肉（骨付のものを含む）	ⓘ整形→塩漬→燻煙 ⓘⓘⓘをそのまま，あるいは切り取り，整形したもの
ロースベーコン	①豚のロース肉（骨付のものを含む） ②ミドルベーコンまたはサイドベーコンのロース肉（骨付のものを含む）	
ショルダーベーコン	①豚の肩肉（骨付のものを含む） ②サイドベーコンの肩肉（骨付のものを含む）	
ミドルベーコン	①豚の胴肉 ②サイドベーコンの胴肉	ⓘ塩漬→燻煙 ⓘⓘⓘをそのまま，あるいは切り取り，整形したもの
サイドベーコン	豚の半丸枝肉	塩漬→燻煙

それぞれブロック，スライスまたはその他の形状に切断したものも含む
（農林水産省：日本農林規格，平成27年5月28日）

の小肉塊に香辛料，調味料，つなぎ材などを添加し，人工ケーシングに充填後，結紮したものを燻煙，加熱したものであり，断面は大きな肉塊部分がハムのように見え，またつなぎ材を添加し充填するという製造方法から寄せハムと呼ばれる場合もある．プレスハム類の詳細な規格・基準については，JAS 規格における「プレスハムの日本農林規格」を参照されたい．

❹ ソーセージ類

🖐 ソーセージ類には水分量で大きく分けて2つの種類がある

　家畜や家禽の食肉を原料とし，塩漬肉をひき肉にし，調味料，香辛料，氷水，結着材などを加え十分に練り合わせ，羊腸，豚腸，牛腸あるいは人工ケーシングに充填後，結紮したものを乾燥，燻煙，加熱したものがソーセージ類である．

表8-3　ソーセージ類の分類と定義

用語	定義
ソーセージ	①原料畜肉類または原料臓器類のひき肉またはすり潰したものを調味料および香辛料で調味し，練り合わせたものをケーシング等に充填した後，加熱または乾燥させたもの．結着補強剤，酸化防止剤，保存料等を添加することもある．燻煙の有無は問わない． ②①にでん粉，小麦粉，コーンミール，植物性たんぱく，乳たんぱくその他の結着材料を加えたもの ③①または②にグリンピース，ピーマン，にんじん等の野菜，米，麦等の穀粒，ベーコン，ハム等の肉製品，チーズ等の種ものを加えたもの
加圧加熱ソーセージ	ソーセージのうち，加圧加熱殺菌*したもの．
ボロニアソーセージ	ソーセージのうち，牛腸を使用したもの，または製品の太さが36 mm以上のもの．
フランクフルトソーセージ	ソーセージのうち，豚腸を使用したもの，または製品の太さが20 mm以上36 mm未満のもの．
ウインナーソーセージ	ソーセージのうち，羊腸を使用したもの，または製品の太さが20 mm未満のもの．
ドライソーセージ	ソーセージのうち，塩漬した原料畜肉類を使用し，加熱しないで乾燥させた，水分が35％以下のもの．
セミドライソーセージ	ソーセージのうち，塩漬した原料畜肉類を使用し，臓器は使わないもので，乾燥させて水分が55％以下のもの．湯煮もしくは蒸煮により加熱したものも含む（ドライソーセージを除く）．

*120℃で4分間加圧加熱する方法
（農林水産省：日本農林規格，平成28年2月24日）

　ソーセージ類は保存性により分類した場合，ドメスティックソーセージ類とドライソーセージ類に分類される．前者にはウインナーソーセージ，フランクフルトソーセージ，ボロニアソーセージなどがあり，比較的水分含量が多いため保存性は低いが食感や風味を重視したものである．後者にはセミドライソーセージ，ドライソーセージ，サラミソーセージなどがあり，比較的水分含量が低く，水分活性も低いため保存性が高い製品となる（**表8-3**）．

⑤ 熟成加工食肉類

熟成加工食肉類は原料肉を一定期間塩漬することで作られる

　1993年（平成5年）より国民の安全，健康，本物志向に対応して，JAS規格が改正され，従来のものに加え特別な原材料や生産方法により規格化（特色JAS）されたものに熟成加工食肉類がある．この規格にある熟成とは，原料肉を一定期間塩漬することにより風味および色調を向上させることであり，熟成ハム（7日），熟成ベーコン（5日），熟成ソーセージ（3日）などがある．

⑥ ハンバーガーパティ類

ハンバーガーパティ類はハンバーガーに使用される

　JAS規格では，粗挽きの畜肉に，必要に応じて植物性たんぱく質，調味料，

香辛料, 玉ねぎ, つなぎ材などの副原料を加えて練り合わせ, 円板状に成型して急速冷凍したものがハンバーガーパティ類で, 加熱処理してハンバーガーに使用される. ハンバーガーパティと同様に成型したものを加熱調理し, 冷蔵あるいはチルド保存したものがハンバーグステーキやミートボールとして流通している.

7 缶詰, 乾燥食肉類

食肉を利用した加工食品には缶詰や乾燥食肉がある

食肉を利用した缶詰にはポークランチョンミート, コンビーフや牛肉の大和煮がある. ポークランチョンミートは豚肉を用い, ハンバーガーパティと同様に練り合わせたものを缶詰にしたものであり, コンビーフは塩漬牛肉を蒸煮してほぐしたものに調味料, 香辛料などを加え缶詰にしたものである. 牛肉の大和煮は牛肉を砂糖, しょうゆ, みりん, 生姜などで大和煮とし, 缶詰にしたものである.

乾燥食肉はビーフジャーキーが代表的で, 原料肉を塩漬して調味料, 香辛料などで味付けしたものを薄く圧延して乾燥させ, 保存性を高めたものである. 最近では, インスタントめん類の具材として, 調味を行った小肉片を凍結乾燥させた復元性の高いものも乾燥食肉としてよく利用されている.

B 魚介類

四方を海に囲まれたわが国では, 古くから漁業が盛んに行われ, 魚介類は貴重なたんぱく源として利用されてきた. 現在では養殖による生産も盛んに行われるようになってきたが, 1900年代中頃までは魚介類生産量のほぼすべてが漁獲によるものであったため, 魚介類を保存するための加工技術は必要不可欠なものであった. 主な加工製品として, 冷凍品, 乾製品, 塩蔵品, 燻製品, 調味品, 缶詰および練製品などがあげられる.

水生生物である魚介類は水分含量が多く, 微生物の発育に必要な自由水も多く含まれるため, 漁獲後に適切な処理を施さなければ, 短期間で腐敗が進行する. 魚介類を加工する際には, 新鮮なうちに冷凍, 乾燥, 加塩, 加熱などの腐敗を防止するための処理を行う必要がある.

1 冷凍品

自由水を凍結させて微生物の繁殖を防ぐ

凍結により保存性を高めたものである(p.41 参照). ほとんどの魚介類において, 冷凍品が製造されている.

② 乾製品

　原料の自由水を蒸発させて取り除き，水分活性を下げることによって保存性を高めたものである．天日乾燥または機械乾燥により水分が除かれるが，乾燥する前に加塩や加熱処理が施される方法もある．

ⓐ 素干し
　原料を加熱せずに生のまま乾燥させたものである．製品により内臓，頭部，骨の除去など簡単な処理が行われることもある．棒鱈，するめ，身欠きにしんなどが代表的な製品である．水戻しまたはそのまま利用される．

ⓑ 塩干し
　原料を振塩（撒塩）漬または立塩漬後に乾燥させたものである．内臓を除去せずに乾燥させた塩干品は丸干しと呼ばれる．魚の開き，めざし，ししゃも，からすみ（ぼらの卵）などが代表的な製品である．

ⓒ 煮干し
　原料を煮熟した後に乾燥させたものである．煮熟により付着微生物が死滅し，自己消化酵素も失活するため，保存性が高い製品となる．煮干し，しらす干し，貝柱，干しあわび，干しなまこなどが代表的な製品である．

ⓓ 焼き干し
　原料を焙焼した後に乾燥させたものである．付着微生物の死滅や自己消化酵素の失活により保存性が高い製品となる．焙焼時に脂質の一部は流出するが，水溶性のうま味成分は煮干しよりも流出しにくい．あゆの焼干し，たいの焼干し，焼きあご（とびうお）などが代表的な製品である．

ⓔ 節類
　かつお，まぐろ，あじ，さば，いわしなど，筋形質たんぱく質の多い赤身魚が原料となる．原料を煮熟，焙乾，かび付けなどの工程を経て乾燥させたものである．かつお節は**かつお**または**そうだがつお**を原料としたものであり，その他の魚を原料としたものは**雑節**と呼ばれる．かつお節の場合，通常，魚体重が3kgを超える程度ものは3枚おろしの後に背側と腹側に分割され，背側を原料としたものが雄節，腹側を原料としたものが雌節と呼ばれている．また，魚体重3kg未満程度のものは背側と腹側を分割せずに原料として用いられ，出来あがった製品の形が亀の甲羅に似ていることから亀節と呼ばれている．

❸ 塩蔵品

食塩の添加により原料の浸透圧を高めるとともに，自由水を減少させることにより保存性を高めたものである（p.45 参照）．

a 魚類塩蔵品

さけ，ます，いわし，さんま，さばなど種類は多い．さけ，ます類は振塩漬や改良漬によって加工され，新巻さけはさけ，ます類を原料とする代表的な塩蔵品である．

b 魚卵塩蔵品

魚卵を塩蔵したもので，いくら（さけの卵），すじこ（さけの卵巣），かずのこ（にしんの卵），たらこ・めんたいこ（すけとうだらの卵），キャビア（ちょうざめの卵）などが代表的な製品である．

❹ 練製品　（表8-4）

魚肉を採肉後に水さらしを行い，食塩や調味料とともにすり潰したすり身を加熱してゲル化させた製品で，自由水を多く含む多水分系食品である．原料となる魚は，ゲル形成能が高くうま味成分に富み，安価で漁獲量の多いすけとうだら，えそ，ぐち，はも，とびうお，いわしなどが利用されやすい．すけとうだらはK値の上昇が早期に起こり，冷凍変性により弾力形成能を失うため，練製品には利用されにくい魚であったが，ソルビトールや重合リン酸塩などを加えて冷凍すり身にするとたんぱく質変性が防止され，冷凍保存後も弾力形成能を有することが明らかとなってからは，洋上処理により新鮮なうちに冷凍すり身が製造されるようになり，練製品の原料として広く使用されるようになった．

魚肉はすり潰し，加熱するだけでは弾力性のあるゲルにはならないが，約3％の食塩を加えてすり潰すことにより，魚肉中の筋原線維たんぱく質（アク

表8-4　水産練製品の加熱法による分類

加熱法	製品名
蒸　す	蒸板，焼板，すまき，こぶまき，など
焼　く	なんば焼，梅焼，厚焼，だてまき，など
焙　る	ちくわ，ささかまぼこ，焼抜き板，など
茹でる	はんぺん，しんじょ，なると巻，など
揚げる	さつま揚げ（つけ揚げ），白天，など

チン，ミオシンなど)が溶出して粘稠なゾルとなり，これを加熱するとドリップの分離もみられない弾力性に富んだゲルとなる．これは，食塩により溶出した筋原線維たんぱく質が互いに絡み合い，加熱によりたんぱく質分子間に架橋ができて網状構造を形成するためと考えられている．魚肉に**筋形質たんぱく質**(ミオグロビン，ヘモグロビンなど)や**自己消化酵素**などが多く含まれていると，硬くてもろいゲルが形成されてしまうため，このような成分を取り除く**水さらし**は練製品を製造する際の重要な工程となる．加塩すり身は調味・成型後，常温〜約40℃で一定時間放置すると緩やかにゲル化し(**坐り**)，この坐りの過程を経て加熱凝固させると，より弾力の強いゲルが形成される．練製品では，この弾力のことを"足"と呼び，足の強さは製品の品質に大きな影響を与えている．

●ゾル
●ゲル

a　かまぼこ(図8-2)

　かまぼこはすり身に食塩，砂糖，でんぷん，みりん，卵白などを加えて擂潰し，坐りの工程を経て加熱によりゲル化させた製品である．加熱法として，蒸したもの(蒸煮)，焼いたもの(焙焼)，蒸煮したのちに焙焼したものがある(**表8-4**)．

b　ちくわ

　ちくわはかまぼこと同様に製造されるが，坐りの工程が省略されることが多い．ちくわ成形機で成形して焙焼したものが製品となる．

c　はんぺん

　主にさめ類を原料としたすり身に，食塩，やまのいも，上新粉や調味料などを加え，気泡を含ませながら擂潰し，85℃前後での湯煮によりゲル化させ

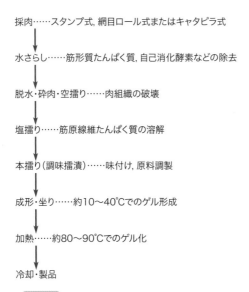

採肉……スタンプ式，網目ロール式またはキャタピラ式
↓
水さらし……筋形質たんぱく質，自己消化酵素などの除去
↓
脱水・砕肉・空擂り……肉組織の破壊
↓
塩擂り……筋原線維たんぱく質の溶解
↓
本擂り(調味擂潰)……味付け，原料調製
↓
成形・坐り……約10〜40℃でのゲル形成
↓
加熱……約80〜90℃でのゲル化
↓
冷却・製品

図8-2　練製品(蒸しかまぼこ)の製造方法

8

動物性食品の栄養と加工

た製品で，東京都や千葉県の特産品となっている．

d　魚肉ソーセージ

すり身に食塩，砂糖，でんぷん，うま味調味料，香辛料などを添加して調味擂潰したものを塩化ビニリデンケーシングに充填して加熱凝固，殺菌したものである．充填後に加熱殺菌が行われるため，練製品の中では最も保存性の高い製品となる．従来，**発色剤**として**亜硝酸塩**を添加することにより，原材料に含まれるミオグロビンを**ニトロソミオグロビン**に変化させて色調の安定を図っていたが，近年では，植物性の着色料を用いることにより，発色剤を使用していない製品も多く見受けられる．

●発色剤
●亜硝酸塩
●ニトロソミオグロビン

その他，かに風味かまぼこ，さつま揚げ，鳴門巻きなども代表的な練製品として利用されている．

❺ 缶 詰

> **水産缶詰は高温殺菌が必要である**

食缶に魚介類を充填し，真空密閉後に加熱殺菌したものである．缶詰は内部に酸素がほとんど存在しないため，好気性微生物の繁殖を抑制することができるが，ボツリヌス菌のような**偏性嫌気性細菌**にとっては繁殖しやすい条件が整っているといえる．柑橘類の缶詰のようなpH4.6未満の酸性缶詰では，ボツリヌス菌の**芽胞**は発芽できないため，低温での殺菌で安全性を確保することが可能であるが，魚介類の水煮，味付け，油漬け，かば焼きなどの缶詰では，120℃程度の**高温殺菌**でボツリヌス菌の芽胞まで死滅させる必要がある．缶詰の製造には，**筋形質たんぱく質**が多く，煮ても身崩れしにくい赤身魚が用いられやすい．かに缶詰では，たんぱく質に比較的多く含まれる硫黄と容器の鉄分が結合することにより，黒い硫酸鉄が生成されやすいため，缶内面のコーティングやカニ肉を**硫酸紙**で包むなどの対策がとられている（p.115 参照）．

●硫酸紙

❻ 燻 製 品

> **燻煙成分には防腐作用を有するものがある**

塩漬けまたは調味した魚介類に煙をあて，その熱による脱水作用や煙成分により防腐効果を付したものである（p.50 参照）．

a　冷燻法

15 〜 30℃程度で1 〜 3週間程度燻す方法である．さけ・ます類，たら，ほっけ，にしんなどの製品があり，長期の保存が可能である．

ⓑ 温燻法

30〜80℃程度で3〜5時間程度燻す方法である．いか・たこ類，さけ・ます類，うなぎ，にしんなどの製品がある．保存よりも芳香を付与する目的で行われている．

ⓒ 熱燻法

120〜140℃程度で2〜4時間燻す方法である．ひめますやにしんなどに用いられる方法であるが，保存性は低く，製造後，速やかに消費する必要がある．

ⓓ 液燻法

燻液(木酢液)に10〜20時間浸漬させた後に乾燥させたものであり，燻煙を行わない方法である．鯨ベーコンなどの製造に用いられている

❼ 発酵食品

自己消化酵素による発酵と微生物による発酵

水産発酵食品は製造方法や微生物の関与状況から，塩蔵型発酵食品と漬物型発酵食品に大別される．塩蔵型発酵食品は魚介類を塩漬けにして作られる発酵食品で，塩辛，魚醤油，くさやなどがある．一方，漬物型発酵食品は，魚介類を米飯，米糠などと一緒に発酵させて製造されるもので，ふなずし，いずし，ふぐの卵巣糠漬けなどがある．

ⓐ 塩辛

魚介類の筋肉や内臓などに食塩を加え，腐敗を防ぎながら魚介類の**自己消化酵素**の作用を利用してうま味を醸成させたものである．発酵には耐塩性の微生物の作用も影響するが，うま味成分(アミノ酸など)の生成は主に自己消化酵素の働きによるものであり，微生物は主に香気成分の生成に関与しているものと考えられている．いかの塩辛，かつおの塩辛(酒盗)，なまこの内臓の塩辛(このわた)，あゆの卵・精巣・内臓の塩辛(うるか)，さめの腎臓の塩辛(めふん)，うにの塩辛などが代表的な製品である．

ⓑ 魚醤油

塩辛と同様の原理で製造され，しみ出た液体を利用するものである．日本ではいかなごを原料とする香川県の「玉筋魚しょうゆ」，はたはたやいわしなどを原料とする秋田県の「しょっつる」，いかやいわしなどを原料とする石川県の「いしる」などが代表的な製品である．一方，東南アジアではタイの「ナンプラー」やベトナムの「ニョクマム」などが調味料として広く利用されている．

c 水産漬物

魚介類を塩蔵して脱水した後に，飯，米糠，麹，酒粕などに漬け込んで発酵させたものである．ふなずし，なれずし，いずし，ふぐの卵巣糠漬けなどが代表的な製品である．ふぐの卵巣糠漬けは石川県の伝統食品であり，有毒なごまふぐの卵巣を用いて製造されるが，毒素（**テトロドトキシン**）は塩蔵や糠漬けの過程で塩析効果などにより消失するため，食用可能な状態となる．

●テトロドトキシン

❽ 調味加工食品

浸透圧の上昇と自由水の除去

食塩，砂糖，しょうゆ，その他の調味料で味を付けて加工したものである．調味後に乾燥させた**みりん干し**，調味後に煮熟した**つくだ煮**や**角煮**，煮熟・圧搾後に調味・乾燥させた**田麩（でんぶ）**などが代表的な製品である．いずれも，乾燥による自由水の除去や塩蔵，糖蔵の原理を利用して水分活性を低下させることにより，保存性を高めたものである．田麩の製造には加熱後に身をほぐしやすいすけとうだらやたいなどの白身魚を用いることが多いが，かつお，さば，ぶり，さわらなどを原料とした製品も存在する．

C 乳　　類 ━━━━━━━━━━━━━━━━━━━━━━

食用とされる乳類には，牛乳，山羊乳，羊乳，馬乳などがあるが，牛乳以外は生産量が少なく，工業的に最も重要で消費量の大部分を占めるのは牛乳である．

❶ 牛乳および乳製品の種類

成分規格や製造基準などは乳等省令によって定められている

牛乳は飲用乳および種々の乳製品として利用されている．牛乳および乳製品の規格は**乳等省令**（乳及び乳製品の成分規格等に関する省令）によって，その種類，成分，製造法，および保存法などの基準が厚生労働省によって定められている．牛乳および乳製品の成分規格を**表 8-5** に，乳製品の種類を**図8-3** に示す．

●乳等省令

❷ 飲用乳

飲用乳の種類は，乳等省令で 7 種類が定められている

飲用乳の種類は，乳等省令で 7 種類が定められている．飲用乳のうち牛乳と名がつくのは牛乳，特別牛乳，成分調整牛乳，低脂肪牛乳，無脂肪牛乳の

表 8-5　牛乳および乳製品の成分規格

	乳脂肪分	無脂乳固形分	比重（15℃）	酸度（乳酸として）	細菌数	大腸菌群
牛乳[*1]	3.0%以上	8.0%以上	1.028 以上	0.18%以下 [a)] 0.20%以下 [b)]	5 万以下 /mL	陰性
特別牛乳	3.3%以上	8.5%以上	1.028 以上	0.17%以下 [a)] 0.19%以下 [b)]	3 万以下 /mL	陰性
成分調整牛乳[*2]	—	8.0%以上	—	0.21%以下	5 万以下 /mL	陰性
低脂肪牛乳[*3]	0.5%以上 1.5%以下	8.0%以上	1.030 以上	0.21%以下	5 万以下 /mL	陰性
無脂肪牛乳[*4]	0.5%未満	8.0%以上	1.032 以上	0.21%以下	5 万以下 /mL	陰性
加工乳[*5]	—	8.0%以上	—	0.18%以下	5 万以下 /mL	陰性
乳飲料[*6]	—	—	—	—	3 万以下 /mL	陰性

[*1] 生乳 100%を原料にする．63℃ 30 分保持式殺菌（バッチ式）と同等以上の殺菌を要する．牛乳の表示が認められる．従来は 62 ～ 65℃ 30 分の殺菌またはこれと同等以上の殺菌．
[*2] 乳脂肪などの成分のみを除去したもの．
[*3] 以前の部分脱脂乳に相当する．
[*4] 以前の脱脂乳に相当する．生乳のみから製造したもの．
[*5] 生乳に乳成分に含まれる以外の成分を添加してはいけない．牛乳の表示はできない．
[*6] 乳成分以外にコーヒー，ココアなどを加えたもの．牛乳の表示はできない．
a) ジャージー種の牛の乳のみを原料とするもの以外のもの
b) ジャージー種の牛の乳のみを原料とするもの
［厚生労働省：乳等省令（令和元年 12 月 27 日最終改正，令和 2 年 6 月 1 日施行）］

5 種類であり，その他に加工乳と乳飲料の 2 種類がある．これらの名称を種類別名称という．

a 牛乳（市乳）

　牛乳は成分無調整で，生乳のみをそのまま，あるいは脂肪球を直径 1 μm 以下に均質化（ホモジナイズ）し（**図 8-4**），その後加熱殺菌，容器充填したものである．他の乳製品や添加物などを加えないことから，**成分無調整牛乳**に分類される．一般に市販されている牛乳を**市乳**という．飲用牛乳の製造工程を**図 8-5** に示す．

　牛乳は微生物が繁殖しやすく腐敗しやすいため，加熱殺菌工程が必須である．乳等省令では，「保持式により 63℃，30 分間加熱殺菌するか，またはこれと同等以上の殺菌効果を有する方法で加熱殺菌すること」と定められている．殺菌方法には，**低温長時間殺菌法（低温殺菌法，LTLT 法**，63 ～ 65℃で 30 分），**高温短時間殺菌法（HTST 法**，72 ～ 85℃で 2 ～ 15 秒），**超高温殺菌法（UHT 法**，120 ～ 150℃で 2 ～ 4 秒）がある．UHT 法は耐熱性芽胞形成菌の芽胞を死滅させることができるため，国内で市販されている牛乳の 9 割以上が UHT 法で殺菌された製品である．また，長期保存牛乳（**ロングライフ牛乳：LL 牛乳**）は，80 ～ 85℃の予備加熱をした後，UHT 法（135 ～ 150℃，1 ～ 4 秒）で作られている．これは，国際酪農連盟では UHT 牛乳と名付けられており，常温で 2 ヵ月以上の保存が可能である．

●ロングライフ牛乳（LL牛乳）

b 特別牛乳

　特別牛乳搾取処理業の許可を受けた施設で搾った生乳を処理して製造したもの．国内数ヵ所の施設が許可を受けている．乳脂肪分 3.3% 以上，無脂乳

8

動物性食品の栄養と加工

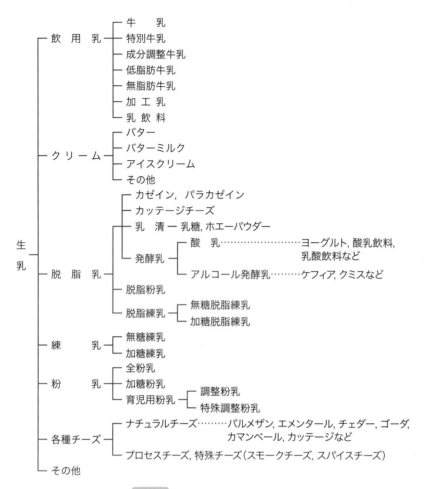

図 8-3　牛乳および乳製品の種類

（菅原龍幸（編著）：改訂　食品学Ⅱ, p.131, 第 2 版, 建帛社, 2011 より引用）

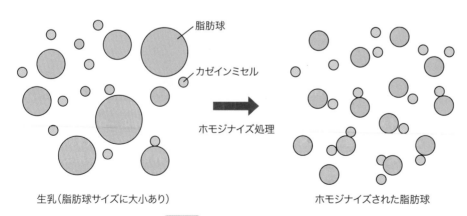

図 8-4　牛乳のホモジナイズ

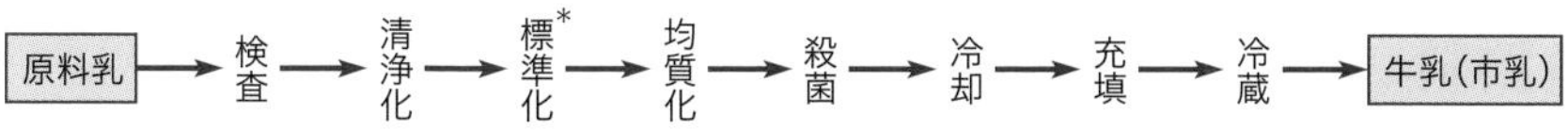

図 8-5 牛乳(市乳)の製造工程
*脂肪含量調整

固形分 8.5% 以上で牛乳よりも濃厚であり，殺菌を省略することもできる．

＊想いやりファーム(北海道河西群)，雪印こどもの国牧場(神奈川県横浜市)，クローバー牧場(京都府木津川市)，白木牧場(福岡県嘉麻市)の4ヵ所が許可されている(2018年10月現在).

c 成分調整牛乳

　成分調整牛乳は，生乳から水分，乳脂肪分，ミネラルなどの一部を除去し，成分を調整したものである．無脂乳固形分は 8.0% 以上であるが，乳脂肪分の規定はない．成分調整牛乳のうち，特に乳脂肪分 1.5% 以下のものには，**低脂肪牛乳**(生乳から乳脂肪分の一部を除去し，乳脂肪分を 0.5% 以上 1.5% 以下にしたもの)と**無脂肪牛乳**(生乳から乳脂肪分をほとんど除去し，乳脂肪分を 0.5% 未満にしたもの)があり，いずれも乳等省令で決められた種類別名称である．したがって「成分調整牛乳」と表示されている場合，その乳脂肪分は 1.6% 以上である．

d 加工乳

　生乳に脱脂粉乳，クリーム，バターなどの乳製品を加えて加工したものであり，生乳に加えることができる乳製品は乳等省令で定められている．成分規格は，乳等省令によって無脂乳固形分が 8.0% 以上と規定されている(乳脂肪分の規定はない)．主に乳脂肪分を少なくした低脂肪タイプ(脱脂粉乳などを加えたもので，牛乳に比べてたんぱく質やカルシウムなどは多く，エネルギーは低い)と成分を濃くした濃厚乳(濃縮乳，クリーム，バターなどを加え，牛乳に比べて乳成分を濃厚にしたもの)がある．

e 乳飲料

　乳飲料は全乳や脱脂乳に香料や甘味料など乳成分以外のものを添加したものをいい，乳等省令による成分の定めはないが，乳業界が規定した「飲用乳の表示に関する公正競争規約」によって，乳固形分(乳脂肪分と無脂乳固形分を合わせたもの)を 3.0% 以上含むことと定められている．カルシウムの添加や本来牛乳には含まれていない鉄，ビタミン D，ビタミン E，食物繊維，オリゴ糖などを加えた栄養強化乳飲料，コーヒー，果汁，甘味料を加えた嗜好乳飲料，牛乳中の乳糖をあらかじめ**ラクターゼ(ガラクトシダーゼ)**処理して分解した乳糖分解乳飲料がある．嗜好乳飲料の中には，いわゆる「コーヒー牛乳」や「フルーツ牛乳」などと呼ばれるものがある．ただし，2001 年の公正競争規約改正により，「牛乳」と表記できるのは生乳 100% のものだけで，正確には「コーヒー入り乳飲料」となり，実際の商品名は「カフェ・オ・レ」や「ミルクコーヒー」などの表記に変更されている．

●ラクターゼ

8

動物性食品の栄養と加工

❸ 発酵乳・乳酸菌飲料

発酵乳・乳酸菌飲料は乳等を乳酸菌または酵母で発酵させたものである

　牛乳やその一部分を乳酸菌などによって発酵した半ゲル状あるいは液状のものをいう.「乳等省令」では発酵乳と乳酸菌飲料とに分けられる.

a 発酵乳

　発酵乳(無脂乳固形分8.0%以上)は,牛乳あるいは脱脂乳などを乳酸菌または酵母を加えて発酵させた乳製品で,代表的なものはヨーグルトである. ヨーグルトはその形状から寒天やゼラチンなどのゲル化剤で固めたハードタイプ(固形),ゲル化剤を用いないソフトタイプ,カードを砕いて液状にしたドリンクタイプがある.

　スターター(種菌)の主要乳酸菌は *Lactobacillus delbrueckii* subsp. *bulgaricus*, *L. acidophilus*, *Streptococcus thermophiles*, *Lactococcus lactis* などである. 最近,腸内有用細菌として *Lacticaseibacillus casei* やビフィズス菌の *Bifidobacterium longum*, *Bifido. breve* などの菌種も使われている. これらの有用細菌は,整腸作用,免疫賦活作用,がん予防効果などの機能を有する**プロバイオティクス**として注目されている. プロバイオティクスの中には,「おなかの調子を整える食品」(整腸作用)として**特定保健用食品**になっているものも多い.

●ビフィズス菌

●プロバイオティクス

b 乳酸菌飲料

　乳酸菌飲料は,牛乳や脱脂乳などを**乳酸菌**または酵母で発酵させたもので,スクロースなどの甘味料,安定剤,香料などを混合し均質化したものであり,乳製品乳酸菌飲料(無脂乳固形分3.0〜8.0%を含む液体ヨーグルトタイプ)と非乳製品乳酸菌飲料(無脂乳固形分3.0%以下のジュースタイプ)に分けられる. ただし,乳酸菌飲料であっても,無脂乳固形分が8.0%以上のものは発酵乳となる. 乳製品乳酸菌飲料は飲用形式により,直接飲用する生菌乳酸菌飲料と,水で数倍に薄めてから飲用する殺菌乳酸菌飲料がある.

●乳酸菌

❹ 練　　乳

練乳は牛乳や脱脂乳などを濃縮したものである

　練乳は牛乳や脱脂乳などを濃縮したものであり,乳等省令では無糖練乳,加糖練乳,無糖脱脂練乳,加糖脱脂練乳に分類される. 牛乳を約2/5に減圧濃縮した無糖練乳(エバミルク)(乳固形分25.0%以上,うち乳脂肪分7.5%以上)と牛乳に砂糖を加え約1/3に濃縮(約45%の砂糖が含まれる)した加糖練乳(コンデンスミルク)(乳固形分28.0%以上,うち乳脂肪分8.0%以上)がある. 無糖脱脂練乳(無脂乳固形分18.5%以上)および加糖脱脂練乳(乳固形分

25.0%以上)は脱脂乳を原料とする.

⑤ 粉　乳

粉乳は牛乳や脱脂乳を脱水して粉末状にしたものである

原料乳を殺菌, 予備濃縮後, 噴霧乾燥したもので, **全(脂)粉乳**, **脱脂粉乳**(スキムミルク), **加糖粉乳**, **調製粉乳**, **特殊調製粉乳**などがある. 調製粉乳は乳幼児に必要な栄養素を加えて乾燥させたもので, 特殊調製粉乳は必要な栄養素を加えて育児用として母乳の組成に類似させたものである.

⑥ クリーム

クリームは牛乳などから乳脂肪分以外の成分を除去したものである

牛乳を遠心分離機(セパレーター)で分離して得られる乳脂肪を(**生**)**クリーム**といい, 製菓原料やコーヒーなどに用いられている. クリームは脂肪率18%以上, 酸度0.2%以下と定められている. クリームからは, バター, アイスクリーム, 乳酸菌で発酵させたサワークリームなどが作られる. なお, ホイップクリームは, 植物性油脂を主成分とした生クリームの代替品である.

⑦ アイスクリーム類

乳固形分および乳脂肪分の含有量が異なる3種類に分類される

ⓐ 分　類

アイスクリームは, 牛乳, 練乳, クリームなどの乳製品にスクロース, 安定剤, 乳化剤, 香料などを加え, 加熱殺菌後, 攪拌しながら凍結あるいは半凍結させたものである. アイスクリーム類の成分規格では乳固形分および乳脂肪分の含有量からアイスクリーム, アイスミルク, ラクトアイスの3種類がある(**表8-6**). 乳固形分が3%以下で水分, 糖, 果汁が主成分の氷菓といわれるものは乳製品ではない.

ⓑ アイスクリームの製造法

図8-6に一般的なアイスクリームの製造工程を示す.

表8-6　アイスクリーム類の成分規格

	乳固形分	乳脂肪分	細菌数	大腸菌群
アイスクリーム	15.0%以上	8.0%以上	10万以下/g	陰性
アイスミルク	10.0%以上	3.0%以上	5万以下/g	陰性
ラクトアイス	3.0%以上	—	5万以下/g	陰性

8

動物性食品の栄養と加工

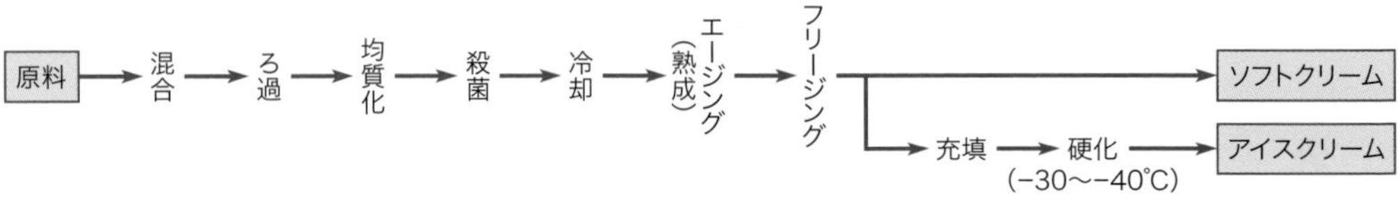

図8-6　アイスクリームの製造工程

　乳や練乳，粉乳，クリーム，バターといった乳製品の他，糖類，安定剤，乳化剤，水などを混ぜ合わせて30〜70℃で加温して溶かしたもの（アイスクリームミックスという）をろ過する（不純物を除く）．

　アイスクリームミックスはホモジナイザーにより均質化処理を行う．この工程で組織が滑らかになり，気泡性がよくなると同時に凍結処理中の**オーバーラン**を増加させる．続いて均質化されたミックスを殺菌し4℃まで冷却してからエージング（熟成）を0〜4℃で1〜24時間行う（最近では安定剤や乳化剤が改良されたこともあって，エージングを行わない場合もある）．次にフリーザーにミックスを入れ香料を加えて激しく撹拌しながら−4〜−7℃に急冷する．これにより，水分は微細な氷の結晶となり，空気を混入することによってオーバーランが高まり，口当たりの滑らかな半固形の状態となる．これがソフトクリームである．これを容器に充填し，−30℃以下の硬化室に送り，残りの水分を急速に凍結させて氷の結晶が大きくならないように組織を安定化させたものがハードアイスクリームである．これを一般的にアイスクリームとよぶ．

　アイスクリームはミックスに空気を吹き込むため容積が増加する．この増加率をオーバーランといい，次の式で求められる．

$$\text{オーバーラン}（\%）=\frac{（\text{アイスクリームの容積}）-（\text{ミックスの容積}）}{（\text{ミックスの容積}）}\times100$$

　オーバーランの割合が高くなると，口溶けのよい軽い味となり，低いとねっとりとした重みのある味になる．

🍎 バター

　クリームからバターを作るとき，エマルションの型が変化する

　バターは牛乳から脂肪率35％前後のクリームを分離し，激しく撹拌（**チャーニング**）することによって粒状になった脂肪分を塊状に集合させ，これを練り上げて（**ワーキング**）成型したものである．チャーニングにより，水中油滴型（O/W）エマルションのクリームから油中水滴型（W/O）エマルションに転相（相転換）する．またバターは，食塩添加の有無によって有塩バターと食塩不使用バター（かつては無塩バターと呼んでいた）に分けられる．乳酸発酵の有無によって発酵バターと無発酵バターにも分類される．わが国の一

般家庭用バターの大部分は加塩した(添加量 1.5 ～ 2.0%)無発酵バターである.

⑨ チーズ

> ナチュラルチーズは, 乳の乳酸発酵や凝乳酵素を加えて製造される

チーズの種類は多いが, 大きくナチュラルチーズとプロセスチーズに分けることができる.

a ナチュラルチーズ

加熱殺菌した原料乳に乳酸菌と凝乳酵素レンネット(キモシンあるいはレンニンともいい, κ-カゼインを部分的に分解してカゼインミセルを凝集させる)を作用させて凝固させる(カードという). 凝固したカードをさいの目状に細切りし, カードの結着を防ぎながら徐々に加熱する. ホエー(乳清)が排出されてくるためこれを除き, モールド(型枠)に詰めて圧搾して残存ホエーを排出させる. 食塩を加えて(塩水に浸漬させる), 熟成室(5 ～ 15℃)に入れ, 微生物や酵素を利用し, 特有の風味や香りなどを作り出すための熟成を一定期間行い, 製品とする(熟成を行わないものもある). 図 8-7 にチーズの製造工程を示す.

●キモシン

乳酸菌の種類, 発酵形式および硬さと熟成度合いなどにより特徴があり, 水分含有率で分けると, 超硬質チーズ(30 ～ 35%, パルメザンチーズなど), 硬質チーズ(35 ～ 40%, エダムチーズ, チェダーチーズなど), 半硬質チーズ(40 ～ 45%, ロックフォールチーズ, ゴーダチーズなど), 軟質チーズ(50%以上, カマンベールチーズなど)となり, 熟成を行わないフレッシュチーズ「グリーンチーズ」(カッテージチーズ, モッツァレラチーズなど)もある.

b プロセスチーズ

プロセスチーズは, 1 種類または 2 種類以上のナチュラルチーズを粉砕し, 乳化剤(クエン酸塩やリン酸塩など)を加えて加熱溶融し, 調味料, 香料, 保存料などを加えて殺菌し, 成型したものである. プロセスチーズは, ナチュラルチーズ特有の風味・芳香は失われるが, 殺菌されているため保存性がよい.

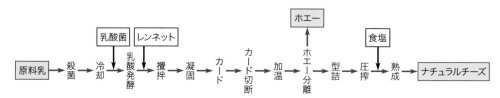

図 8-7 チーズの製造工程

コラム　チーズの製造

　チーズのスターターに用いられる代表的な菌種としては低温で生育する乳酸菌の *Lactococcus lactis* subsp. *lactis* や *L. lactis* subsp. *cremoris* などがある. また, イタリア系, スイス系のチーズでは高温性乳酸菌の *Streptococcus thermophilus* や *Lactobacillus bulgaricus* などが用いられる. 乳酸菌以外では, スイス系チーズに用いられるプロピオン酸菌（*Propionibacterium shermanii*）, ロックフォールチーズ（青かびチーズ）で使われる *Penicillium roquefortii*, カマンベールチーズ（白かびチーズ）で使われる *P. camemberti* などがある.

　凝乳酵素レンネット（キモシンを主成分としてペプシンを添加したもの）がチーズの製造に用いられるが, 元来は仔牛の第 4 胃の消化液から抽出されたものである. これは, 88 〜 94％のキモシンと 6 〜 12％のペプシンからなるが, 仔牛が乳離れするとキモシン分泌量が急激に減少し, 草を食べ始める頃になるとほぼペプシンのみとなる. ペプシンはたんぱく質分解酵素であるため, 成長した牛の消化液を使っても凝集は起こらずチーズを作ることはできない. レンネットは仔牛をと畜して胃を取り出して消化液を集めなければならず, 大量の仔牛が必要となる. チーズの生産量の増大とともに凝乳酵素が不足することとなり, ケカビ［*Rhizomucor pusillus*（旧名 *Mucor pusillus*）］などが生産する酵素が使用されるようになった. また最近では, 遺伝子組換え微生物によって作られる遺伝子組換えキモシンも使用されている. これは, 日本において遺伝子組換え微生物で作られた食品添加物として安全性が認められている. 2011 年における日本国内のマーケットシェアの割合は, 動物由来が 15％, 天然微生物由来が 40％, 遺伝子組換え微生物由来が 45％である. 日本での遺伝子組換えキモシンの使用量は年々増加しているが, 日本における将来の代替性は消費者側の許容状況にかかっているといえる. 米国および英国では, 生産されるチーズの約 8 〜 9 割に遺伝子組換え微生物由来のキモシンを使用しているとの報告がある.

D　卵　　類

　食用卵には, 鶏卵, うずら卵, あひる卵, 烏骨鶏卵などがあるが, わが国では鶏卵が生産量（年間約 264 万 t, 2019 年農林水産省「鶏卵流通統計」）, 消費量（年間約 274 万 t, 2019 年農林水産省「食糧需給表」）ともに最も多い. 養鶏場から搬入された殻付き鶏卵は, 鶏卵識別包装施設に搬入され, 洗浄および乾燥, 異常卵の選別除去, 紫外線殺菌, 卵量検査, 包装を経てパック卵や箱詰め卵として出荷される. パック卵や箱詰め卵には, 農林水産省が制定した**鶏卵規格取引要綱**により重量規格が規定されており, その販売には卵重, 名称, 原産地名, 採卵者または選別包装者の氏名・住所, 賞味期限, 保存方法, 使用方法（食品表示法, 義務表示）を表示したラベルの添付が定められている.

　鶏卵の加工品は, 原料調製としての一次加工品と, これらを原料とする卵

の加工特性（凝固性*，起泡性*，乳化性*）を利用した二次加工品とに分類される．一次加工品には，液卵（全卵，卵白，卵黄），凍結卵，乾燥卵などの加工卵が，二次加工品には，ゆで卵，ピータン，ドラム加工卵，卵豆腐，インスタント卵スープ，マヨネーズなどがある．

*凝固性　熱によりたんぱく質が変性・凝固すること．

*起泡性　撹拌などの物理的衝撃によりたんぱく質が変性し，安定な小泡を形成すること．

*乳化性　互いに混ざり合わない液体を混ぜ合わせる性質のこと．たとえば油を水に分散させるなど．

❶ 鶏卵の一次加工品

👆 代表的な鶏卵の一択加工品

ⓐ 液　　卵

液卵は，割卵によりすべての内容物を集めた全卵液，卵黄液，卵白液の3種類の総称をいう．

細菌数が検体1gにつき$1.0×10^6$以下であれば未殺菌のまま流通させることができるが，通常は**表8-7**に示す条件で加熱殺菌する．この殺菌により**サルモネラ属細菌**が検体25gにつき陰性でなければならない．液卵は8℃以下で保存・流通させることが食品衛生法で規定されている．

●サルモネラ

ⓑ 凍結液卵

液卵を凍結したものをいう．卵黄液を直接凍結すると，卵黄リポたんぱく質の変性により解凍後の溶解性や乳化性が低くなる．そこで，卵黄液，全卵液にはスクロースまたは食塩を添加する．卵白たんぱく質は凍結の影響がないため，卵白液には何も添加しない．スクロースや食塩を添加した卵黄液，全卵液には，**表8-7**に示す殺菌条件が別途定められており，加熱殺菌後は，－15℃以下で保存・流通させることが食品衛生法で規定されている．

ⓒ 乾燥液卵

液卵を噴霧乾燥して粉末状にしたもので，水分含量が低く長期保存が可能である．乾燥全卵，乾燥卵黄，乾燥卵白がある．

1)　乾燥全卵，乾燥卵黄

全卵液または卵黄液を加熱殺菌した後，噴霧乾燥により粉末化したものをいう．室温では，乾燥全卵，乾燥卵黄に含まれる脂質の酸化により品質の劣

表8-7　各種液卵の殺菌条件

液　　卵	連続式殺菌条件	バッチ式殺菌条件
全卵液	60℃　3.5分以上	58℃　10分以上
卵黄液	61℃　3.5分以上	59℃　10分以上
卵白液	56℃　3.5分以上	54℃　10分以上
10%加塩卵黄液	63.5℃　3.5分以上	
10%加糖卵黄液	63℃　3.5分以上	
20%加糖卵黄液	65℃　3.5分以上	
30%加糖卵黄液	68℃　3.5分以上	
20%加糖全卵液	64℃　3.5分以上	

8

動物性食品の栄養と加工

化が生じるため，密封して冷暗所に保存する.

2）乾燥卵白

　卵白液には少量の遊離グルコースが含まれているために，粉末乾燥後の保存中にグルコースと卵白たんぱく質とがアミノカルボニル反応（p.128 参照）によって褐変する．そこで褐変防止のために，乾燥前に卵白液のグルコース除去（脱糖処理）を行う．脱糖処理には，酵母や，グルコースを栄養源として利用する能力を持つ細菌，グルコースオキシターゼなどを利用し，グルコースを分解する方法がある．脱糖処理した卵白液を噴霧乾燥後に 60 〜 80℃ 程度の高温に一定期間保管（熱蔵）して製品化する.

コラム　栄養成分や機能性成分を多く含む鶏卵

　鶏卵は良質のたんぱく質源であるが，養鶏の飼料にさまざまな栄養成分や機能性成分を加え，栄養成分や機能性成分に富んだ鶏卵の開発・生産が行われている．実際に，ビタミン D，E，ヨウ素，DHA などを多く含む栄養強化卵が市販されている．さらに，2019 年には卵の機能性表示食品「中性脂肪を下げる卵」（関与成分は IPA，DHA）が初めて販売開始された.

　このように栄養成分や機能性成分などを加えた養鶏用飼料は，ヒトの健康増進だけでなく，養鶏の栄養や免疫力などを向上させ，安全・安心な鶏卵生産にも繋がるものと考える.

❷ 鶏卵の二次加工品

代表的な鶏卵の二次加工品

ⓐ 殻つき卵製品

1）ゆで卵

　卵を殻付きのままゆでて卵黄，卵白たんぱく質を熱凝固させたもので，惣菜の原料としてその需要が拡大している．加熱時間や pH といった条件によって含硫アミノ酸が加熱分解することで，硫化水素が発生し卵黄中の鉄と反応して黒変することがある.

　二重の金属チューブの外側に卵白液を充填して加熱凝固させた後，内側のチューブを引き抜き，卵黄液を充填して再加熱し，全体を凝固させチューブから取り出し卵白と卵黄の割合を均一にした棒状のゆで卵をロングエッグという.

　ゆで卵の一種である温泉卵は，卵黄と卵白の凝固温度の差を利用して製造される．65 〜 70℃ で約 30 分加温することで，卵白部が流動性を残して卵黄部は凝固した状態になる.

2)　ピータン

アヒルの卵殻に消石灰，草木灰，炭酸ナトリウム，紅茶葉，食塩，水などを混ぜたペースト状のものを塗り，25℃程度の温度で数ヵ月間熟成させたもの．卵白，卵黄が**アルカリ凝固**により，卵白は茶褐色の半透明のゲル状に，卵黄は硫化水素と卵黄中の鉄分との反応のため暗緑色のゼリー状となる．アンモニアと硫化水素などを含む独特の風味があり，中国料理に古くから利用されている．

b　ドラム加工卵

薄焼き卵，クレープ，錦糸卵などの製造に用いられる．加熱された円筒形のドラムの内側表面に全液卵を塗布し，焼成した後，直ちに乾燥し所定のサイズのシート状あるいは錦糸状に切断して製品となる．ドラム加工では，液卵を厚さ 0.4 ～ 0.5 mm 程度まで均一に薄く焼成することができる．

c　マイクロ波加工卵

インスタント食品などの具材用乾燥卵の製造に用いられる．全液卵，粉末卵，小麦粉，調味料などの副原料を混合し，マイクロ波加熱機により加熱，膨化乾燥を行ったものである．膨化により短時間で水分を吸収しやすくなり，**マイクロ波加熱**による殺菌効果も得られる．

d　インスタント卵スープ

全卵液に具材や調味料を加えて加工した後，凍結乾燥により粉末化したものをいう．熱水復元性がよい．

e　卵豆腐

鶏卵とだし汁を混合し，加熱凝固させたものである．日本で古くから食されており，江戸時代の料理書『萬寶料理秘密箱』にも紹介されている．全卵液に対し約 2 倍量のだし汁を加えて混合し，すが発生しないように脱気した後にプラスチック容器に充填し，蒸熱して製造する．

f　マヨネーズ

鶏卵の全卵液または卵黄液に精製植物油(菜種油や大豆油)，食酢，食塩を加えて攪拌し，卵黄中の**リポたんぱく質**による乳化作用により**水中油滴型(O/W 型)**エマルションを形成させたもの．食酢添加により卵黄たんぱく質がゲル化するために半固形状となっている．日本農林規格(JAS)では，水分 30％以下，油脂含有率 65％以上の成分規格がある．マヨネーズの製造工程では容器に充填後は加熱殺菌を行わないが，水分活性が低く，食酢添加により pH が低く保たれているため保存性はよい．

練習問題

以下の問題について，正しいものには○，誤っているものには×をつけなさい．

(1) 食肉類は家畜，家禽類の筋肉部位のみを食用とする．

(2) 死後硬直を起こした直後の食肉は保水性，結着性が低いため，食用にも加工用にも不適である．

(3) 熟成後の食肉中の主なうま味成分は，ATP 分解物であるイノシン酸とアミノ酸のグルタミン酸である．

(4) 鶏肉，豚肉および牛肉のいずれにおいても長期間熟成することにより風味が向上する．

(5) 各種食肉製品は食塩のみで塩漬するほうがおいしく，長期保存が可能である．

(6) 塩漬時に塩溶性を示す筋原線維たんぱく質が溶出し，食肉製品独特の弾力が形成される．

(7) 塩漬後の水洗工程は，熟成中に表面に付き増殖した微生物などを洗い落とすことが目的である．

(8) 燻煙成分中のポリフェノール類，アルデヒド類に代表される抗菌成分により保存性が高められる．

(9) 食肉製品の成分規格は日本農林規格（JAS 規格）によって規定されている．

(10) すべての食肉製品は加熱処理を行うように規定されている．

(11) ハム類とベーコン類では，でき上がった食肉製品の脂質含量の相違によって分類される．

(12) ベーコン類は，脂質含量が高いため，冷燻法が用いられる．

(13) ソーセージの分類は，主に乾燥度合による水分含量や充填するケーシングによって分類される．

(14) プレスハムは古来よりヨーロッパにて製造されてきた，安価なハム類の1つである．

(15) 近年，嗜好の変化に対応して JAS 規格が改正され，特別な原材料や生産方法により規格化（特定 JAS）された「熟成加工食肉類」が追加された．

(16) ハンバーガーパティ類，缶詰，乾燥食肉類は肉食の歴史の長い欧米では食されているが，日本ではほとんど食されていない．

(17) かまぼこは魚肉中の筋形質たんぱく質のゲル化を利用して製造される．

(18) かまぼこは中間水分食品である．

(19) かずのこはすけとうだらの卵である．

(20) 魚肉ソーセージの製造には発色剤として亜硫酸塩が用いられることがある．

(21) 冷燻法は熱燻法に比べ，保存性に劣る燻煙法である．

(22) 煮干しは素干しよりも保存性に優れる製法である．

(23) 塩辛の発酵は，主に自己消化酵素の働きによるものである．

(24) 水産缶詰の製造には 100℃以下の低温殺菌が用いられる．

(25) 冷凍すり身には冷凍変性防止剤としてソルビン酸などが用いられる．

(26) ヨーグルトは，牛乳中の糖が乳酸菌により乳酸になることを利用した食品である．

(27) 牛乳の均質化処理では，カゼインミセルが崩壊する．

(28) キモシン（レンニン）は牛乳のα-カゼインの特定の部位を加水分解する．

(29) 遺伝子組換えキモシンを利用して製造したチーズは遺伝子組換え食品である．

(30) 「コーヒー牛乳」や「フルーツ牛乳」と通称される飲料は，乳等省令では加工乳に分類される．

(31) アイスクリーム，アイスミルク，ラクトアイスのうち，乳固形分が最も少ないのはラクトアイスである．

(32) アイスクリーム，アイスミルク，ラクトアイスの規格は，糖分の含有量で決められている．

(33) バターの黄色はラクトフェリンである．

(34) 生乳に香料を添加した飲用乳を加工乳という．

(35) 牛乳の殺菌は，日本ではほとんどが UHT 法で処理されている．

(36) プロセスチーズは，ナチュラルチーズよりも保存性が高い．

(37) 低乳糖乳の製造は，スクラーゼを作用させて作られる．

(38) パック詰め鶏卵の品質規格は，食品表示法で規定されている．

(39) 卵の加工特性には，凝固性，起泡性，乳化性がある．

(40) 液卵の加熱殺菌条件は，検体 25 g 当たり大腸菌が陰性でなければならない．

(41) 卵黄液の凍結液卵を製造するときは，卵黄液に何も添加しない．

（42）乾燥卵白を製造するときは，あらかじめ卵白液の脱糖処理を行う．

（43）温泉卵は，卵白たんぱく質と卵黄たんぱく質との凝固温度の差を利用して製造する．

（44）卵豆腐を製造するとき，すが発生しないように全卵液とだし汁の混合液を脱気して加熱凝固させる．

（45）ピータンは，あひるの卵をアルカリ処理したものである．

（46）マヨネーズは，油中水滴型（W/O型）のエマルションである．

9 油脂, 調味料, 香辛料, 嗜好飲料の栄養と加工

🍚 **学習到達目標** ✍

❶ 主な油脂の製造法とその成分の特徴を説明できる.

❷ 主な甘味料の製造法とその成分の特徴を説明できる.

❸ 主な調味料, 香辛料の製造法とその成分の特徴を説明できる.

❹ 主な嗜好飲料の製造法とその成分の特徴を説明できる.

A 食用油脂

❶ 油脂の分類

🥕 **油脂は, 脂肪酸の種類により, 栄養価, 化学的特性や調理性が決まる**

油脂は, 1 g 当たり 9 kcal(38 kJ)と, 糖質やたんぱく質に比べてエネルギー量が多く, 必須脂肪酸や脂溶性ビタミン類(A, D, E, K)の供給源にもなる.

油脂は 1 分子のグリセロール(グリセリン)と 3 分子の脂肪酸がエステル結合したトリグリセリドの混合物である. したがって, 構成する脂肪酸の種類や割合, また結合位置によってその性状が変わる. 常温で液体のものは油(oil), 固体のものは脂(fat)と呼ばれる. 油脂は, さらに**図 9-1** のように動物油脂と植物油脂および加工油脂に分類される.

植物油脂は不飽和脂肪酸が多いため, 常温で液体のものが多い. 家畜由来の動物油脂は, 飽和脂肪酸含量が多いため, 常温では固体である. 一方, 水産動物の魚類由来の油脂は, 不飽和脂肪酸が多く含まれ, 常温で液体となる.

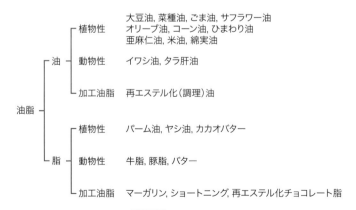

図 9-1 油脂の分類

　不飽和脂肪酸の割合を表わす値として, **ヨウ素価**がある. 油脂 100 g に付加するヨウ素の g 数で表わし, ヨウ素価が 100 以下のものを**不乾性油**, 100 〜 130 を**半乾性油**, 130 以上を**乾性油**という.

　乾性油は不飽和脂肪酸が多いため酸化されやすい. 油が酸化反応によって過酸化物を生ずる**酸敗**が起こり, 不快なにおいや色を生じ, 粘稠性を増す. ヒドロペルオキシドなどの過酸化物は, 毒性を示すことがある.

　調理や食品加工に油脂を用いると高温で処理することができ, 食品に風味や食感の良さを与えることができる.

●ヨウ素価
●不乾性油
●半乾性油
●乾性油

●酸敗

❷ 植物油脂

> **植物原料から得られた油脂は, 不純物除去を経て利用される**

　食用油脂の多くは植物油脂であり, 大豆油, 菜種油, とうもろこし油(コーン油), オリーブ油, ひまわり油, パーム油, 綿実油, 落花生油などがある.

　油脂は原料から**抽出法**や**圧搾法**で分離した後, 精製して食用とする. 抽出法は比較的油脂の少ないものに用いられ, ヘキサンなどの有機溶媒を利用して油分を抽出する.

●抽出法
●圧搾法

　得られた油は, **図 9-2** の各処理により, 不純物を除いて精製油とする. すなわち原油からフィルターで不溶物を除いた後, 酸処理によってガム質や糖質, たんぱく質を除き(脱ガム), アルカリ処理によって遊離脂肪酸を除去する(脱酸). さらに, 酸性白土を加えて加熱し, 脱色してから蒸留して脱臭し, 精製油(白絞油)とする.

　サラダ油は, **ウィンタリング**(冷却後, 析出する成分を除去する)処理によって, 透明度を高めて風味を改善している.

●ウィンタリング

ⓐ 大豆油

　てんぷら油, サラダ油, マーガリンやショートニングに用いられている. リノール酸, α-リノレン酸の量が多いため酸化されやすく, 加熱により刺激臭(主にアルデヒドやケトンに由来)を生ずる.

ⓑ 菜種油

　菜種とも呼ばれるアブラナ(油菜)から得られる油で, オレイン酸を多く含む. 日本在来種は, 有害な**エルシン酸**(エルカ酸ともいう)を多量に含んでいたが, 品種改良された西洋あぶらな(**キャノーラ種**)はエルシン酸含量が極め

●エルシン酸

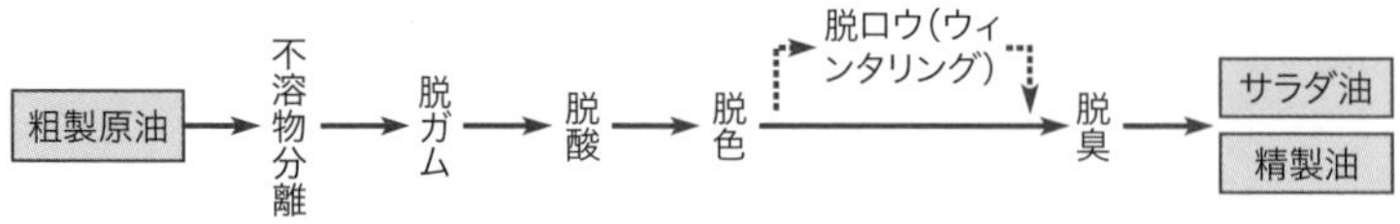

図 9-2　植物油の精製工程

て少なく，調理油として利用されている.

c　ごま油

　ごま油には，ごまの種子を煎ってから搾油する焙煎ごま油と，焙煎せずに搾油する太白ごま油がある. 構成脂肪酸はほとんどがオレイン酸とリノール酸で，両者はほぼ同量である. てんぷらやさまざまな調理に用いられる. ごま油はフェノール類であるセサモールやセサミノールといった抗酸化成分を含んでおり，酸化しにくい油である.

d　サフラワー油

　紅花の種子に含まれる油で，調理油として用いられる. オレイン酸を多く含む油とリノール酸を多く含む油の2種類がある.

e　オリーブ油

　オリーブの品種や生産地などで風味，色調は異なる. 地中海沿岸地域で世界の生産量の95％以上を占める. 脂肪酸組成ではオレイン酸の割合が65〜80％と高く，他にビタミンE，カロテノイド，ポリフェノールを多く含むのが特徴である. 搾った果汁を遠心分離して得られるバージンオリーブ油，特有のにおいを取り除いた精製オリーブ油や混合したオリーブ油がある.

f　コーン油

　トウモロコシの胚芽を原料とした油脂である. リノール酸を多く含みサラダ油，炒め油，揚げ油として使用される.

g　ひまわり油

　ひまわり油は，ひまわりの種子を原料とした油脂である. ひまわり種子の品種の違いによりオレイン酸を多く含む油とリノール酸を多く含む油に区別されている.

h　亜麻仁油

　亜麻仁油はアマ科植物であるアマの種子から圧搾や溶媒抽出により得られる. n-3系不飽和脂肪酸の1つであるα-リノレン酸を豊富に含む.

i　米　油

　米油は玄米の精白過程の副産物である米糠から圧搾や溶媒抽出により得られる. オレイン酸を多く含み，サラダ油，揚げ油，米菓用や調理用など用途が広い.

j　綿実油

　綿の実を圧搾して得られるもので，原油は黄色色素のゴシポール（心不全や溶血性貧血などの毒性を示す），あるいは遊離脂肪酸を多く含むため，精

製して調理油として利用される. リノール酸を多く含む.

k パーム油, パーム核油

アブラヤシ果実の中果皮よりパルミチン酸を多く含むパーム油, 種子よりラウリン酸を多く含むパーム核油が得られる. 飽和脂肪酸を多く含むため固体であり, マーガリン, ショートニングの原料や, 揚げもの, 製菓に用いられる.

l カカオバター

カカオ豆から得られる油脂で, 特有の甘いにおいを有している. 体温に近い融点をもち, パルミチン酸やステアリン酸などの飽和脂肪酸を多く含む. チョコレートは, カカオの胚乳を液化したチョコレートリカーにカカオ脂や砂糖を混ぜて作られる.

❸ 動 物 油 脂

魚油以外の動物油脂は, 調理油や加工油脂に用いられる

動物油脂は加熱して油脂を溶出させる**炒取法**か, 熱湯中で油脂を分離させる**煮取法**で採油する. 動物脂としては豚脂, 牛脂があり, 動物油としては魚油, 特にいわし油が主である.

●炒取法
●煮取法

a 豚脂(ラード)

豚の脂肪組織から得たもので, パルミチン酸とオレイン酸含量が多く, インスタントめんの揚げ油や中華料理に用いられるほか, マーガリン, ショートニングの原料とされる. 融点は 30 ～ 45℃で, 口当たりがよい. 牛脂よりも不飽和脂肪酸含量が高い.

b 牛脂(ヘット, ビーフタロー)

牛の内臓周辺の脂肪を溶解し, 精製したもので, 融点は 40 ～ 45℃とラードより高く, 温めて食べないと口当たりが悪い. ヘットはオランダ語の動物脂を指す語で, 英語では獣脂を意味するタローと呼ばれる. マーガリンやショートニングのほか, カレールーやコンビーフに加工して用いられる.

c 魚　　油

いわし, たら, さばなどの油脂が用いられる. 多価不飽和脂肪酸のイコサペンタエン酸(IPA)や**ドコサヘキサエン酸**(DHA)を多く含む. 魚油の高度不飽和脂肪酸は, 酸化されて過酸化物を生じやすい.

●ドコサヘキサエン酸

❹ 加工油脂

> 加工油脂は，油脂を乳化や脂肪酸改変により性状を変えたものである

　動植物油脂を加工して性状を変化させたもので，硬化油，マーガリン，ショートニングがある．

a 硬化油

　油脂に含まれる不飽和脂肪酸の二重結合に，水素を添加させて飽和脂肪酸に変化させたものを硬化油という．添加させる水素量によって融点を調節する．マーガリンやショートニングの原料製造に用いられる．

　水素添加の工程で二重結合が天然のシス型と異なるトランス型に変化することがある（トランス脂肪酸）．

●硬化油

●水素添加

●トランス脂肪酸

b ショートニング

　精製した油脂または硬化油に，窒素ガスを吹き込んで練り合わせながら急冷したものである．可塑性，乳化性などの加工性をもつもので，ビスケットやクッキーを作る際，組織のふくらみや口当たりをよくするのに役立つ．

c マーガリン

　精製した油脂や硬化油に水，食塩を加えて練り合わせたもので，リノール酸含量を多くすると，ソフトタイプのマーガリンとなる．

d 粉末油脂

　糖質（デキストリン）やたんぱく質を溶解した水（水相）に乳化剤などを溶解した油脂（油相）を加え，均質化して平均 1 μm 程度の微細な O/W 型エマルションを作り，これを噴霧乾燥させることにより製造させる水溶性油脂製品である．製菓，製パン，惣菜，粉末スープなど幅広く使用されている．

コラム　エステル交換

　脂質を構成する脂肪酸の配位を同一油脂，あるいは他の油脂の脂肪酸と触媒存在下で再編成し，油脂の物理的性質を改良する技術である．再エステル化（調理）油は，この方法で作られる．同一油脂エステル交換では脂肪酸の配位を変えるので，脂肪酸組成は変化しない．エステル交換を行ったラードをマーガリンやショートニングの原料として用いると，クリーミング性などの物性が改善される．近年では従来の化学触媒に加え油脂の加水分解酵素であるリパーゼを触媒に使用したエステル交換も工業化されている．酵素として，加水分解酵素に分類されているかび由来のリパーゼが利用されることが多い．

B 甘味料

甘味料は, 天然甘味料と人工甘味料に大別される. 天然甘味料は, 単糖類, 二糖類をはじめとするオリゴ糖類, **糖アルコール**, アミノ酸, たんぱく質, 配糖体に分類できる. 人工甘味料は, 複素環系化合物, 合成ペプチド, カルコン類, スクロース誘導体に分類できる(**表9-1**). 本項では, 日常的に広く利用されている砂糖を中心に, その加工について取り扱う.

●糖アルコール

❶ 砂糖

🥕 砂糖は, 精製の程度, 結晶の大きさ, などで多様なものが製造されている

砂糖の主成分は, スクロース(蔗糖)で, 甘蔗(さとうきび)や甜菜(さとうだいこん)を搾汁し, 濃縮後, 結晶化して得られる粗糖から精製される. また, さとうかえでやソルガムからも製造される. 砂糖は, 原料, 精製の程度, 結晶の大きさなどで分類されているが, まず, **含蜜糖**と**分蜜糖**に大別される(**図9-3**).

表9-1 甘味料の分類

	分類	名称	甘味度	所在／特徴
天然甘味料	単糖類	グルコース	0.64-0.74	でんぷん
		フルクトース	1.15-1.73	果実, はちみつ
	二糖類	スクロース	1.00	甘蔗, 甜菜
		ラクトース	0.20-0.40	乳汁
		トレハロース	0.45	きのこ類, 酵母
		マルトース	0.40	水あめ
	オリゴ糖 (二糖類を除く)	マルトトリオース(3糖類)	0.30	水あめ
		マルトテトラオース(4糖類)	0.20	水あめ
		ラフィノース(3糖類)	0.20	大豆
		スタキオース(4糖類)	0.30	大豆
	糖アルコール	エリスリトール	0.75	果実, 発酵食品
		キシリトール	1.00	キシロースを還元したもの
		ソルビトール	0.60	果実, 海草／グルコースを還元したもの
		マンニトール	0.50-0.70	こんぶ, きのこ類／マンノースを還元したもの
		マルチトール	0.75	マルトースを還元したもの
	アミノ酸	D-アラニン	3.00	
		D-トリプトファン	35	
		ベタイン(トリメチルグリシン)	0.50	たこ, いか, 貝, えび
	たんぱく質	モネリン	1,500-2,500	アフリカ原産のツヅラフジ科植物
		ソーマチン	2,500-30,00	アフリカ原産のクズウコン科植物
	配糖体	グリチルリチン	150	甘草／塩なれ効果
		ステビオシド	200-300	ステビア(南米原産のキク科植物)
人工甘味料	複素環系化合物	サッカリン	200-700	
		アセスルファムカリウム	200	ジケテンとスルファミン酸から化学合成
	合成ペプチド	アスパルテーム	180-200	Asp-Phe のジペプチドのメチルエステル
	カルコン類	ネオヘスペリジンジヒドロカルコン	2,000	ネオヘスペリジンをカルコン化
	スクロース誘導体	スクラロース	600	スクロースに3分子の塩素を化学的に結合

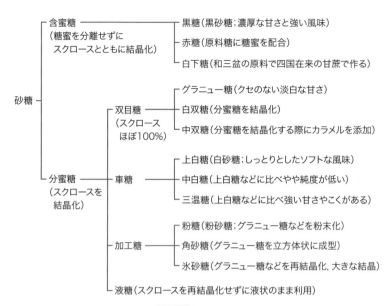

図 9-3　砂糖の分類

a 含蜜糖

含蜜糖は，粗糖から不純物を取り除いた後，スクロースの結晶と糖蜜（砂糖を精製するときに発生する糖分以外の成分も含んだ液体）を分離せず，結晶化したもので，ミネラルやビタミン類も含有し，原料独特の風味も残している．黒糖は，さとうきびの搾り汁をそのまま濃縮したもので，濃厚な甘さと強い風味が特徴である．

b 分蜜糖

分蜜糖は，含蜜糖と同様に不純物を取り除いた後，スクロースを結晶化させて，糖蜜を分離したもので，多くの砂糖は分蜜糖である．

分蜜糖は，結晶が 0.2 〜 3.0 mm で，スクロース含量がほぼ 100 %の**双目糖**，結晶が双目糖より微細（0.07 〜 0.26 mm）で，ビスコと呼ばれる**転化糖**＊を表面にまぶしてあるため水分がやや多くしっとりしている**車糖**，スクロースをさらに加工した加工糖，精製したスクロースを再結晶化せず液状のまま利用する液糖に分類できる．

1) 双目糖

双目糖に分類される**グラニュー糖**は，上白糖（後述）よりも結晶の大きい，サラサラとした砂糖である．クセのない淡泊な甘さを持つので，甘味料として広く用いられている．**白双糖**は，分蜜糖液を結晶化させて製造する．結晶がグラニュー糖より大きく，高級な菓子や飲料に多く用いられている．中双糖は，白双糖と同様に製造するが，工程中にカラメルを添加するため独特の風味を持ち，煮物などに用いられる．

2) 車糖

車糖に分類される**上白糖**は，日本で使用されている砂糖のうち最も一般的

＊**転化糖**　スクロースをインベルターゼ（酵素）でグルコースとフルクトースに加水分解したもの．吸湿性がありしっとりとして結晶化しにくいため，菓子などに用いられる．

9

油脂，調味料，香辛料，嗜好飲料の栄養と加工

なものである．結晶が細かく，しっとりとしたソフトな風味で，白砂糖とも呼ばれている．中白糖は，上白糖に比べやや純度が低く，明るい淡黄色を呈する．三温糖は，黄褐色をした砂糖で，上白糖やグラニュー糖に比べて特有の風味を持っている．煮物や佃煮などに使われる．上白糖などに比べて，強い甘さとコクがでることが特徴である．精製糖製造工程では，純度の高い製品が最初に得られるので，上白糖，中白糖，三温糖の順に製造される．

3) 加工糖

加工糖に分類される粉糖は，グラニュー糖などを粉末状にすり潰したもので，製菓材料としてデコレーションなどに用いられる．角砂糖は，グラニュー糖を立方体状に成形したものである．氷砂糖は，上白糖やグラニュー糖を再結晶させて製造した大きな結晶のもので，果実酒などの製造に用いられる．

c 和三盆

和三盆は，日本の伝統的な製法で作る淡黄色の砂糖である．結晶の大きさが非常に小さく，味が上品で，煮ると適当な粘性が出ることから和菓子の原料として珍重される．

❷ 機 能 性 糖 質

> 酵素などを用いて，機能性糖質などの多様な糖質が製造されている

でんぷんを酸またはアミラーゼなどの酵素で加水分解すると，分解の程度によりデキストリン，マルトオリゴ糖，グルコースが生成する．グルコースは，以下のように製造される．でんぷんにα-アミラーゼなどを作用させて，マルトオリゴ糖を生成させる（液化）．引き続きグルコアミラーゼを作用させ，グルコースを生成させる（糖化）．

異性化糖は，グルコースとフルクトースの混合物である．上記のように製造したグルコースをグルコースイソメラーゼで異性化させて製造する．異性化糖の甘味度は，グルコースとフルクトースの比で変化するが，実用化されているもの（フルクトース含有量42〜55%）の甘味度*は，約1.00である．グルコースの甘味度は，0.70程度であるため，異性化により甘味度を増加させて利用している．

水あめは，でんぷんを酸またはアミラーゼなどの酵素で加水分解する際に，グルコースにまで完全分解せず，デキストリンを残して製造する．分解の程度により，甘味度や粘度に特徴のあるものが製造できる（表9-1参照）．

日本では，アミラーゼなど糖質に作用する酵素の研究が盛んで，その加水分解反応，糖転移反応（ある糖質の糖残基が酵素により切断され，他の糖質に供与される反応）などを用いてさまざまな機能性糖質が製造されている（表9-2）．機能性としては，整腸作用，ミネラルの吸収促進，非う蝕原性，血糖値上昇抑制，血中脂質上昇抑制，体脂肪低減などが知られている．

●異性化糖

*異性化　化合物を同じ分子式で性質の異なる化合物（異性体）に変化させる化学反応．グルコースとフルクトースとは異性体である．

*甘味度　甘味料の甘味度は，スクロースのそれを1.00として相対値で表される．スクロースは，非還元糖であるため，その甘味度は温度によりほとんど変化しない．

表 9-2　機能性糖質の製法と諸性質

名称	原料	製造法	甘味度	保健の用途 *
消化性				
マルトオリゴ糖	でんぷん	酵素；部分加水分解	0.40-0.50	
グルコシルスクロース （カップリングシュガー）	スクロース，でんぷん	酵素；糖転移	0.42	
イソマルチュロース （パラチノース）	スクロース	酵素；糖転移	0.50	③
トレハロース	でんぷん	酵素；糖転移，加水分解	0.45	
イソマルトオリゴ糖 （一部非消化性）	でんぷん	酵素；糖転移	0.40-0.50	①
難（非）消化性				
フラクトオリゴ糖	スクロース	酵素；糖転移	0.30-0.60	①，②
ガラクトオリゴ糖	乳糖	酵素；糖転移	0.25-0.35	①
ラクトスクロース （乳果オリゴ糖）	スクロース，乳糖	酵素；糖転移	0.50-0.80	①，②
キシロオリゴ糖	籾殻， 稲藁抽出キシラン	酵素；部分加水分解	0.40-0.50	①
マンノビオース （コーヒー豆マンノオリゴ糖）	コーヒー豆	熱加水分解，抽出	0.20	①，⑥
ラフィノース，スタキオース （大豆オリゴ糖）	大豆ホエー	抽出	0.50-0.70	①
難消化性デキストリン	でんぷん	焼成，酵素（加水分解）		①，④，⑤

*；特定保健用食品として表示が許可されている保健の用途
　　①おなかの調子を整える
　　②ミネラル（カルシウム，マグネシウム）の吸収を助ける
　　③むし歯の原因になりにくい，歯を丈夫で健康にする
　　④血糖値が気になり始めた方
　　⑤血中中性脂肪が気になる方
　　⑥体脂肪が気になる方
・難消化性デキストリンは，甘味料とはいえないが，機能性糖質として幅広く利用されているので，本表に加えた．

C　調味料

❶ 食塩

 食塩は食品に塩味を付け，食品の加工や保蔵にも重要な役割を持つ

　食塩の材料は，海水，岩塩であり，日本においては，海水を蒸発により濃縮して製造する方法が主流であった．現在では，イオン交換膜電気透析法により，海水を濃縮して食塩を製造している．食塩は味付け用の調味料として食品に塩味を付与するだけでなく，食品の加工や保存性に関与している．食塩の食品加工における作用として，**水分活性の低下**による食品の保存性の向上，**浸透圧上昇**による脱水，たんぱく質の溶解による結着性の向上，酵素失活による変色防止，緑黄色野菜の色素安定などがある．海水から食塩を製造した後に残る液体がにがりであり，塩化マグネシウム，塩化カリウム，硫酸マグネシウムなどが含まれており，豆腐の凝固剤として利用される．

❷ 食酢

第 10 章, p.215 参照.

❸ うま味調味料

食品のうま味成分には, アミノ酸系と核酸系がある

食品のうま味成分として, アミノ酸系では昆布の L-グルタミン酸ナトリウム, 核酸系ではかつお節の 5'-イノシン酸ナトリウム, きのこの 5'-グアニル酸ナトリウムがある. うま味調味料には, 主にアミノ酸系の L-グルタミン酸ナトリウムを単一で使用する単一調味料と, L-グルタミン酸ナトリウムに核酸系の 5'-イノシン酸ナトリウムや 5'-グアニル酸ナトリウムを配合した複合調味料がある. うま味調味料は単独で使用するよりも, アミノ酸系を主体に核酸系調味料を組み合わせることでうま味が増強する. これをうま味の相乗効果という.

●相乗効果

❹ 酸味料

酸味料は, 食品に酸味を付与し, pHを調整して保存性を高める

酸味料は, 食品に酸味を付与し, 味を調える目的で使用される. 食酢をはじめとして, レモンやゆず, すだちなどの天然果汁や, クエン酸やリンゴ酸, コハク酸などの有機酸が利用されている. 有機酸を加えると爽やかさが出るため, 清涼飲料水などに使用されている. 無機酸のリン酸は, 主にコーラなどの清涼飲料水に用いられている.

●有機酸

❺ マヨネーズ

マヨネーズは, 水中油滴型 (O/W型) エマルジョンである

マヨネーズは, 卵黄に含まれるレシチンの乳化作用を利用して, 植物油脂と食酢を乳化させ, 食塩, 砂糖, 香辛料で調味した水中油滴型(O/W型)エマルジョンの半固形状のドレッシングである. JAS 規格ではドレッシング類に分類される. 原材料に卵黄のみを使用した卵黄タイプと全卵を使用した全卵タイプがある.

●レシチン

●水中油滴型(O/W型)エマルジョン

❻ みそ

第 10 章, p.213 参照.

🍎7 しょうゆ

第10章, p.213 参照.

🍎8 こうじ

> 🥄 **加工食品の原料だけでなく, 調味料としても利用される**

こうじは原料によって, 米こうじ, 麦こうじ, 豆こうじなどの種類があり, 味噌や醤油, 酒などの製造に欠かせない素材である. 米こうじは, 水洗し浸漬させた米を蒸煮し, こうじ菌(*Aspergirus oryzae*)を接種させ, 発酵させたものである. この米こうじに水と塩を加え, 1週間程度発酵させることで, 塩こうじとなり, 調味料としても用いられるようになった.

D 香辛料 —·—·—·—·—·—·—·—·—

🍎1 香辛料の種類と特徴

> 🥄 **香辛料は, 食品に香り, 味, 色を付与し, 嗜好性を高める**

香辛料は, 植物の果実, 種子, 根などを原料とし乾燥させてそのまま, または粉砕して用いるスパイス, 茎や葉, 花を原料として主に生のまま使用するハーブに分けられるが, はっきりとした定義はない. 香辛料の特性としては, 食品に香りを付与する芳香性, 臭みを低減させる矯臭性, 辛味をつける辛味性, 色を付ける着色性がある. また, 食欲増進や消化吸収促進作用, 抗酸化作用, 抗菌作用もあり, 食品加工や保蔵にも重要な役割をもっている. 主な香辛料の種類と成分を**表9-3**に示す.

ⓐ 香りを付与する, 臭みを低減させる香辛料(芳香性および矯臭性)

1) シナモン(桂皮, 肉桂)

シナモンはクスノキ科常緑樹の樹皮を乾燥させたものである. ニッキとも呼ばれる. 香気成分はシンナムアルデヒドであり, わずかな甘味がある. ケーキなどの洋菓子やソース, コーヒーや紅茶などに利用される.

2) クローブ(丁子)

フトモモ科の常緑樹のつぼみを乾燥させたものである. 香気成分は**オイゲノール**であり, 強い香気を持つため, 矯臭効果が高く, 肉料理に利用される.

●オイゲノール

ⓑ 辛味をつける香辛料(辛味性)

1) コショウ(胡椒)

コショウ科のつる性多年草の実を原料としている. 黒コショウは, 未熟な緑色の実を採取し乾燥させたものである. 白コショウは, 完熟した実の外皮

表 9-3 主な香辛料の種類と成分

特性	香辛料の種類	成分
芳香性および矯臭性	シナモン	シンナムアルデヒド(香気)
	ナツメグ	α-ピネン, β-ピネン(香気)
	クローブ	オイゲノール(香気)
	ローレル	シオネール(香気)
	バニラ	バニリン(香気)
辛味性	コショウ	ピペリン, チャビシン(辛味)
	トウガラシ	カプサイシン(辛味), カプサンチン(赤色)
	ショウガ	ジンゲロール, ショウガオール, ジンゲロン(辛味)
	サンショウ	サンショオール(辛味), シトロネラール(香気)
	カラシ	アリルイソチオシアネート, p-ヒドロキシベンジルイソチオシアネート(辛味)
	ワサビ	アリルイソチオシアネート(辛味)
着色性	サフラン	クロシン(黄色)
	ターメリック	クルクミン(黄色)
	パプリカ	カプサンチン(赤色)

を除去した後に乾燥させる. コショウの辛味成分はアルカロイドであるピペリン, チャビシンなどに由来する. このうちピペリンは, 果実の外皮に多く含まれるため, 白コショウより黒コショウの辛味が強い.

2) トウガラシ(唐辛子)

トウガラシはナス科の果菜である. 刺激の強い辛味を持ち, 辛味の主成分は**カプサイシン**である. また, 赤色の色素成分はカロテノイド系の**カプサンチン**である.

3) ショウガ(生姜)

ショウガはショウガ科の多年草の根茎部分を利用したものである. **ジンゲロール**は生のショウガに多く含まれており, 加熱すると**ショウガオール**に変化する.

4) サンショウ(山椒)

サンショウはミカン科の低葉落木であり, 柑橘系の爽やかな香りのある果実と若葉が用いられる. 香りの成分はシトロネラールである. 果皮には辛味成分のサンショオールが含まれており, 舌がしびれるような辛味が特徴である.

5) カラシ(芥子, マスタード)

アブラナ科の一年草の種子を乾燥させ粉末にしたものである. 和カラシに使用される黒カラシの辛味成分は, 前駆体である**シニグリン**が酵素**ミロシナーゼ**により分解されて生成される**アリルイソチオシアネート**である. 白カラシの辛味成分は, シナルビンが酵素ミロシナーゼによって分解されて生成されたパラヒドロキシベンジルイソチオシアネートである.

- ●シニグリン
- ●ミロシナーゼ
- ●アリルイソチオシアネート

6) ワサビ(山葵)

アブラナ科の多年生草本で根茎は辛味が強い. ワサビには黒カラシと同様にシニグリンが含まれており, すりおろす際に酵素ミロシナーゼによって分解され, 辛味成分のアリルイソチオシアネートとなる.

c　色を付ける香辛料(着色性)

1)　サフラン

　アヤメ科に属しサフランのめしべを乾燥させてたものである．サフラン自体は赤褐色をしている．水に浸すとカロテノイド系で水溶性のクロシンが溶出して水が黄色く染まるため，この水を利用するか煮込み料理に直接入れる．

2)　ターメリック(ウコン)

　ショウガ科の多年草の根茎を煮沸し乾燥させた後，粉末にして利用する．和名はウコンである．黄色の色素が特徴で，色素成分は**クルクミン**である．カレー粉の原料として用いられる．

●クルクミン

🍎 混合スパイス

🥄 混合スパイスは，香辛料を混合したものである

　香辛料は，単独で使用する場合もあるが，七味唐辛子(トウガラシ，黒ゴマ，サンショウ，陳皮，麻の実，けしの実，アオノリなど)やカレー粉(ナツメグ，シナモン，クローブ，トウガラシ，コショウ，ターメリックなど数十種類)，五香粉(サンショウ，クローブ，八角，フェンネル，陳皮)のように何種類もの香辛料を混合したものを混合スパイスという．

E　嗜好飲料

　一般に摂取されている嗜好飲料には，緑茶，紅茶，コーヒー，ココア，ジュース，果汁入り飲料などがある．近年では，機能性成分を添加して健康効果を期待する嗜好飲料も増加してきている．

🍎 茶

🥄 茶は，加工(発酵)方法により不発酵茶，半発酵茶，発酵茶に分けられる

a　緑茶類

　緑茶は，茶葉を収穫して，新鮮なうちに蒸熱し(蒸気で蒸し，茶葉の酸化酵素ポリフェノールオキシダーゼを失活させ，酸化発酵を止める)，揉捻(萎凋させた茶葉を手で揉むことあるいは揉捻機にかけることによって，茶葉を揉み，葉に傷をつけて細胞組織を破壊し，飲用に供するときに熱湯などで含有成分を抽出しやすくする)した後に乾燥させて製造する(**図9-4**)．揉捻は，粗揉，揉捻，中揉，精揉の4段階で行われる．茶葉は蒸熱するので，緑色に保たれる．蒸熱は，蒸気で30秒程度行われ，直ちに冷却される．深蒸し茶では，60〜90秒の蒸熱が行われる．日本では，蒸熱に蒸気を用いることが多いが，中国では，茶葉を蒸さずに生のまま熱した釜で直接炒る釜炒り茶が主流である．

●蒸熱
●揉捻

9

油脂，調味料，香辛料，嗜好飲料の栄養と加工

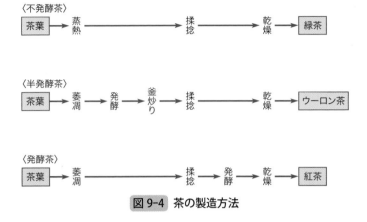

図9-4 茶の製造方法

　日本の代表的な緑茶は**煎茶**であり, 上記の方法で製造されている. 番茶の製法は煎茶とほぼ同一であるが, 原料として, 夏以降に収穫した茶葉(一番茶, 二番茶を摘んだ後の茶葉), 次期の栽培に向けて枝を整形したときの茶葉, 煎茶の製造工程ではじかれた大きな茶葉などを用いる. 煎茶のように若葉ではなく成長した葉を原料とするため, ポリフェノール類が多めで, 逆にカフェインは少なめになっている. 味は淡白でさっぱりとしている. ほうじ茶は, 茶葉を 170 ～ 200℃程度で焙じ(焙煎し), 香ばしい風味を出している. 玄米茶は, 玄米を添加し炒っているので, 香ばしい風味が得られる. 玉露は, 栽培時に遮光した茶葉を用いる. 遮光により, 甘味やうま味(**テアニン**)を引き出し, 渋味(**カテキン**)を抑えている. 製造法は煎茶と同じである. 碾茶は, 玉露と同じ茶葉を用いるが, 揉捻を行わず, 茶葉のまま乾燥させる. 碾茶を粉末にしたものが**抹茶**である.

●テアニン
●渋味
●カテキン

b　ウーロン茶

　ウーロン茶は, 緑茶と同じ茶樹の若芽や若葉を使用するが, 茶葉を**萎凋**(生葉の水分を減らし, 次の揉捻の工程を容易にする)して発酵させた後, 揉捻する. このときの揉捻は, 茶葉に傷をつけて細胞組織を破壊し, ポリフェノールオキシダーゼとカテキンを接触させて発酵を促進する工程である. このときの発酵は, 茶葉中に含まれる酸化酵素の酸化反応であり, 微生物による発酵とは異なる. この酸化発酵により特有の色を呈する. ウーロン茶は, 発酵がある程度進んだ段階で釜炒りし, 発酵を停止させるので, **半発酵茶**ともいわれる.

●萎凋

●半発酵茶

c　紅　茶

　紅茶は, まず萎凋を行う. 摘みとった茶葉は, 既に軽い発酵が始まっており, 萎凋させた後, 適度な温度と湿度環境(一般的には 20 ～ 25℃で湿度90%程度)のもとで均一で十分な酸化発酵を行う. 萎凋と発酵は, 紅茶作りにおいて良質の紅茶を作る大変重要な工程である. 紅茶では, ウーロン茶に比べ発酵を十分行ったもので, その結果, 特有の色(**テアフラビン, テアル**

ビジンなどの化合物による)と独特の甘い香りを生じる.

❷ コーヒー，ココア

ⓐ コーヒー

　コーヒー豆は，完熟果実から果肉と内果皮(種皮)を除いた種子である．生豆の精製・乾燥方法として果肉をつけたまま乾燥させ脱穀するナチュラル，果肉・果皮を除きパーチメントに付着するミューシレージ(ゴム状のヌメリ)をつけたまま水槽で発酵させミューシレージを分解後，水洗・乾燥するウォッシュドに大別される．これを焙煎して粉砕したものを水や熱湯で抽出し，飲用に供する(図9-5)．焙煎によりコーヒー独特の芳香や味および色が生成する．一般的な焙煎温度は200〜300℃で10〜20分程度である．緑茶は栽培方法や製造方法により多様な風味を味わえるが，コーヒーは，産地や製造方法，焙煎度による風味の変化を楽しむことができる．

ⓑ ココア

　成熟したカカオ果実を収穫した後，カカオ豆を取り出し，天然の酵母や乳酸菌により数日間発酵させた後，乾燥させたものがカカオ豆である．カカオ豆は，チョコレート製造工場において，夾雑物が取り除かれ，焙煎された後，磨砕されてカカオマスとなる．焙煎温度は，110〜150℃とコーヒー豆に比べて低い．カカオマスを搾油したものがカカオバターであり，その搾油粕がココアである(図9-5)．ココアの油脂量は，10〜24％程度である．ココアは，そのまま熱湯などに溶解し飲用される．なお，カカオマスにカカオバターや砂糖，乳製品，香料などを配合し，十分混合した後，微細化(磨潰し)した後に，温度調整により油脂の結晶を整えて(テンパリング)，滑らかな食感を持たせたものがチョコレートである．

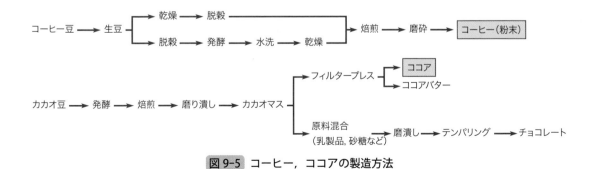

図9-5 コーヒー，ココアの製造方法

❸ その他

　嗜好飲料には, 以上のものの他にさまざまなものがある. ミネラルウォーター類は, 容器包装された水のみを原料とする清涼飲料水である. 炭酸飲料は, 飲用適水に二酸化炭素を圧入したもの, これに甘味料, 酸味料, フレーバリングなどを加えたものである. 果実飲料(JAS法)(第7章参照)は, 果実ジュース, 果実ミックスジュース, 果実・野菜ミックスジュース, 果汁入り飲料である. また, 濃縮果汁には, 濃縮オレンジ, 濃縮うんしゅうみかん, 濃縮りんご, 濃縮ぶどうなどがある. 豆乳(JAS法)は, 大豆から熱水などによりたんぱく質その他の成分を溶出させ, 繊維質を除去して得られた乳状の飲料で, 大豆固形分が8%以上のものである.

　図9-6には, 果実飲料の一般的な製造方法の概要を示した. 果汁(ストレート果汁, 濃縮果汁, 凍結濃縮果汁), 酸味料, 香料, 水などの原料を調合し均一化する. これを殺菌, 冷却し, 容器包装し製品とする. その他の嗜好飲料も, 必要な原料を調合し, これに準じて製造される.

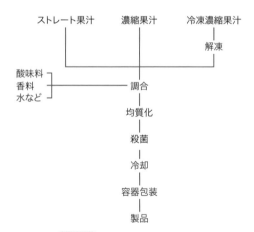

図9-6 果汁飲料の製造方法

練習問題

以下の問題について，正しいものには○，誤っているものには×をつけなさい．

(1) 油脂を原料から抽出法する際に，ヘキサンなどの有機溶媒を利用して油分を抽出することがある．

(2) サラダ油は，ウィンタリング処理によって，透明度を高め，風味を改善している．

(3) 大豆油はリノール酸，α-リノレン酸を多く含むため酸化されやすく，加熱により刺激臭(カルボニル化合物)を生ずる．

(4) ごま油は，フェノール系のセサモールやセサミノールなどの抗酸化物質を含んでおり，酸化しにくい．

(5) カカオバターは，カカオ豆から得られる油脂で，融点が高く，強く加熱しなければ溶かすことができない．

(6) グルコースは，でんぷんにα-アミラーゼやグルコアミラーゼなどの酵素を作用させて製造する．

(7) 分蜜糖は，原料糖からスクロースを結晶化させて，糖蜜を分離したものであるが，原料独特の風味も残している．

(8) 紅茶の発酵は，主として微生物により行われ，その過程でポリフェノールの重合が起こり，テアフラビンやテアルビジンなどを生じる．

(9) カカオ豆は，発酵過程で香りの前駆体が形成され，それが焙煎により香り成分へと変化する．

9

油脂，調味料，香辛料，嗜好飲料の栄養と加工

10 微生物利用食品，その他の食品の栄養と加工

学習到達目標

1. アルコール飲料の製造法とその成分の特徴を説明できる.
2. みそ，しょうゆ，食酢の製造法とその成分の特徴を説明できる.
3. 漬物，納豆，かつお節の製造法とその成分の特徴を説明できる.
4. 調理済み食品，冷凍食品，チルド食品，レトルト食品の特徴を説明できる.

A 微生物利用食品

　私たちは酵母やかびなどの微生物を巧みに利用しておいしいみそや納豆を作り，風味豊かなビールを楽しんでいる．これらの食品は，さまざまな種類の香味成分が微生物の働きにより生み出されており，実に奥深い味わいを呈している．近年，微生物の培養技術が進み，発酵に関する研究も著しく進歩したことから，より有益な食品を安定的に製造することが可能となっている．

① アルコール飲料

醸造酒は発酵後アルコール液が製品で，蒸留酒はこれを蒸留処理し製品化する

　わが国の酒税法において，アルコール飲料とは1%以上のアルコールを含むものと定義されている．アルコール飲料の製造法はアルコールを生成する発酵形式により単発酵式と複発酵式に分類される．原料が糖類（単糖類や二糖類）を多く含めば酵母の発酵作用をただちに受けるため単発酵式に，でんぷん（多糖類）を多く含めばいったん糖類に分解（糖化）された後に発酵作用を受けるため複発酵式となる（表10-1）．複発酵式は糖化後に発酵工程に移行する単行複発酵式とこれらが同時進行する並行複発酵式に分けられる．製造現場では，単行複発酵式は糖化容器と発酵容器が別々に設置されるのに対し，並行複発酵式は1つの容器内で糖化と発酵が進行するため，容易に区別することができる．

●酒税法

●単発酵式
●複発酵式

●糖化

表10-1　原料の炭水化物組成と製造法

酒類	原料	炭水化物組成とアルコールの生成			製造
ワイン	ぶどう	糖類（単糖類）——発酵→ アルコール			単発酵式
ビール 清酒	大麦 米	でんぷん（多糖類）—糖化→ 糖類（単糖類）—発酵→ アルコール			複発酵式

醸造酒と蒸留酒の分類は, 発酵終了後のアルコール液をそのまま飲用する　●醸造酒
ものを醸造酒, 蒸留処理によりアルコール濃度を高めたものが蒸留酒である.　●蒸留酒

a 醸造酒

1) 果実酒

ワイン(ぶどう酒)は, 原料となるぶどうがグルコースやフルクトースなど
の糖類を多く含み, ただちに酵母によるアルコール発酵を行うことができる
ため単発酵式で製造される. 赤ワインには赤色系あるいは黒色系のぶどうが,
白ワインには白色系あるいは緑色系のぶどうが用いられることが多い.

赤ワインの製造では, ぶどうを破砕した後, ワイン酵母(*Saccharomyces
cerevisiae, Saccharomyces bayanus*)と亜硫酸塩を添加して果もろみを作り主
発酵を行う. 亜硫酸塩はメタ重亜硫酸カリウム(メタカリ)の形態で添加され,
雑菌の繁殖抑制, 酸化防止, 色素の安定に効果を発揮する. 主発酵は25℃
で10日間程度行われるが, この間にアルコールが生成され, 果皮に含まれ
るアントシアニン系の色素やタンニンは液中に移行し赤みや渋みとなる. 白
ワインは果皮を取り除いてから主発酵を行うために着色や渋みは少ない. こ
れらの中間色のロゼワインは, 果皮を入れて主発酵を行い, 目標の色調に達
したところでこれを取り除くのが一般的な製造法である. 主発酵が終了する
と, 赤ワインでは圧搾ろ過により果皮を取り除いた後に, 白ワインではその
まま後発酵に移行する. ここでは乳酸菌によりリンゴ酸から乳酸への変換(マ
ロラクティック発酵*)が進行し, まろやかな味となる(行わない品種もある).
赤ワインでは2年, 白ワインでは1年程度樽またはアルミ容器で熟成を行い,
製品となる(図10-1). ワインのアルコール分は10〜13%である. 他の醸
造酒に比べリンゴ酸や酒石酸などの有機酸が多く, 特有の酸味となっている.

*マロラクティック発酵(malo-
lactic fermentation, MLF)
乳酸菌によって, リンゴ酸を乳
酸と二酸化炭素に分解する反応.
ワインでは酸味の主成分となる
リンゴ酸を減少させ酸度を下げ
るとともに, 副次的に芳香成分
が付与される.

2) ビール

主原料である大麦やホップ, 副原料の米やコーンスターチはでんぷんを多
く含み, これを単糖類に分解(糖化)した後, アルコール発酵が行われるため
に複発酵式の製造法となる. 糖化と発酵の工程は明確に分離されているため
単行複発酵式である.

大麦には二条大麦が使われることが多い. 大麦を水に1週間ほど浸漬する
と発芽し(緑麦芽), でんぷんの糖化に必要なアミラーゼが生成し内部に蓄え
られる. これを焙乾して麦芽を作るが, ビールの黄金色は麦芽乾燥時のアミ
ノカルボニル反応によるところが大きい. 乾燥させた麦芽を粉砕した後, 副
原料と水を加えると, 麦芽に蓄積されたアミラーゼによりでんぷんが糖化し

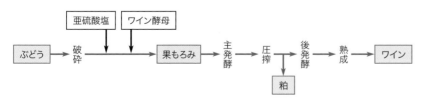

図10-1 赤ワインの製造

て麦汁となる．さらにホップを添加し煮沸すると，ホップ中の**フムロン**がイソフムロンに異性化しビールの苦味が形成される．ここで，ビール酵母（*Saccharomyces cerevisiae*）を添加し5〜20℃で，3〜10日間主発酵を行う．終了後，貯蔵タンクで熟成されるが，残存する糖類によりゆるやかに発酵（後発酵）し，この間にアセトアルデヒドなどの未熟臭が消失してにおいと味がととのう．熟成後は加熱殺菌（火入れ）され製品となるが，最近では膜ろ過により酵母などを除去して熱処理時の香味変化を避けた「生ビール」が多く生産されている（**図10-2**）．

　使用する酵母の性質によって，発酵のときに上部に浮上するものを上面発酵，下部に沈降するものを下面発酵という．**上面発酵ビール（エールビール）**はアルトビールやケルシュビールが有名である．両者の製造工程に大きな違いはないが，**下面発酵ビール（ラガービール）**は発酵後の酵母除去が容易で大量生産に向くため，世界のビール生産の多くを占めている．

3）清　酒

　清酒の原料となる米はでんぷんを多く含むため複発酵式で製造される．糖化と発酵が同時に進行する並行複発酵式である．玄米を高度精白が可能な醸造用精米機で歩留まり歩合50〜70%の白米とし，浸漬後，蒸米を作る．歩留まり歩合90%程度の食用米とは異なり高度精白を行うのは，米の表層に多く存在して過剰発酵の誘因となるカリウムや，着色の原因となる鉄分の除去が主な理由である．蒸米の約80%をそのままの状態で，残りの20%にはこうじ菌（*Aspergillus oryzae*）を繁殖させて米こうじとして，清酒酵母（*Saccharomyces cerevisiae*）や水とともに混合してもろみを作る．この際，酵母菌体数が急激に変化しないように3回にわけて混合する「三段仕込」が行われる．糖化発酵期間は10〜15℃，15〜20日間が一般的であるが，吟醸酒では5〜10℃，30〜40日間の低温長期間となる．この間，糖化と発酵が同時進行しており，これらのバランスを保つために温度管理には細心の注意が払われる．熟成されたもろみは，圧搾ろ過により原酒と酒粕に分離される．原酒は加熱殺菌が行われ製品（**図10-3**）となるが，非加熱で膜ろ過により除菌を行った「生酒」も好まれる．

● 上面発酵ビール（エールビール）

● 下面発酵ビール（ラガービール）

10
微生物利用食品，その他の食品の栄養と加工

☕コラム　酒母

　清酒酵母は，伝統的には蒸米と米こうじ，乳酸，水とともに小規模なもろみを作り，約2週間かけて増殖させたもの（これを「酒母」という）を使用していた．酒母には，乳酸環境下による雑菌繁殖の防止と優良酵母を大量培養する役割があり，もろみの健全な発酵状態を支える重要なプロセスであった．しかしながら，近年では培養や衛生管理技術の向上によって酒母を作らずに，直接，純粋培養された乾燥酵母などを添加して仕込むことが可能となり（酒母省略仕込み，酵母仕込み），コスト面の優位性からも多く採用されるようになっている．

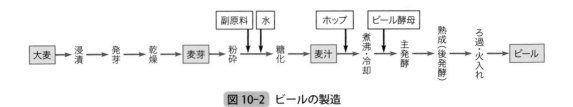

図 10-2 ビールの製造

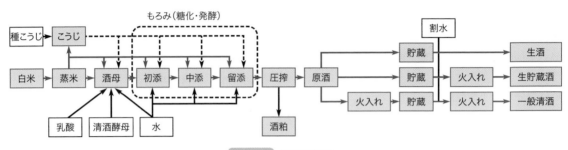

図 10-3 清酒の製造

b 蒸留酒

1) ブランデー

　果実酒を蒸留して製造される酒類の総称であるが，一般的にはワイン（ぶどう酒）から作られるものをいう．蒸留は，フランスのコニャックにも採用される単式蒸留法が一般的であり，粗留（一次蒸留）と再留（二次蒸留）にわけてアルコール分70％程度まで高められる．これをオーク材の樽に詰めて3年以上熟成する．この期間にオーク材成分のブランデーへの移行や液分の蒸発による濃縮，成分間反応により独特なにおいを獲得し，琥珀色へと変化する．熟成したいくつかの原ブランデーは専門のブレンダー（唎き酒師）により調合され，アルコール分40％程度にまで加水され製品となる．

2) ウイスキー

　発芽させた穀類を原料として糖化，発酵により生じたアルコール液を蒸留したものである．大麦麦芽のみを用いるモルトウイスキーと，とうもろこしやライ麦を添加するグレインウイスキーとに分類される．モルトウイスキーでは，麦芽の乾燥時にピート（泥炭）を使用し，特有の燻煙香（スモーキーフレーバー）が付加される．蒸留は単式蒸留機により2回行われるのが一般的であるが，グレインウイスキーでは蒸留効果の高い連続式蒸留機を用いることもある．蒸留後は，ブランデーと同様にオーク材の樽中で熟成された後，多くの場合調合され製品となる．

3) 焼酎

　酒税法上，連続式蒸留焼酎（旧焼酎甲類＊）と単式蒸留焼酎（旧焼酎乙類＊）に分類される．連続式蒸留焼酎は，主に廃糖蜜を原料として発酵させたアルコール液を連続式蒸留機によりアルコール分95％にまで精溜し，これをアルコール分20〜25％まで加水されて作られる．いったん高純度のアルコールとするため香気成分が少なく，無色透明であることからホワイトリカーと

＊旧焼酎甲類，旧焼酎乙類　平成18年の酒税法改正により名称変更が行われた．

もいわれる.

　単式蒸留焼酎では，米こうじや大麦こうじに酵母と水を添加してもろみを作り（一次仕込），さらに米，麦，芋などの主原料を蒸して加え（二次仕込），糖化・発酵によってアルコール液を得た後，蒸留するものをもろみ取り焼酎という．一方清酒粕に水を添加して残存するでんぷんをアミラーゼと酵母の作用でアルコール液としてから蒸留するものを粕取り焼酎という．もろみ取り焼酎には白こうじ菌（*Aspergillus kawachii*）が用いられるが，泡盛には黒こうじ菌（*Aspergillus luchuensis*）が使用される.

c　混成酒

　醸造酒や蒸留酒あるいは原料用アルコールに薬草，果実，糖類，香料，色素などを加えて短期間の熟成により製造される．製造工程に発酵や蒸留操作を含むものは含まれない．蒸留酒や原料用アルコールに薬草や果実などの香りや味を移し糖類を加えたリキュールが有名である．梅酒は焼酎に青梅と氷砂糖を加えたものである.

❷ 発酵調味料

酵母，乳酸菌，酢酸菌，こうじ菌の働きで特有の香味が生成される

a　み　　そ

　蒸煮大豆にこうじを加えて仕込み，酵母や乳酸菌のはたらきにより発酵，熟成したものである．日本各地で気候や風土にあったものが作られており，その名には「信州みそ」など，生産地の名を冠していることも多い．こうじの原料により米みそ，麦みそ，豆みそ，混合みそに分類される.

　米みその製造は，米を十分に浸漬して蒸した後，こうじ菌（*Aspergillus oryzae*）を繁殖させて米こうじを作る．主原料の大豆は蒸煮した後，すり潰して粉砕し，これに塩を添加した米こうじ（塩切り米こうじ）を混合してもろみとする．この際，甘口みそは米こうじの割合（こうじ歩合）を高めることで糖化を進めて甘みをつける．発酵熟成期間は数日から1年以上のものまでさまざまであるが，この間，こうじ菌の生産するアミラーゼやプロテアーゼによりうま味が形成されるとともに，製造過程で混入した酵母（*Zygosaccharomyces rouxii, Candida versatillus*）や乳酸菌（*Tetragenococcus halophilus*）によって有機酸，アルコール，エステルが生産され特有のにおいが形成される（**図10-4**）．赤みそは白みそより熟成期間が長いため，熟成期間中のアミノカルボニル反応によりみそ特有の赤褐色が徐々に付加される.

b　しょうゆ

　みそと同様に大豆を主原料とする発酵性の調味料である．製造法は，伝統的な**本醸造方式**，アミノ酸や調味液を添加し製造期間の短縮と原料利用効率の向上を図った**混合醸造方式**や**混合方式**がある.

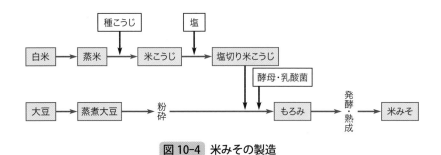

図 10-4　米みその製造

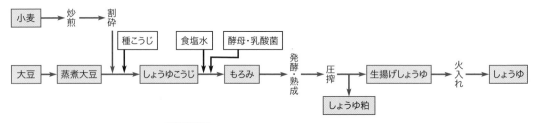

図 10-5　しょうゆの製造（本醸造方式）

　本醸造方式は, まず油分を抽出して醸造用に加工した脱脂加工大豆を蒸煮したものと炒煎後割砕した小麦を混合し, こうじ菌（*Aspergillus oryzae*, *Aspergillus sojae*）を繁殖させてしょうゆこうじを製造する. これに食塩水を加えてもろみを製造し発酵熟成させる. 熟成中に酵母や乳酸菌によって特有のにおいが生成するのもみそと同様である. 熟成もろみを圧搾ろ過して生揚げしょうゆを得た後, 加熱殺菌して製品とする（図 10-5）.

　混合醸造方式や混合方式は, 植物性たんぱく質を塩酸で加水分解したアミノ酸や酵素処理した酵素分解調味液を添加して製造する. 調味液を添加する時期により, 圧搾ろ過前（発酵熟成中）に添加したものは混合醸造方式, 圧搾ろ過後（発酵熟成終了後）に添加したものは混合方式に分類される.

　うすくちしょうゆ（**食塩相当量 16.0％**）はこいくちしょうゆ（**食塩相当量 14.5％**）とほぼ同じ工程で製造されるが, ①食塩添加量が多い, ②アミノカルボニル反応による着色を抑制するために発酵熟成期間が短い, ③圧搾直前に甘酒（蒸米をこうじのアミラーゼにより糖化させたもの）を添加する, などの違いがある.

コラム　「一麹，二櫂，三火入れ」

　しょうゆづくりに重要とされる3つの作業について，古来より受け継がれている言葉である.「一麹」とは，こうじづくり作業のことである. こうじには，もろみにアミラーゼやプロテアーゼを供給する役割があるため，十分な酵素活性をもつこうじを製造する.「二櫂」とは，もろみ工程での撹拌（櫂入れ）作業のことである. もろみを撹拌することにより，品温を均一にし，適度に酸素を供給して微生物の生育をコントロールする.「三火入れ」とは，生揚げしょうゆを加熱処理する作業である. もろみ中の微生物を殺菌して発酵を停止させるとともに，未分解のたんぱく質を凝集沈殿させて清澄化し，赤みのある液色と香気成分を作り出している.

c　食　酢

　酢酸を4〜5%含有する酸味系調味料であり，アルコールを**酢酸発酵**させて製造する**醸造酢**と，合成酢酸に糖類や化学調味料を添加する**合成酢**に分類される. 醸造酢には，穀物を原料とする米酢や大麦黒酢（麦芽酢，モルトビネガー）などの穀物酢と，果実を原料とするぶどう酢（**ワインビネガー**）やりんご酢などの果実酢がある.

　米酢の場合，蒸米の糖化後，発酵によりアルコール液（清酒）を作り，**酢酸菌**（*Acetobactor aceti*）を添加して酢酸発酵を行う. 常温で2〜3ヵ月熟成してろ過した後，70℃，10〜20分の加熱殺菌を経て製品とする（**図10-6**）. ろ過後にさらに熟成させる場合もある. 大麦黒酢は大麦から複発酵式で，果実酢はぶどうやりんごから単発酵式でそれぞれ得たアルコール液に酢酸菌を添加して製造する.

　合成酢は，水で薄めた合成酢酸にグルコースをはじめとする糖類や食塩，アミノ酸を添加し，香料を加えて製造するために発酵工程をもたない.

d　みりん

　主原料であるもち米に，米こうじ，焼酎またはアルコールを添加して作られる. アルコール分を13〜15%含有するため，酒税法上は混成酒に分類される酒類系調味料である.

　蒸したもち米に，うるち米を原料とする米こうじと焼酎やアルコールを添加してもろみとした後，糖化，熟成させて製造する. もろみは酵母を含まず

●酢酸発酵

●醸造酢
●合成酢

●ワインビネガー

●酢酸菌

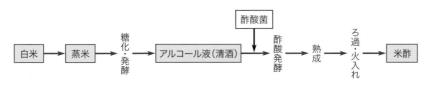

図10-6　米酢の製造

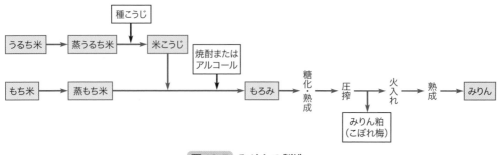

図 10-7　みりんの製造

アルコール発酵をしないが, 原料由来のアルコールを 15 〜 20% 含むことが大きな特徴である. 高濃度のアルコール存在下で糖化を行うためには, 清酒用に比べて強いアミラーゼとプロテアーゼ活性を有するこうじ菌を選択することが重要となる. 主原料としてもち米を使用するのも, 特有の風味を生じさせるとともに, アルコール存在下での溶解性が高く糖化しやすいからである. これらによってグルコース濃度は 30% 以上にも達し, 調理時に生じる適度なこげ色や照りの形成にかかわることになる. 糖化熟成は 20 〜 30℃で 1 〜 2 ヵ月行われる. その後, もろみは圧搾ろ過されるが, この際のしぼり粕を「こぼれ梅」と呼び, 漬物用として利用される. 加熱殺菌後の熟成は貯蔵タンクで 2 〜 6 ヵ月行われて製品となる (**図 10-7**). 長期熟成型のみりんでは熟成期間が 3 〜 10 年に達し, その間, グルコースとアミノ酸によるアミノカルボニル反応がゆるやかに進行するために褐色化がみられる.

❸ その他の微生物利用食品

酵母, 乳酸菌, 納豆菌, こうじ菌の働きで特有の香味が生成される

a 漬　物

　漬物は, 野菜の加工貯蔵食品であり, 酢漬けやしょうゆ漬けなどの食塩の浸透圧作用のみが関与する非発酵性漬物と, ぬか漬けやみそ漬けなどの微生物が関与する発酵性漬物に分類される.

　微生物を利用する発酵性の漬物では乳酸菌と酵母が重要な役割を果たす. 乳酸菌により生じた乳酸は pH を低下させて雑菌の繁殖を抑制するとともに酸味をつけ, 酵母は原料臭成分を分解して風味を高める. さらに, 乳酸菌は通性嫌気性 * であるため, 野菜の表面を覆って空気との接触を防いで好気性の雑菌の繁殖を防止するはたらきもある.

　代表的な発酵性漬物にぬか漬けがある. この製造は, 米ぬかと塩水を混ぜ合わせる際に, 自然に混入する乳酸菌の発酵によりぬか床を作り, そこに野菜を漬けこむことでぬか床のうま味成分を移行させるものである. 製造上の注意点は, 乳酸菌を適切な環境に保ち雑菌の繁殖を防止するために空気との接触を制限する一方で, 不精臭の原因となる偏性嫌気性の酪酸菌の増殖を阻

*嫌気性菌　増殖時に酸素を必要としない細菌を嫌気性菌というが, そのうち, 酵素存在下で増殖が阻害されるものを偏性嫌気性菌, 酸素存在下で酸素を利用できるものを通性嫌気性菌という.

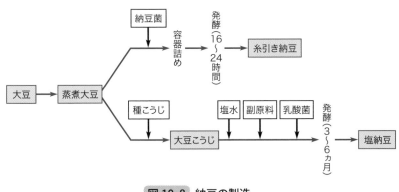

図 10-8 納豆の製造

害するため，適度にぬか床をかき混ぜることである．

b 納　豆

　納豆には，納豆菌（*Bacillus subtilis* var. *natto*）を利用する**糸引き納豆**とこうじ菌（*Aspergillus oryzae*）を利用する**塩納豆**（塩辛納豆，寺納豆，浜納豆）がある．糸引き納豆は，蒸煮大豆を稲わらに包み，そこに生息する納豆菌を利用するのが伝統的な製造法であるが，近年では純粋培養された納豆菌を紙パックなどの容器に詰めるときに散布するのが一般的である．容器内で16〜24時間発酵され製品となるが（**図10-8**），この間に納豆菌が作るアミラーゼやプロテアーゼにより大豆組織が分解され消化性が向上する．煎った大豆をひき割りしたものを原料とするとひき割り納豆となる．ひき割り納豆は種皮が取り除かれるため，蒸煮や熟成の時間が短縮されるという作業効率上の利点もある．

　塩納豆は，蒸煮大豆に直接こうじ菌を繁殖させて大豆こうじを作った後，塩水につけて3〜6ヵ月発酵したもので副原料としてしょうがや山椒を用いることもある．製造過程で混入する耐塩性乳酸菌により酸味と風味を付与され，長期間の熟成によってたんぱく質の分解が進み遊離アミノ酸が多く蓄積する．

c かつお節

　かつお節は高い保存性をもつ水産加工品であり，その製造は微生物を巧みに利用して，水分除去による腐敗防止とにおいやうま味の付加を両立させるものである．

　製造は，まず原料となるかつおを三枚におろし煮熟した後，焙乾とあんじょうといわれる放置期間をくり返すことでタールが表面に付着した荒節を作る．表面のタールを削ったものが裸節である．裸節はいわゆる「花かつお」の原料となる．その後，かび付けと日乾をくり返すことでかつお節（本枯節）が完成する．使用するかび（*Aspergillus glaucus*）は増殖に多くの水分を必要とするため，かび付け・日乾作業により急速に水分が減少し，最終的には，原料魚の重量比18〜20％まで乾燥される．このかびはリパーゼ活性が強く，

酸化による品質劣化の原因となる脂質を分解する．またアルコール類などの香気成分の生産にも関与している．

B その他の食品

❶ 調理済み食品

調理済み食品はそのままあるいは加熱だけで利用可能な食品である

　調理済み食品とは，調理や調味することを特に必要とせず，そのままあるいは加熱するだけで食べられる食品を指す．具体的には，惣菜や弁当をはじめ，缶詰や瓶詰，冷凍食品，チルド食品，レトルト食品などがある．近年は，材料の下ごしらえや調味料の計測が済まされた状態でパッキングされ，購入者が付属の材料および調味料を用いて加熱調味をすることで，短時間調理ながらも出来たての料理が楽しめる「半調理済み食品」も普及しており，単身世帯や共働き世帯を中心にニーズが高まっている．

　調理済み食品は通常，製造方法やコスト，保存期間の違いにより冷凍，冷蔵，常温，高温の各種形態で流通している．また基本的には，従来家庭で調理し提供されていた食品が，工場において加工され，小売店や宅配業者などを経由して家庭で利用される．これら調理済み食品は手軽に活用でき，比較的安価であることが利点だが，保存期間の延長や家庭料理との品質の差を埋めるため，味が濃い食品が多い．そのため，利用頻度が高くなると食塩やエネルギー，脂肪などの過剰摂取につながる可能性もあるため，うまく利用する必要がある．

❷ 冷凍食品

冷凍食品として取り扱われるためには4つの条件を満たす必要がある

　さまざまな食品の品質をとれたて，作りたての状態のまま長期間保存することを目的に誕生したのが冷凍食品である．冷凍された状態で販売している食品は数多くあるが，その中でいわゆる「冷凍食品」として取り扱われるためには次の4つの条件を満たすことが必要である（日本冷凍食品協会）．
　①前処理をしていること
　②急速凍結していること
　③適切に包装していること
　④品温を−18℃以下で保管していること
　以上の条件を満たして作られた冷凍食品には，パッケージの食品表示の枠外に「冷凍食品」と記載されている．冷凍食品は急速凍結を行うため，栄養素の長期間保持が可能で，腐敗や食中毒菌の活動を抑制するため保存料を使用する必要がなく，酸化や酵素反応による品質劣化が抑制可能なことも利点

である.

　冷凍食品には食品の種類により「水産冷凍食品」,「農産冷凍食品」,「冷凍食肉製品」,「調理冷凍食品」などの区分があり,「調理冷凍食品」には冷凍食品全般の規格基準に加え,独立した規格基準と表示基準が定められている.水産冷凍食品には, **ドレス処理***や**フィレー処理***を施した魚類, 甲殻類, 貝類, 冷凍すり身などが含まれる. 農産冷凍食品には野菜や果実, その搾汁液, 冷凍食肉製品には牛肉, 豚肉, 鶏肉, 羊肉などが含まれる. 調理冷凍食品はフライ類, 米飯類など多岐にわたる.

　冷凍野菜の場合, 急速凍結前に**ブランチング***を行うことが多い. 短時間だがあらかじめ加熱されているため, 解凍調理する場合には加熱し過ぎないように注意する. また, 水産物を冷凍保存すると, 冷凍焼けを起こすことがあるが, これを防ぐために**グレーズ**と呼ばれる氷の保護層(氷衣)を冷凍製品の表面に作り(**グレージング**), 貯蔵中の乾燥や酸化などを防いでいる.

＊ドレス処理　魚の頭部, 尾部, えら, ひれ, 内臓を除去する処理のこと.

＊フィレー処理　ドレス処理後, さらに脊椎骨に沿って二つに割って三枚おろしにする処理のこと.

●冷凍野菜

＊ブランチング　野菜自身が持っている酵素の不活性化, 除菌, 組織の軟化などを目的として, 90～100℃位の熱湯に短時間浸漬したり, 蒸気にあてる処理のことである.

❸ チルド食品

> **チルド食品とは-5℃～+10℃の温度帯で低温流通する食品を指す**

　チルド食品は,「-5～+5℃の温度帯で流通する食品」と, 昭和50年に農林省(現:農林水産省)が設定した. チルド食品の温度帯に法的な規制はないが, 食品別に最適な温度帯が設定され, 一般的には0～+10℃の温度帯で流通している. 低温貯蔵により酵素の不活性化や微生物の発育遅延が可能であるため, 常温保存に比べて品質が長く保持されるが, 冷凍食品のように微生物の生育そのものを止めるわけではない. そのため, 時間経過にともない低温環境下でも生育可能な微生物が繁殖することで品質変化が起こる. これを防ぐ目的でpH調整剤などを添加することがある. またチルド食品は貯蔵温度も低すぎたり高すぎたりしないように細かな管理調整が必要である.

　チルド食品は, 生鮮魚肉類, 畜肉類, 果汁飲料, 乳製品, スープ類, めん類, デザート類など種類が豊富である. また, 刺身用のブロックなどは, 流通段階では冷凍状態であるが, 販売の段階でチルド温度帯にすることもある.

❹ レトルト食品

> **レトルト食品は長期保存が可能で, 近年生産量が増加している**

　レトルト食品とは, 合成樹脂フィルムや金属箔などをはり合わせた袋(パウチ)または成形容器を用いて, 内容物を充填, 密封後に加圧加熱殺菌を行った食品のことを指し, レトルトパウチ食品とも呼ばれる.

　レトルト食品は高圧加熱殺菌を施しているため保存料や殺菌料不使用で1～2年の常温保存が可能である. さらに, 種類が豊富で缶詰や瓶詰よりも重量が軽く, 多くは一食分の内容量で作られているため, 個食にも共食にも対

●レトルト食品

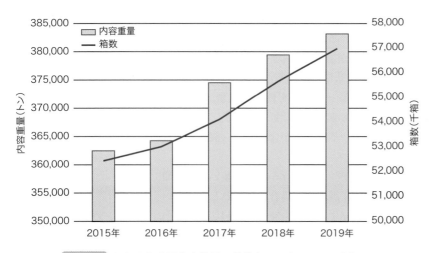

図 10-9　レトルト食品生産数量の推移（2015 年〜 2019 年）

公益社団法人日本缶詰びん詰レトルト食品協会の調査結果をもとに著者作成
https://www.jca-can.or.jp/data/pdf/retoruto.pdf（最終アクセス 2020 年 10 月 30 日）

応しやすい. 近年は, 災害時や非常時の備蓄食, 非常食としての活用も知ら
れるようになり, 日本缶詰びん詰レトルト食品協会の調査によると, レトル
ト食品全体の生産数量は 2015 年から 2019 年までの 5 年間で右肩上がりと
なっている（**図 10-9**）.

　レトルト食品に使われるパウチには, アルミなどの金属箔を貼り合わせた
金属箔積層パウチ（不透明パウチ）と, 金属箔不使用の透明パウチがある. 金
属箔積層パウチを用いたレトルト食品は遮光性や酸素遮断性に優れるが, パ
ウチのまま電子レンジ調理をすることができない. 一方, 透明パウチは電子
レンジ調理に対応できるものが多いが, 遮光性や酸素遮断性が劣るため, 光
や酸素による品質劣化を防ぐ措置が必要となる（第 5 章参照）.

　成形容器を用いたレトルト食品では, 内容物が液状の場合は上部に空間を
設けて開封時の液こぼれを防止しているが, ここに酸素があると内容物の酸
素劣化につながるため, 窒素置換などにより酸素をできる限り除去する必要
がある.

練習問題

以下の問題について，正しいものには○，誤っているものには×をつけなさい.

(1) 単行複発酵式で製造されるアルコール飲料は，原料の糖化と発酵が同時進行する.

(2) ワインの製造では，雑菌の繁殖抑制，酸化防止，色素の安定のために亜硫酸塩を添加する.

(3) ビールの製造において，発酵工程で酵母が上部に浮上するものを上面発酵，下部に沈降するものを下面発酵という.

(4) 連続式蒸留焼酎の原料として廃糖蜜を使用することが多い.

(5) みその製造にはこうじ菌や酵母は関与するが，乳酸菌は関与しない.

(6) かつお節の製造では，乾燥工程が終了した後にかび付けが行われる.

(7) 調理済み食品は一般的に品質保持の延長や家庭料理との差を埋めるため，薄味で調味されることが多い.

(8) 冷凍野菜は調理時の下処理に労力がかかるのが欠点である.

10

微生物利用食品，その他の食品の栄養と加工

参考図書

第2章　食品の表示と規格基準
1) 厚生労働省：日本人の食事摂取基準(2020年版)
2) 消費者庁：特定保健用食品(https://www.caa.go.jp/policies/policy/food_labeling/foods_for_specified_health_uses/)
3) 消費者庁：特別用途食品(https://www.caa.go.jp/policies/policy/food_labeling/foods_for_special_dietary_uses/)
4) 国立健康・栄養研究所：健康食品の安全性・有効性情報(https://hfnet.nibiohn.go.jp/)
5) 「無承認無許可医薬品の指導取締りについて」(昭和46年6月1日付け薬発第476号厚生省薬務局長通知(通称46通知))
6) FDA Food Labeling Guide(http://www.fda.gov/regulatory-information/search-fda-guidance-documents/)
7) Regulation (EC) No 1924/2006 of the European parliament and of the council of 20 December 2006 on nutrition and health claim on foods.

第3章　食品の保存と加工
1) 西村公雄, 村井徳光(編)：食品加工学, 第2版, 化学同人, 2012
2) 本間清一, 村田容常(編)：食品加工貯蔵学, 第2版, 東京化学同人, 2016
3) 日本食品保蔵科学(編)：食品保蔵・流通技術ハンドブック, 建帛社, 2006
4) 食品流通システム協会(編)：食品流通技術ハンドブック, 恒星社厚生閣, 1989
5) 食品総合研究所(編)：食品大百科事典, 朝倉書店, 2001
6) 小川正(編)：新しい食品加工学, 第2版, 南江堂, 2017
7) 宮尾茂雄(編著)：四訂食品加工学, 建帛社, 2019

第4章　食品流通・保存と栄養
1) 辻村卓(編著)：野菜のビタミンとミネラル——産地・栽培法・成分からみた野菜の今とこれから, 女子栄養大学出版部, 2003
2) 文部科学省科学技術・学術審議会資源調査文科会：日本食品標準成分表2020年版(八訂), 全国官報販売共同組合, 2020
3) 吉田勉(監)：わかりやすい食物と健康2——食品の分類と特性, 三共出版, 2009
4) 菅野道廣, 上野川修一, 山田和彦(編)：食べ物と健康I——食品の科学と技術, 南江堂, 2007
5) 日本食品保蔵科学(編)：食品保蔵・流通技術ハンドブック, 建帛社, 2006
6) 食品流通システム協会(編)：食品流通技術ハンドブック, 恒星社厚生閣, 1989
7) (社)日本フードスペシャリスト協会：新版食品の消費と流通, 建帛社, 2008
8) 茂野隆一ほか：新版食品流通, 実教出版, 2014
9) 食品流通構造改善促進機構：食品流通ハンドブック2014, 食品流通構造改善機構, 2014
10) 農林水産省：地産地消の推進について, 令和3年11月　https://www.maff.go.jp/j/shokusan/gizyutu/tisan_tisyo/attach/pdf/index-109.pdf
11) 農林水産省：食品トレーサビリティについて, 令和3年6月　https://www.maff.go.jp/j/syouan/seisaku/trace/
12) 加藤博通, 倉田忠夫(編)：食品保蔵学, 文永堂出版, 1999
13) 菅原龍幸(編著)：改訂　食品加工学, 建帛社, 2012
14) 長澤治子(編著)：食べ物と健康——食品学・食品機能学・食品加工学, 第2版, 医

歯薬出版，2012
15) 津志田藤二郎(編著)：食品と劣化，光琳，2003
16) 食品総合研究所(編)：食品大百科事典，朝倉書店，2001
17) 食品総合研究所(編)：食品技術総合事典，朝倉書店，2008
18) 藤井建夫：魚の発酵食品，成山堂書店，2002
19) 高坂和久：畜産物の鮮度保持，筑波書房，1991

第5章　器具と容器包装
1) 橘高重義(著)：最近の包装材料の進歩，東京理科大学包装科学ゼミナール第1集，ユニ出版，1990
2) 食品包装辞典編集委員会(編)：食品包装辞典，産業調査会，1987
3) 高分子学会(編)：新しい包装材料，共立出版，1988
4) 松井利郎：包装材料の吸脱着の科学，日本包装学会，2004

第6章　食品加工と栄養，加工食品とその利用
1) 小川正(編)：新しい食品加工学——食品の保存・加工・流通と栄養，南江堂，2011
2) 本間清一(編)：食品加工貯蔵学，東京化学同人，2004
3) 菅原龍幸(編)：改訂食品加工学，建帛社，2012
3) 日本静脈経腸栄養学会：静脈経腸栄養ガイドライン，第2版，南江堂，2006
4) 菅野道廣，上野川修一，山田和彦(編)：食べ物と健康Ⅰ——食品の科学と技術，南江堂，2007
5) 小川正，的場輝佳(編)：新しい食品加工学，南江堂，2011
6) 國﨑直道，川澄俊之(編著)：新版食品加工学概論，同文書院，2009
7) 久保田紀久枝，森光康次郎(編)：食品学，第2版補訂，東京化学同人，2011

第7章　植物性食品の栄養と加工
1) 竹生新治郎(監)，石谷孝佑・大坪研一(編)：米の科学，朝倉書店，1995
2) 並木満夫ほか(共編)：現代の食品化学，第2版，三共出版，1992
3) 日本食品標準成分表2021年版(八訂)
4) 新版日本食品大事典(杉田浩一，平宏和，田島眞，安井明美編)，医歯薬出版，2017
5) 櫻井芳人(監)：新・櫻井総合食品事典(荒井綜一，倉田忠男，田島眞編)，同文書院，2012
6) 小野伴忠(編)：大豆の機能と科学，朝倉書店，2012
7) 山田信夫：海藻利用の科学(改訂版)，成山堂書店，2004

第8章　動物性食品の分類と加工
1) 菅隆幸，小田求(編)：食品化学・材料学，朝倉書店，1982
2) 川岸舜朗，中村良(編)：新しい食品化学，三共出版，2000
3) 日本生化学会(編)：生化学実験講座〈15〉筋肉，東京化学同人，1975
4) 福田裕ほか(監)：全国水産加工品総覧，光琳，2005
5) 竹内俊郎ほか(編)水産海洋ハンドブック，生物研究社，2004
6) 太田冬雄(編)：水産加工技術，恒星社厚生閣，1985
7) ・鴻巣章二監修，シリーズ食品の科学　魚の科学　朝倉書店
8) 小原哲二郎ほか監修　改訂原色食品加工工程図鑑　建帛社
9) 小川正，的場輝佳(編)：新しい食品加工学——食品の保存・加工・流通と栄養，南江堂，2011
10) 菅原龍幸(編著)：改訂食品加工学，建帛社，2012

11) 菅原龍幸(編著)：改訂食品学Ⅱ，第2版，建帛社，2011
12) 菅原龍幸(編著)：新版食品学Ⅱ，建帛社，2016
13) 高見伸治，山本勇，西瀬弘，大塚暢幸，長澤治子，土居幸雄：改訂食品微生物学，建帛社，2016
14) 細野明義ほか(編)：畜産食品の事典，新装版，朝倉書店，2007
15) 齋藤忠夫，根岸晴夫，八田一(編)：畜産物利用学，文永堂出版，2011
16) 森孝夫(編)：食品加工学，化学同人，2003

第9章 油脂，調味料，香辛料，嗜好飲料の栄養と加工
1) 橋本仁，高田明和(編)：砂糖の科学，朝倉書店，2006
2) 伊藤汎，小林幹彦，早川幸男(編著)：食品と甘味料，光琳，2008
3) 松村敬一郎(編)：茶の科学，朝倉書店，1991

第10章 微生物利用食品，その他の食品の栄養と加工
1) 注解編集委員会(編)：第四回改正国税庁所定分析法注解，日本醸造協会，2006
2) 吉田照男(著)：図解食品加工プロセス，工業調査会，2003
3) 小泉武夫(編著)：発酵食品学，講談社，2012

練習問題解答

第2章 食品の表示と規格基準

(1) ×
(2) ○
(3) ×
(4) ×(消費期限の記述である)
(5) ○
(6) ×
(7) ○(輸入品以外の加工食品には原料原産地表示が義務付けられている。産地が表示されるものは，すべての加工食品の一番多い原材料並びに生鮮食品に近い加工食品22食品群(当該生鮮食品の割合が50%以上)と個別5品目)
(8) ×(ゲノム編集技術応用食品にはその旨の表示義務はない。ゲノム編集によって生じた変異と天然の変異との差別化が不可能なためである)
(9) ○
(10) ○
(11) ○
(12) ×(順番も決まっている)
(13) ×(適切な摂取ができる旨の表示の対象成分)
(14) ○
(15) ×(5 kcal 未満)
(16) ×(必要ない)
(17) ○
(18) ×
(19) ○
(20) ○(規格基準型の特定保健用食品に，脂肪の吸収を抑えて排出を増加させる難消化性デキストリン(食物繊維)がある)
(21) ○
(22) ×
(23) ○
(24) ○
(25) ○
(26) ○(コレウス・フォースコリは指定成分などに指定されている)
(27) ○
(28) ×
(29) ×

第3章 食品の保存と加工

(1) ×(冷凍食品は，食品衛生法では−15℃以下の保存が義務づけられているが，通常−18℃以下で流通している)
(2) ×(通常の温度係数 Q_{10} = 2〜3である。室温より10℃下がると化学反応の速度や微生物の増殖速度は1/2〜3に低下するため，食品の保存性は低温ほど良くなる)
(3) ×(冷蔵中には，でんぷんの糊化(α化)でなく，でんぷんの老化(β化)が起こる)
(4) ×(−3℃付近のパーシャル・フリージングでは，耐凍性の高い細菌は増殖できるので腐敗につながる)
(5) ○
(6) ○
(7) ×(冷燻法の主な目的は，貯蔵性を高めることにある)
(8) ×(塩蔵すると浸透圧は上昇し，水分活性は低下する)
(9) ○(水分活性が低いために微生物は増殖しにくい)

(10) ○
(11) ×(ブランチング(湯通し)処理によって酸化酵素は失活する)
(12) ○
(13) ×(CA貯蔵では，二酸化炭素濃度は大気中の二酸化炭素濃度(0.03%)より高くなる)
(14) ×(酢酸などの有機酸が用いられる)
(15) ×(スクロースの分子量はグルコースやフルクトースの約2倍であり，同じ量を添加した時のモル濃度は，転化糖がスクロースの2倍となり，浸透圧も約2倍となる)
(16) ○(ほうろう鍋は金属の鍋をガラスで覆った構造になっているため電磁調理器で使うことができる)
(17) ○(塩分などの電解質は誘電損失が高く，半減深度も短くなるためマイクロ波が内部まで到達できず，周辺部昇温傾向が強くなる)
(18) ×(品質が自然条件に左右されるため，品質管理は困難である)
(19) ○
(20) ×(凍結乾燥によって製造された製品は水分含量が低いため，貯蔵性，輸送性に優れる。復元性に優れるのは多孔質であるため)
(21) ○
(22) ×(超臨界流体抽出では二酸化炭素が用いられる)
(23) ×(高温・高圧で加工された原料が押出後に一気に常温・常圧にさらされるために，でんぷんなどが原料の場合は内部の水蒸気で爆発的に膨張し，膨化する。また，大豆たんぱく質の押し出しでは組織化が起こる)
(24) ×(超高圧加工では200〜700 MPa程度の高圧が必要となる)
(25) ×(混濁果汁の清澄化に用いられるのはカビ由来のペクチナーゼである)

第4章 食品流通・保存と栄養

(1) ×(かつおの脂質の量は，可食部100 g当たりで春獲りが0.5 g，秋獲りが6.2 gであり，秋獲りのほうが顕著に多い)
(2) ×(ほうれんそうのビタミンCの量は，可食部100 g当たりで夏採りが20 mg，冬採りが60 mgであり，冬採りのほうが3倍多い)
(3) ×(生乳の脂質の量は，可食部100 g当たりでジャージー種が5.2 g，ホルスタイン種が3.7 gである)
(4) ○(良食味とされるこめの品種ではたんぱく質の量がやや少ない)
(5) ×(まだいの脂質の量は，可食部100 g当たりで天然が5.8 g，養殖が9.4 gである。あゆやひらめでも同じ傾向がみられる)
(6) ×(飽和脂肪酸は，自動酸化を起こさない)
(7) ○
(8) ×(ラジカル捕捉剤を添加すると，自動酸化は抑制される)
(9) ○
(10) ×(窒素ガス置換包装は油脂の酸化と好気性菌の増殖の両方を防止することができるが，嫌気性菌の増殖は防止できない)

(11) ○(呼吸の Q_{10} は $2 \sim 3$ である)

(12) ×(食品成分の化学反応, 酵素反応, 微生物の増殖といった品質変化の原因に関与するのは結合水ではなく, 自由水である)

(13) ×(脂質酸化は水分活性が 0.3 以下になると急速に反応が進む)

(14) ×(死後硬直中は, 筋肉への酸素が断たれ, ATP が減少するために起こる)

(15) ×(と畜後, グリコーゲンは嫌気的に分解されて乳酸が蓄積して, pH が低下する)

(16) ×(グルコースなどの還元糖と, アスパラギンが高温で反応するとアクリルアミドが生成する)

(17) ×(冷凍保存中に氷の昇華によって魚肉が乾燥するため, 脂質の酸化が起こりやすくなる)

第5章　器具と容器包装

(1) ×(日本工業規格は包装様式を規定したものである)

(2) ×(紙は防水性やヒートシール性がないため, フィルムを内面にラミネートして容器にしなければならない)

(3) ×(PET ボトルだけでなく, 広く一般の包装容器まで適用されている. また, 役割分担者として消費者も含めた法律である)

(4) ○

(5) ×(ポリオレフィン系フィルムをはじめとするプラスチック素材は酸素透過や香気成分の収着に対するバリヤー性が低いため, 内容食品の品質は変化しやすい)

第6章　食品加工と栄養, 加工食品とその利用

(1) ○(サツマイモに含まれる β-アミラーゼが, デンプンを分解し麦芽糖が生成する)

(2) ×(急速な加熱は卵豆腐のすだちを増やすため好ましくなく, $85 \sim 90℃$ に達するまでなるべくゆっくりと加熱する必要がある)

(3) ×(過酸化脂質は, 酸化の初期に生成される)

(4) ×(粘度は, 油脂の酸化により増加する)

(5) ×(脂質は, 水分活性が 0.3 で最も酸化反応を受けにくい)

(6) ×(かまぼこの製造では, 魚肉に塩化ナトリウム(食塩)を加えてすり潰す. 他にも, 硫酸カルシウム, 塩化カルシウムなどが使用される)

(7) ○(ビタミン B_2 は, 光照射で分解する)

(8) ○(テアフラビンは, 酵素による酸化反応で生成される)

(9) ×(プロテアーゼは, たんぱく質の加水分解酵素である. 油脂中の遊離脂肪酸は変質によって生成する)

(10) ×(たけのこ水煮における白濁沈殿は, チロシンの析出による)

(11) ×(パパイアに含まれるたんぱく質分解酵素は, パパイン(Papain)である. ブロメライン(Bromelain)は, パイナップルに含まれるたんぱく質分解酵素である)

(12) ×(ペクチナーゼは, 果汁の清澄化に用いられる. 果汁の苦味除去は, ナリンギナーゼである)

(13) ×(亜硝酸塩は, 食肉のミオグロビンの色を固定化させる)

(14) ×(硫酸カルシウムや塩化マグネシウム(にがり)は, 大豆のグリシニンを凝固させる)

(15) ○(リシノアラニンの生成はたんぱく質の栄養価低下の原因となる)

(16) ×(みその褐色は, メイラード反応による)

(17) ×(じゃがいも切断面の褐変には, ポリフェノールオキシダーゼが関与する)

(18) ×(40℃では, 酵素活性が高まるため褐変反応をより進行させる)

(19) ○(クロロフィルが褐色になるのは, マグネシウムの離脱による)

(20) ×(β クリプトキサンチンはみかんなどに多く含まれる色素であり, オレンジ色である)

第7章　植物性食品の栄養と加工

(1) ×(米のビタミン B 群は, 精米の工程で除去されるぬか層と胚芽部に多く含まれるので, 精米により精白歩留まりが低くなるとビタミン B 群含量も低くなる)

(2) ×(うどんの原材料は主にたんぱく質含量の多い強力粉や準強力粉である)

(3) ×(イヌリンはきくいもに多く含まれる多糖類. こんにゃくの凝固に関与する成分はグルコマンナン)

(4) ○

(5) ×(こんにゃく製造の際の凝固には, 水酸化カルシウムが利用されている)

(6) ×(蒸し切干の表面の白い粉末は, 主にでんぷんが β アミラーゼで分解されてできた麦芽糖など)

(7) ×(タピオカパールの主成分はでんぷん)

(8) ×(大豆はヘミセルロースなどの難消化性成分やトリプシンインヒビターを含んでいるため, 加熱と加工をしないと消化性は低い)

(9) ×(果汁, 乳飲料, コーヒーなどを加えて製造した豆乳は豆乳飲料に分類される)

(10) ○(Mg^{2+} が架橋構造を形成する)

(11) ×(酸性(pH4.5)にして等電点沈殿させることによる)

(12) ×(生揚げは一度揚げである)

(13) ○(新たな結合により網目構造が維持される)

(14) ×(急速凍結で表面を固めた後, 凍結変性と空洞化を促進するために緩慢凍結させる)

(15) ○(タンニン類やサポニン類が含まれるため, あく抜きが必要である)

(16) ○(小豆のでんぷん粒は, 煮熟してもくっつかずのり状にならない)

(17) ×(あんは, でんぷんが多い(50%程度)小豆やいんげん豆が主な原料として用いられる)

(18) ×(はるさめは, 緑豆のでんぷんから作られる. 緑豆はでんぷんが多く, 粘性物質がはるさめの製造に適している. しかし, 多くはじゃがいもやさつまいものでんぷんが使用されている)

(19) ×(ぎんなんは, 脂質が少なく糖質が豊富な堅果類である)

(20) ○(ごま油, リノール酸やオレイン酸豊富なひまわり油などへの利用が多い)

(21) ○

(22) ×(漬物の発酵は乳酸菌や酵母菌の働きによるものである)

(23) ×(トマトピューレーは無塩可溶固形分 24% 未満のものである)

(24) ○

(25)　×(乾燥野菜はビタミンなどの栄養素の損失が少ない)

(26)　×(プロビタミン D はエルゴステロールである)

(27)　×(赤外線ではなく紫外線が正しい)

(28)　○

(29)　○

(30)　×(うま味成分は 5'-グアニル酸である)

(31)　○

(32)　×(ペクチンは水溶性食物繊維である)

(33)　×(カルシウムなどの 2 価の陽イオンにより架橋されてゲル化する)

(34)　×(果汁入り清涼飲料とは果汁含有率 10% 以上 50% 未満のものを指す)

(35)　○

(36)　×(干しのりはアサクサノリやスサビノリが原料になり,アオノリ類はふりかけや焼きそばで使われる青のりの原料である)

(37)　×(アルカリ性にすることでクロロフィルを安定化し,緑色を保つ)

(38)　○(寒天を点突きで糸状にしたものである)

(39)　×(アルギン酸は褐藻類の粘性多糖類である)

(40)　×(炭水化物の多くは難消化性多糖類のため,ヒトでのエネルギー効率は悪い)

第 8 章　動物性食品の分類と加工

(1)　×

(2)　○

(3)　○

(4)　×

(5)　×

(6)　○

(7)　×

(8)　×(ポリフェノール類ではなくフェノール類である)

(9)　○

(10)　×

(11)　×

(12)　○

(13)　○

(14)　×

(15)　○

(16)　×

(17)　×(かまぼこは塩で溶解された筋原線維たんぱく質を加熱することにより,弾力性に富んだゲルとなる)

(18)　×(かまぼこは多水分食品である)

(19)　×(かずのこはにしんの卵である)

(20)　×(亜硝酸塩が用いられる)

(21)　×(燻煙中に含まれるアルデヒド類やフェノール類は殺菌力に関与する成分であるため,低温で長時間燻すことによりこれらの成分が製品に染み込み,保存性の高い燻製品となる)

(22)　○(加熱による付着微生物の死滅,自己消化酵素の失活,脂質の流出などにより,保存性が高い製品となる)

(23)　○(発酵には耐塩性の微生物の作用も影響するが,うま味成分(アミノ酸など)の生成は主に自己消化酵素の働きによるものである)

(24)　×(水産缶詰は pH4.6 以上であるため,120℃ 以上の

高温殺菌でボツリヌス菌の芽胞まで死滅させる必要がある)

(25)　×(ソルビトールなどの糖アルコールや重合リン酸塩などが用いられる)

(26)　○

(27)　×(均質化処理(ホモジナイズ)で脂肪球は細分化され大きさがそろう(脂肪球の直径が平均化する))

(28)　×(κ-カゼインの特定の部位を加水分解して,カゼインミセルを凝集させる)

(29)　×(キモシンを作る遺伝子組換え微生物は精製工程において除去されるため,遺伝子組換え食品ではない)

(30)　×(乳飲料に分類される)

(31)　○

(32)　×(乳脂肪分,無脂肪固形分で分類されている)

(33)　×(バターの黄色はカロテノイドである)

(34)　×(香料を添加したものは飲用乳である)

(35)　○

(36)　○

(37)　×(ラクターゼ(β-ガラクトシダーゼ)を作用させる)

(38)　×(鶏卵規格取引要綱で規定されている)

(39)　○

(40)　×(サルモネラ属細菌が陰性でなければならない)

(41)　×(スクロースまたは食塩を加える)

(42)　○

(43)　○

(44)　○

(45)　○

(46)　×(水中油滴型(O/W 型)エマルションである)

第 9 章　油脂,調味料,香辛料,嗜好飲料の栄養と加工

(1)　○

(2)　○

(3)　○

(4)　○

(5)　×

(6)　○

(7)　×(糖蜜を分離し,スクロースの純度が高いので,原料独特の風味は残っていない)

(8)　×(紅茶の発酵は,酸化発酵であり,微生物主体の発酵ではない)

(9)　○

第 10 章　微生物利用食品,その他の食品の栄養と加工

(1)　×(原料の糖化ののち発酵工程に移行する。原料の糖化と発酵の工程が同時進行するのは並行複発酵式である)

(2)　○

(3)　○

(4)　○

(5)　×(乳酸菌は製造工程で混入し,みその香味に大きな影響を与える)

(6)　×(日乾とかび付け工程をくり返しながら製造される)

(7)　×(味を濃くすることで保存期間の延長や家庭料理との差を縮めることが多い)

(8)　×(冷凍野菜は前処理済みなので,開封後そのまま使えることが多い)

索　引

和文索引

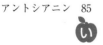

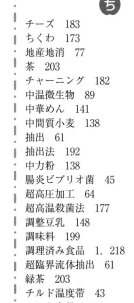

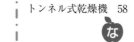

ワインビネガー　215
ワサビ　202
和三盆　198
ワンウェイ容器　110
熟成　166